浙江省高校重点建设教材
(供护理、预防医学、麻醉、影像、口腔、检验、法医、中医、药学、康复等医学本科专业用)

病理生理学

主　审　王万铁　金可可
主　编　王　卫　王方岩
　　　　陈维亚　杜月光

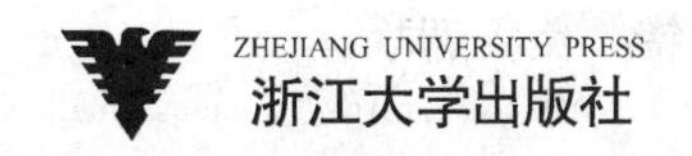

图书在版编目(CIP)数据

病理生理学 / 王卫等主编. —杭州:浙江大学出版社,2015.6(2019.1 重印)
ISBN 978-7-308-14770-5

Ⅰ.①病… Ⅱ.①王… Ⅲ.①病理生理学 Ⅳ.①R363

中国版本图书馆 CIP 数据核字 (2015)第 121875 号

病理生理学

主　审　王万铁　金可可

主　编　王　卫　王方岩　陈维亚　杜月光

责任编辑　阮海潮
封面设计　林　智
出版发行　浙江大学出版社
(杭州市天目山路 148 号　邮政编码 310007)
(网址:http://www.zjupress.com)
排　　版　杭州中大图文设计有限公司
印　　刷　杭州杭新印务有限公司
开　　本　787mm×1092mm　1/16
印　　张　13
字　　数　340 千
版 印 次　2015 年 6 月第 1 版　2019 年 1 月第 2 次印刷
书　　号　ISBN 978-7-308-14770-5
定　　价　35.00 元

浙江省高校重点建设教材

（供护理、预防医学、麻醉、影像、口腔、检验、法医、中医、药学、康复等医学本科专业用）

《病理生理学》编委会

主　审　王万铁　金可可

主　编　王　卫　王方岩　陈维亚　杜月光

编　委　（按姓氏笔画排列）

王　卫　（温州医科大学）

王万铁　（温州医科大学）

王方岩　（温州医科大学）

杜月光　（浙江中医药大学）

邱晓晓　（温州医科大学）

宋张娟　（温州医科大学）

陈维亚　（杭州师范大学医学院）

金可可　（温州医科大学）

郑绿珍　（温州医科大学）

赵　竞　（安庆医药高等专科学校）

倪世容　（温州医科大学）

戴雍月　（温州医科大学）

前　言

病理生理学不仅是一门理论性、实践性很强的医学基础理论课程，还是一门沟通基础医学和临床医学的桥梁学科，并且与其他基础医学学科相互渗透，成为一门综合性的交叉学科，在医学教育体系中占有特殊而重要的地位。但长期以来病理生理学存在一套教材一统天下的局面，未能充分体现各医药院校尤其是不同专业的办学特点，未能及时反映教学改革及教学内容的更新。为此，我们邀请了浙江中医药大学、杭州师范学院医学院、安徽省安庆医药高等专科学校及温州医科大学各学科的专家、教授编写了本教材，以供护理、预防医学、麻醉、影像、口腔、检验、法医、中医、药学、康复等医学类专业本科使用。

本教材以高等医药院校本科教学大纲的要求为依据，力求符合人才培养目标，突出适用性、科学性、先进性、启发性和思想性，特别注重教材的针对性、实用性和渐进性。在编写过程中主要参考了王建枝、殷莲华教授主编的卫生部“十二五”规划教材《病理生理学》第八版(人民卫生出版社，2013)；王万铁教授主编的全国高等医药院校医学类专科起点本科学历教育(专升本)教材《病理生理学》第二版(浙江大学出版社，2009)；蒋仲荪教授主编的高等医药院校教材《病理生理学》(上海医科大学出版社，1989)，在此谨向主编、副主编和各位编者表示衷心的感谢。本教材编写过程中得到了温州医科大学教务处、基础医学院的关怀、指导和支持，在此深表谢意！

本教材虽经全体编写人员反复讨论、修改，但由于我们水平有限，不足之处在所难免，恳请同仁和读者不吝批评指正。

王　卫　王方岩
陈维亚　杜月光
2015 年 3 月

目　　录

第一章

绪 论

第一节 病理生理学的任务、地位与内容

病理生理学(pathophysiology)是一门研究疾病发生、发展、转归的共同规律和机制的科学,研究范围很广,但着重探讨患病机体的功能、代谢的变化和机制,认识疾病的现象和本质,为疾病的防治提供理论依据。

病理生理学是一门理论性、实践性很强的医学基础理论课,又是一门沟通基础医学和临床医学的桥梁学科,并且与其他基础医学学科相互渗透而成为一门综合性的边缘学科,在医学中占有重要地位。病理生理学的桥梁作用表现在,它是基础课中围绕疾病进行探讨的学科之一;临床医学为病理生理学研究内容的选择提供了方向,并使其研究成果得以验证和付诸实践;而病理生理学的新理论、新技术,又不断深化了对疾病本质的认识,促进了临床医学的发展。因此,它在基础与临床各学科(如内科学等)间架起“桥梁”,承前启后、互相促进。病理生理学的综合性边缘作用表现为,它主要探讨疾病的机制和表现,以揭示疾病的本质;所以它既要应用生理学、生物化学、微生物学、遗传学、细胞分子学等医学基础学科的理论,又不是这些学科理论的简单叠加和堆砌,而是将基础医学多学科中的功能、代谢、形态方面的各种有关知识加以综合、分析,再通过科学思维用到患病的机体,从而正确地认识疾病中出现的各种变化。

疾病种类繁多,每一种疾病都具有其独立的特征,有其特定的发生、发展及转归的规律,而不同的疾病又可以具有一些相同的变化和共同的发病规律,因此病理生理学主要包括以下三部分内容:

1. 病理生理学总论

又称疾病概论(introduction to disease),主要讨论疾病的概念、疾病发生、发展中的普遍规律、病因学和发病学的一般问题。

2. 基本病理过程

简称病理过程(pathological process),指多种疾病中可能出现的共同的、成套的功能、代谢和形态结构的病理变化,包括水电解质代谢紊乱、酸碱平衡紊乱、缺氧、发热、应激、弥散性血管内凝血、休克、缺血-再灌注损伤等。病理过程不是一个独立的疾病,而是疾病的重要组成部

分，一个病理过程可出现在多种疾病中，而一种疾病中又可先后或同时出现多种病理过程。当然，病理过程也具有独立的发生、发展规律。

3.病理生理学各论

又称各系统器官病理生理学。主要论述体内几个主要系统的某些疾病在发生、发展过程中可能出现一些常见而共同的病理过程，这些变化在临床上称其为综合征(syndrome)。如呼吸功能不全、心功能不全、肝功能不全、肾功能不全、脑功能不全及多器官功能障碍综合征等。

第二节 病理生理学的研究方法

病理生理学是基础医学中的一门理论性学科，又是一门实验性学科。它运用各种研究方法与手段，综合分析群体水平、个体水平、器官系统水平、细胞水平和分子水平上获得的研究结果，为探讨人类疾病的发生发展规律与机制提供理论依据。

常用的研究方法和手段如下：

1.动物实验研究

动物实验包括急性和慢性动物实验，是病理生理学研究疾病时的主要手段。由于有关疾病的大部分实验研究不能在人体中进行，为此，首先需要在动物身上复制类似人类疾病的模型，或者利用动物的某些自发性疾病，人为地控制某些条件，以对疾病时机体功能、代谢变化进行深入的动态观察，并在必要时对动物疾病进行实验治疗，探索疗效的机制。但应该强调的是，人与动物既有共同点，又有本质上的区别，因此动物实验研究的结果不能简单地用于临床，而只有把动物实验结果和临床资料相互比较，深入进行分析和综合后，才能被临床医学借鉴和参考，并为探讨临床疾病的病因、发病机制及防治提供依据。

2.临床实验研究

病理生理学研究的是疾病和患病机体中的功能代谢变化，人体是其主要对象。所以患者患病及治疗过程中的症状和体征等变化的临床观察，有时还需对患者进行长期随访，以探索疾病发展的动态规律，尤其是在不损害患者健康的前提下，进行各种必要的临床实验研究等都是病理生理学研究疾病的重要方法。

3.疾病的流行病学研究

为了从宏观和微观世界中探讨疾病发生的原因和条件，疾病发生、发展的规律和趋势，从而为疾病的预防、控制和治疗提供依据，因此传染和非传染群体的流行病学调查都已成为研究疾病的常用方法和手段。

第三节 病理生理学的发展简史

病理生理学是一门年轻的学科，它的发展历史是同人类对疾病本质的认识过程密切联系的，是医学发展和临床实践需要的必然产物。

19世纪中叶法国生理学家Claude Bernard等开始在动物身上复制人类疾病的模型，用实验的方法研究疾病时的功能、代谢变化，创立了实验病理学，这便是病理生理学的雏形。从此，普通病理学(general pathology)或病理学(pathology)就包括了对疾病的形态、结构和功能、代谢两大方面的研究内容。随着医学的飞速发展和对疾病研究的不断深入,病理学逐渐分化成病理解剖学和病理生理学,前者侧重于以形态学方法探讨疾病的本质;后者侧重以功能、代谢方法研究疾病的机制。1879 年俄国的喀山大学首次开设病理生理学课程,1924 年,苏联以及东欧一些国家在高等医药院校建立病理生理学教研室并开展病理生理学教学。欧、美各国的病理生理学较长时间是分散在其他学科或以专题讲座形式讲授,但近年来也已在一些医学院校开设病理生理学,并出版了多本大、中型病理生理学教科书。

1954 年我国邀请苏联专家举办全国性病理生理学师资进修班,1956 年全国高等医学院校相继建立病理生理学教研室,开展病理生理学的教学和科研工作。1985 年成立了国家级一级学会——中国病理生理学会(Chinese Association of Pathophysiology,CAP),1991 年成为国际病理生理学会(International pathophysiological society,IPS)的成员和组建者之一。我国的病理生理学正在飞跃地发展、不断壮大。活跃在医学领域中的我国病理生理学工作者在教学和科研中取得了一系列令人注目的成就,为医学科学和人类的健康作出应有的贡献。

第四节 病理生理学的未来趋势

随着医学模式从单纯的“生物医学模式”向“生物-心理-社会医学模式”的转变,病理生理学教学内容要更多体现新医学模式对医务工作者知识的广博与深厚、能力和素质方面的特殊要求,注重心理、社会、环境等因素在疾病发生、发展、转归及防治中的作用。近年来,临床医学模式也发生了巨大改变,即从传统的经验医学转变为循证医学(evidence based medicine)。循证医学是一门遵循科学证据的医学,其核心思想是任何医疗卫生方案、决策的确定都应遵循客观的临床科学研究产生的最佳证据,从而制订出科学的预防对策和措施,达到预防疾病、促进健康和提高生命质量的目的。因此,循证医学是以证据为基础、实践为核心的医学,病理生理学的研究也必须遵循该原则。

随着社会制度、经济状况、医疗卫生条件、生活习惯、生产方式和环境污染等的变化,疾病谱(spectrum of disease)发生了明显的改变。解放前由于卫生条件差,传染病引起的死亡率占总死亡率 50%以上。解放后,随着人民生活水平的提高及医疗卫生条件的改善,传染病的发病率及死亡率大大降低。值得注意的是,由于人均寿命的显著延长,全球人口老龄化问题日趋严重,一些慢性疾病(如慢性阻塞性肺疾病)、老年性疾病(如阿尔茨海默病)的患病率急剧上升。在病理生理学的教学中应该重视和追踪疾病谱改变的问题。

另外,随着转化医学(translational medicine)的兴起以及各种交叉学科的建立,病理生理学作为基础医学与临床医学的“桥梁”,在教研中要进一步加强与临床结合,掌握临床对相关疾病诊治的最新进展,促进基础研究成果的临床应用;要紧密追踪和应用后基因组时代(post-genome era)的相关研究成果,促进个体化医疗(personal medicine)的实施;要吸纳和整合生命科学、社会科学及其他相关学科的最新成果,开展高水平科学研究,不断提高对疾病的诊治和预防水平。

(王万铁)

主要参考文献

1. 王建枝,殷莲华主编.病理生理学.第8版.北京:人民卫生出版社,2013.
2. 王万铁主编.病理生理学.第2版.北京:人民卫生出版社,2014.
3. 王万铁主编.病理生理学.北京:高等教育出版社,2012.

第二章

疾病概论

第一节　疾病的相关概念

健康(health)与疾病(disease)是一组对应的概念,至今尚无完整的定义,两者间缺乏明确的判断界限。在个体生活过程中,健康与疾病可以相互转化而无绝对明显的界限。此外,人体除了健康状态和疾病状态之外,还存在着一种非健康、非患病的中间状态,称亚健康状态(sub-health)。

一、疾　病

疾病的概念是对疾病本质认识的概括,它随人类对疾病认识水平的不断提高及疾病本身的发展而变化。不同的疾病概念反映不同的认识水平和方向,从而决定疾病的防治原则和措施。因而学习和探讨疾病概念是为了正确、深刻认识疾病本质,了解其发病机制,制定正确的诊断和防治疾病的战略、战术,明确与疾病作斗争的行动方向。

在疾病状态下,机体对致病因素所引起的损害可产生一系列防御性的抗损伤反应,在此过程中,内环境可能发生波动,甚至紊乱,表现为疾病过程中各种复杂的功能、代谢、形态及结构的病理性变化,这些变化又可使机体各器官系统之间及机体与外界环境之间的协调关系发生障碍,从而导致各种临床症状、体征和社会行为的异常,特别是对环境的适应能力和劳动能力减弱,甚至丧失。以病毒性感冒为例,它常发生在机体疲劳、受凉以后,病毒侵入机体,对机体造成损害;与此同时,体内出现免疫反应加强等抗损伤反应,临床上出现咽喉痛、咽喉黏膜充血、流涕、咳嗽、发热等一系列表现,最后患病机体软弱无力,劳动能力明显下降。因此,简言之,疾病是机体在一定的致病因素作用下,因机体自稳(homeostasis)调节紊乱而发生的异常生命活动过程。

二、健　康

在日常生活中,人们常常会认为不生病就是健康,这种观点是不全面的。世界卫生组织(World Health Organization, WHO)对健康的定义如下:健康不仅仅是没有疾病或虚弱(infirmity),而且还是躯体上、精神上及社会功能上的完全良好状态(state of complete well-being)。可见,衡量一个人健康与否,不但要检查其躯体有没有疾病和虚弱现象,而且还要从客观和主观两方面测量其心理和精神状态良好与否,以及是否具备良好的社会适应能力。机体内部结构、功能与代谢的高度协调所形成的内环境稳定是维持这种良好状态的基石。同时,一个健康的人也必须与其周围的社会环境和自然环境保持协调的关系。由此可以理解,并没有什么绝对普遍、适用的健康标准。在不同的人群、不同的个体,或个人在不同的年龄阶段,其健康程度可以各不相同。

三、亚健康

亚健康又称第三状态,也称灰色状态,是人们在身心情感方面处于健康与疾病之间的健康低质量状态及其体验。处于亚健康状态的机体虽然没有出现疾病症状或症状感觉轻微,但已有潜在的病理改变。

亚健康的主要表现形式有:①躯体性亚健康状态:主要表现为疲乏无力,精神萎靡,工作效率低等。②心理性亚健康状态:主要表现为焦虑、烦躁、易怒、睡眠不佳等。严重时可伴有胃痛、心悸等表现。这些问题的持续存在可诱发心血管疾病及肿瘤等的发生。③人际交往性亚健康状态:主要表现为与社会成员的关系不稳定,心理距离变大,产生被社会抛弃和遗忘的孤独感。

引起亚健康的原因复杂,如环境污染致人体质下降;不科学的生活及工作方式破坏人体正常的平衡;工作、学习负荷过重致人身心疲惫;家庭、社会及个人琐事过多致人焦虑等;某些遗传因素也可能在亚健康的发生发展中发挥作用。

亚健康状态是在不断变化发展的,既可向健康状态,也可向疾病状态转化。究竟向哪方面转化,取决于人体自我保健措施和自身的免疫力水平。向疾病状态转化是亚健康状态的自发过程,而向健康状态转化则需要采取自觉的防范措施,如加强自我保健、合理调整膳食结构等。医务工作者应充分认识亚健康的危害性,重视疾病预防,促使亚健康向健康转化。

第二节 病因学

病因学(etiology)主要研究疾病发生的原因和条件。

一、疾病发生的原因

疾病发生的原因,简称病因。它是引起疾病必不可少的、赋予疾病特征或决定疾病特异性的因素。病因种类繁多,一般分为以下几类:

(一)生物因素(biological factors)

生物因素是一类比较常见的病因。主要包括病原微生物(如细菌、病毒、真菌、立克次体等)和寄生虫。其致病性主要与病原体侵入宿主机体的数量、毒性(toxicity)及侵袭力(invasiveness)有关,亦与机体本身的防御及抵抗力强弱有关。

这类致病因素的作用特点为:①病原体有一定的入侵门户和定位。如伤寒沙门菌只能经口侵入消化道,并首先在小肠淋巴组织内大量繁殖。血吸虫尾蚴的主要入侵门户是皮肤,成虫的主要寄生部位是门静脉系统。②病原体必须与机体相互作用才能引起疾病。例如，一般的鸡瘟、猪瘟病毒对人无致病作用，因为人对它们无感受性。③病原体作用于机体时，既改变了机体，又改变了病原体。例如，致病微生物往往可以引起机体的免疫反应；同时，一些致病微生物也可以发生变异（如产生抗药性）而改变其遗传性。

（二）理化因素（physical and chemical factors）

主要包括机械力、温度、大气压、噪声、电离辐射、强酸、强碱及毒物等，其致病性主要取决于理化因素本身的作用强度、部位及持续时间，而与机体的反应性关系不大。

物理因素的致病特点：①大多数物理性致病因素只引发疾病，并不影响疾病的发展；②除紫外线和电离辐射以外，物理性因素引起的疾病潜伏期一般较短或无潜伏期；③对组织损伤无明显选择性。

化学因素的致病特点：①多数化学因素对组织、器官的损伤有一定选择性。例如，CCl_4 主要引起肝细胞中毒等。②化学因素在整个发病过程中都起一定的作用，但一旦进入体内后，其致病性常常发生改变，它可被体液稀释、中和或被机体组织解毒。③其致病作用除了与毒物本身的性质、剂量有关外，在一定程度上还取决于其作用部位和整体的功能状态。④除慢性中毒外，化学因素致病的潜伏期一般较短。

（三）营养因素（nutritional factors）

营养素包括糖、脂肪、蛋白质、纤维素、各种维生素、水和无机盐，以及某些微量元素。营养不足或营养过剩均能成为疾病发生的原因或条件。例如，维生素 A 和维生素 D 摄入过多会引起中毒；反之，婴幼儿严重缺钙可引起维生素 D 缺乏病（佝偻病），维生素 B_1 缺乏可引起脚气病，维生素 C 缺乏可引起坏血病，缺碘可引起地方性甲状腺肿病及克汀病。

（四）遗传因素（genetic factors）

遗传因素的直接致病作用主要是通过遗传物质基因突变（gene mutation）和染色体畸变（chromosomal aberration）发生的。基因突变引起分子病（苯丙酮尿症、白化病等），染色体畸变引起染色体病（如 21-三体综合征）。基因突变主要由基因的化学结构改变所致（如 DNA 链中一个碱基被另一个碱基置换），染色体的畸变主要表现为染色体总数或结构的改变。此外，某些疾病如属于多基因遗传病的高血压、精神分裂症、糖尿病等表现出该疾病的遗传易感性，它们的发病在很大程度上取决于外界环境因素的影响，但研究表明，上述疾病的发生有遗传因素的作用，即这类患者具有遗传体质，先天的遗传特性在很大程度上决定了后天疾病的发生。

（五）先天因素（congenital factor）

先天因素指能够损害胎儿发育的因素。由先天因素引起的疾病称为先天性疾病。例如，先天性心脏病与妇女怀孕早期患风疹、荨麻疹或其他病毒感染性疾病有关，通常婴儿出生时就已患病。有的先天性疾病是可以遗传的，如多指（趾）、唇裂等；有的先天性疾病不遗传，如先天性心脏病。

（六）免疫因素（immunological factors）

免疫反应过强、免疫缺陷或自身免疫反应等免疫因素均可对机体造成影响。如异种血清蛋白（破伤风抗毒素）、青霉素等物质可导致过敏性休克；某些花粉或食物可引起支气管哮喘、荨麻疹等变态反应性疾病。人类免疫缺陷病毒（human immunodeficiency virus，HIV）感染可破坏 T 淋巴细胞，导致获得性免疫缺陷综合征（acquired immune deficiency syndrome，AIDS）。当机体对自身抗原发生免疫反应时，可导致自身组织损伤或自身免疫性疾病(autoimmune disease),如系统性红斑狼疮、类风湿关节炎等。

(七)心理和社会因素(psychological and social factors)

随着生物医学模式向生物-心理-社会医学模式的转换,心理和社会因素在疾病发生、发展中的作用日益受到重视。心理和社会因素,如长期的紧张工作、不良的人际关系、恐惧、焦虑、悲伤、愤怒等情绪反应,以及自然灾害、生活事件的突然打击等。这些因素不但可引起精神障碍性疾病,如抑郁症等,还可通过精神、心理作用导致机体功能、代谢紊乱及形态结构变化,如高血压、冠心病、溃疡病等的发生及发展都与精神心理因素密切相关。

总之,没有病因就不可能发生疾病。目前医学领域中虽然还有不少已经存在的疾病或新发现的疾病的病因不明,但这是一种暂时现象,相信随着医学的发展,这些疾病的病因迟早会得到阐明。

二、疾病发生的条件

疾病发生的条件(condition),主要是指那些能够影响疾病发生的各种机体内外因素。它们本身虽然不能引起疾病,但是可以左右病因对机体的影响、直接作用于机体或者促进或阻碍疾病的发生。例如,营养不良、居住条件恶劣、过度疲劳等都可以削弱机体的抵抗力,这时如有少量不足以引起正常人得病的结核杆菌进入机体,就可引起结核病;与此相反,充足的营养、良好的生活条件、适量的体育活动等,都能增强机体对病原微生物的抵抗力,此时如有结核杆菌的侵入,可以不发生结核病。因此,在疾病的病因学预防中,考虑条件的作用是很重要的。

其中能加强病因作用或促进疾病发生的因素称诱因(precipitating factor)。如肝硬化患者因食管静脉曲张破裂而发生上消化道出血时,可致血氨突然增高而诱发肝性脑病;而暴饮暴食又常常是已经曲张的食管静脉破裂的诱因;肺部感染、妊娠、过量体力活动、过度过快输液、情绪激动等常常是心脏病患者发生心力衰竭的诱因。

原因或条件在不同疾病中可互相转化。例如,营养不良是肺结核发生的条件,但又是营养不良症的原因。寒冷是上呼吸道感染的条件,但又是冻伤的原因。因此要阐明某一疾病的原因和条件以及认识它们在疾病发生中的作用,必须进行具体的分析和研究。

第三节 发病学

发病学(pathogenesis)主要研究疾病发生、发展过程中的一般规律和共同机制。

一、疾病发生发展的一般规律

疾病发生发展的一般规律指各种疾病过程中一些普遍存在的共同的基本规律。

(一)损伤与抗损伤

损伤与抗损伤的斗争贯穿于疾病的始终,两者间相互联系又相互斗争,这是构成疾病各种临床表现及推动疾病发展的基本动力。在疾病中损伤与抗损伤作用常常同时出现,不断变化(图 2-1)。

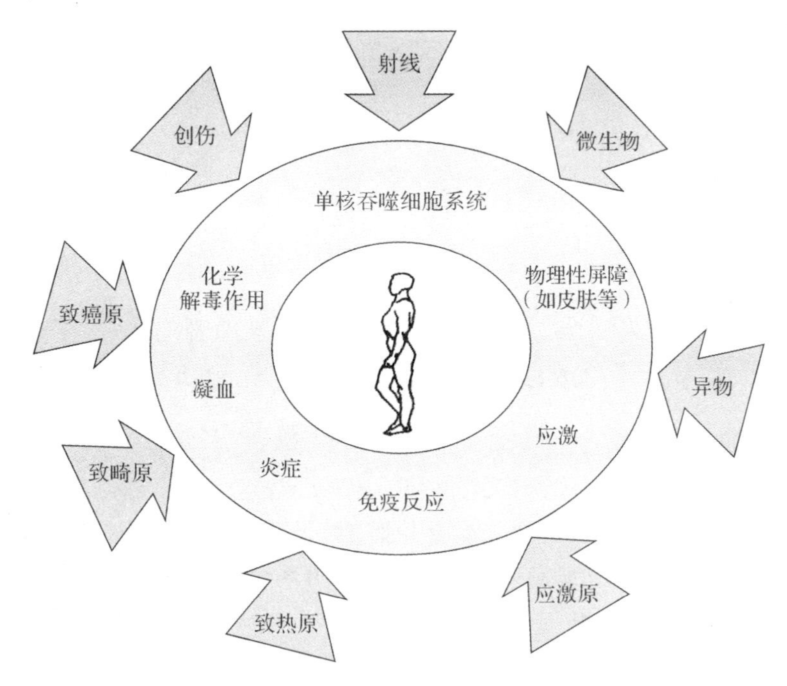

图 2-1 疾病时体内的损伤与抗损伤反应

以烧伤为例，高温引起皮肤、组织坏死，大量渗出可导致循环血量减少、血压下降等损伤性变化；与此同时，机体启动抗损伤反应，如白细胞增加、微动脉收缩、心率加快、心排血量增加等。如果损伤较轻，则通过各种抗损伤反应和恰当的治疗，机体即可恢复健康；反之，若损伤较重，又无恰当和及时的治疗，则病情恶化。可见，损伤与抗损伤反应的斗争及其力量对比常常影响疾病的发展方向和转归。

应当强调的是在损伤与抗损伤之间并无严格的界限，它们可以相互转化。如烧伤早期，小动脉、微动脉的痉挛有助于动脉血压的维持，但收缩时间过久，就会加重组织器官的缺血、缺氧，甚至造成组织、细胞的坏死和器官功能障碍。由于不同疾病中损伤与抗损伤反应的差异，构成了各种疾病的不同特征。在疾病的防治中，应尽量支持和加强抗损伤反应，减轻和消除损伤反应。

（二）因果交替

在疾病的过程中，原始致病因素作用于机体后，机体产生一定的变化，这些变化在一定的条件下又会引起另一些变化，也就是说，由原始致病因素引起的后果，可以在一定的条件下转化为另一些变化的原因。这种因果的相互转化常常促使疾病恶化，导致恶性循环（vicious cycle）。例如，在由不同原因引起的失血性休克中组织血液灌流进行性下降的过程，是因果交替导致恶性循环而加重损伤的典型范例（图 2-2）。

由于原因和结果的互相转化和交替，有些疾病一旦发生（如放射性损伤或二氧化硅引起的肺纤维化）或进展到一定程度后（如链球菌反复感染引起的慢性肾小球肾炎或由高血压引起的慢性肾病等），即使原始病因已不存在，通过因果交替规律仍可推动疾病的进展。因此，作为医务工作者，揭示不同疾病中因果交替的内在机制，及时发现并打断这种恶性循环，便可使疾病朝着有利于机体健康的方向发展。

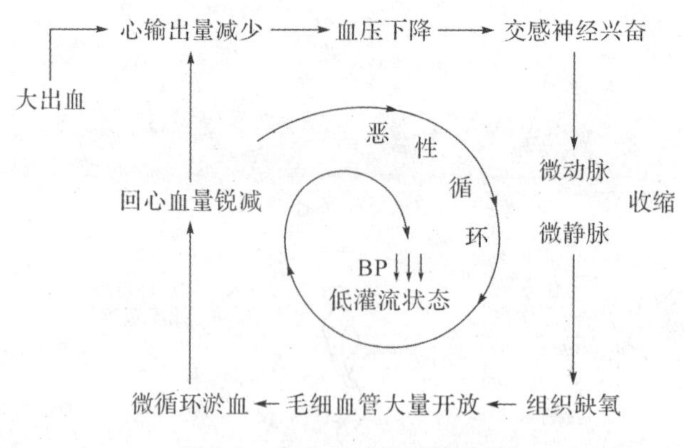

图 2-2 大出血时的恶性循环

（三）局部和整体

疾病可表现为局部变化或全身变化或两者兼有。局部病变可通过神经和体液途径影响整体，而机体的全身功能状态也可通过这些途径影响局部病变的发展。例如，毛囊炎（痈、疖）可引起局部充血、水肿等炎性反应，但是严重时局部病变可以通过神经和体液途径影响全身，从而引起白细胞升高、发热、寒战等全身性表现。有时痈疖看似局部病变，给予单纯的局部治疗后，效果不明显，仔细追查，结果发现局部的痈、疖是全身代谢障碍性疾病如糖尿病的局部表现，只有治疗糖尿病后，局部痈、疖才会得到控制。因此，医务工作者应擅于识别局部和整体病变之间的主从关系，抓住主要矛盾进行处理，不能“头疼医头，脚疼医脚”。

二、疾病发生发展的基本机制

正常状态下，机体通过神经、体液的精细调节，使各系统、器官、组织、细胞之间的活动互相协调，机体处于稳态（homeostasis）。疾病发生时，稳态被打破，机体将通过复杂的机制进行调节，以建立疾病状态下的新稳态。在这些错综复杂的机制中，神经、体液、细胞和分子水平的调节是所有疾病发生、发展过程中存在的共同机制。

（一）神经机制

神经系统在人体生命活动的维持和调控中起主导作用，许多致病因素通过改变神经系统的功能而影响疾病的发生、发展。有些病因可直接损害神经系统，如乙型脑炎病毒，此种病毒具有高度嗜神经的特性，它可直接破坏神经组织。另一些致病因子可通过神经反射引起相应器官组织的功能代谢变化，或者抑制神经递质的合成、释放和分解，促进致病因子与神经递质的结合，减弱或阻断正常递质的作用。最常见者如长期精神紧张、焦虑、烦恼导致大脑皮质功能紊乱，皮质与皮质下功能失调，导致内脏器官功能障碍。

（二）体液机制

体液是维持机体内环境稳定的重要因素。疾病中的体液机制是指致病因素通过改变体液因子（humoral factor）的数量或活性，引起内环境紊乱而致病的过程。体液因子的种类繁多，包括全身作用的体液性因子（如胰岛素、胰高血糖素、组胺、儿茶酚胺、前列腺素、激活的补体、活化的凝血因子、纤溶物质等）、局部作用的体液性因子（如内皮素、某些神经肽等）、细胞因子（cytokines，如白介素、肿瘤坏死因子等）。体液性因子主要通过三种方式作用于靶细胞：①内分泌（endocrine）：体内一些特殊的分泌细胞分泌的各种化学介质如激素，通过血液循环输送到身体的各个部分，被远距离靶细胞上的受体识别并发挥作用；②旁分泌（paracrine）：某些分泌的信息分子只能对邻近的靶细胞起作用，如神经递质、某些血管活性物质（如一氧化氮、内皮素）等；③自分泌（autocrine）：细胞对自身分泌的信息分子起反应，许多生长因子以这种方式起作用（图 2-3）。此外，最近还发现有些分子通过内在分泌（intracrine）的方式影响细胞功能。内在分泌指相关分子在细胞内产生后，无需向细胞外分泌而直接在细胞内起作用。例如，甲状旁腺激素相关蛋白（parathyroid hormone related protein，PTHrP）除通过上述经典方式影响远隔或远邻细胞的功能外，还可进入细胞核，调节细胞自身的功能。在应激条件下，内质网产生的 caspase-12 可通过内在分泌方式直接影响细胞核的功能。

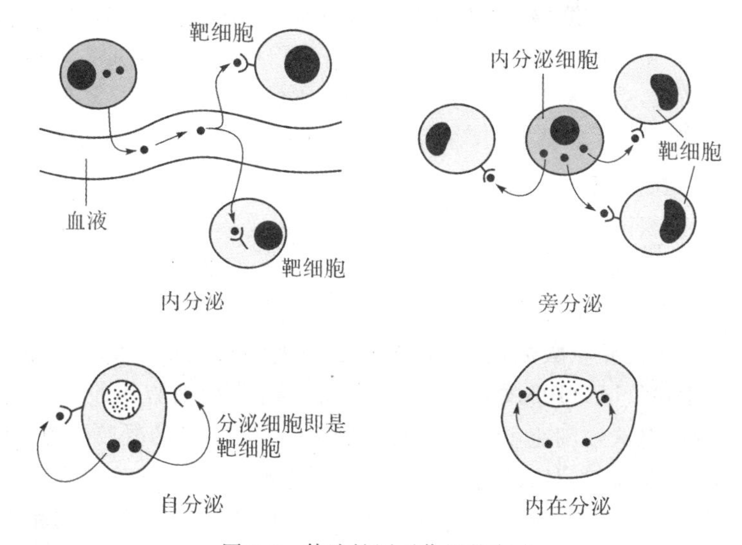

图 2-3 体液性因子作用的方式

疾病发生、发展中体液机制与神经机制常常同时发生，共同参与，故常称其为神经-体液机制。例如，在经济高度发达的社会里，部分人群受精神或心理的刺激可引起大脑皮质和皮质下中枢（主要是下丘脑）的功能紊乱，使调节血压的血管运动中枢的反应性增强，此时交感神经兴奋，去甲肾上腺素释放增加，导致小动脉紧张性收缩；同时，交感神经活动亢进，刺激肾上腺髓质兴奋而释放肾上腺素，使心率加快，心排血量增加，并且因肾小动脉收缩，促使肾素释放，血管紧张素-醛固酮系统激活，血压升高，这就是高血压发病中的一种神经体液机制。

（三）细胞机制

细胞是生物机体最基本的结构和功能单位，致病因素可损伤细胞的功能、代谢和结构，从而引起细胞的自稳调节紊乱。有些因素（如外力、高温等）对细胞的损伤无选择性；而另一些因素则有选择性地损伤细胞，如肝炎病毒侵入肝细胞、疟原虫侵犯红细胞、人免疫缺陷病毒（human immunodeficiency virus，HIV）感染主要破坏 T 淋巴细胞等。目前，对不同致病因素如何引起细胞损伤的机制尚未完全阐明，但常常涉及细胞膜和多种细胞器的损伤和功能障碍。例如，细胞膜上担负离子转运的各种泵失调时，将导致细胞内外离子失衡，造成细胞内 Na^{+}、Ca^{2+} 大量积聚，细胞水肿甚至死亡，最终导致器官功能障碍。线粒体是细胞的能量发电站，许多病理因素可损伤线粒体，抑制三羧酸循环、脂肪酸的 β-氧化、呼吸链的氧化磷酸化耦联等产能过程，造成 ATP 生成不足或同时伴有过氧化物产生增多，细胞功能障碍甚至死亡。

(四)分子机制

细胞的生命活动由分子执行,因此,在疾病过程中细胞的损伤均涉及分子的变化。自20世纪末以来,大量研究试图从分子水平研究生命现象和揭示疾病机制,由此产生了分子生物学(molecular biology)、分子病理学(molecular pathology)或分子医学(molecular medicine)学科,还产生了分子病(molecular disease)的概念。

分子病是由遗传物质或基因(包括DNA和RNA)的变异引起的一类以蛋白质异常为特征的疾病。研究发现分子病有多种,主要包括以下四大类。①由酶缺陷引起的分子病:如蚕豆病,是由于编码6-磷酸-葡萄糖脱氢酶(glucose-6-phosphate dehydrogenase, G-6-PD)的基因缺陷所引起的溶血性疾病。正常时,G-6-PD通过生成还原型烟酰胺腺嘌呤二核苷酸(nicotinamide adenine dinucleotide phosphate, NADPH),维持还原型谷胱甘肽(reduced glutathione hormone, GSH)的水平,可保护红细胞免受氧化损伤。当G-6-PD缺乏时,红细胞不能提供足够的NADPH以维持GSH的抗氧化作用。此时若进食新鲜蚕豆,可导致细胞膜的氧化损伤而产生溶血反应。此外,葡萄糖-6-磷酸酶(glucose-6-phosphorase)缺乏可引起糖原在肝、肾及小肠等组织沉积,导致Ⅰ型糖原沉积病(亦称Von Gierke病)。②由血红蛋白异常引起的分子病:迄今已发现的血红蛋白异常疾病达300多种,如镰状细胞贫血和珠蛋白生成障碍性贫血等。镰状细胞贫血是由于血红蛋白单基因突变,导致其分子中β-肽链氨基端第6位亲水性谷氨酸被疏水性缬氨酸取代,形成溶解度下降的血红蛋白S(hemoglobin S, HbS)。在低血氧分压的毛细血管区,HbS凝胶化形成棒状结构,使红细胞扭曲呈镰刀状,引起贫血。此外,由于这种僵硬的镰状红细胞不能通过毛细血管,加上HbS的凝胶化使血液黏滞度增大,导致毛细血管阻塞,局部组织器官缺血、缺氧,因而出现脾大、胸腹疼痛等表现。③由受体异常引起的分子病:受体是存在于细胞表面或细胞内的一些特殊化学分子,能与相应的物质(配基)产生特异性结合并引起一系列生物化学反应,最终导致特定生理效应。受体异常指有受体性质或数目的变化,使一些生物活性物质不能发挥作用而引起的病理过程。根据病因不同,可分为遗传性受体病(如家族性高胆固醇血症)、自身免疫性受体病(如重症肌无力)和受体数目改变的疾病(如自发性高血压大白鼠)。④由膜转运障碍引起的分子病:如胱氨酸尿症(cystinuria),是由于遗传性缺陷导致肾小管上皮细胞对胱氨酸、精氨酸、鸟氨酸与赖氨酸转运障碍,导致这些氨基酸不能被肾小管重吸收而随尿排出,形成胱氨酸尿症。

由于已知的分子病大部分是由基因变异引起,有学者提出基因病(genopathy)的概念,即有基因突变、缺失或其表达调控障碍引起的疾病。由单个致病基因变异引起的疾病被称为单基因病(monogenic disease),如多囊肾,是由常染色体16p13.3区域蛋白激酶D(protein kinase D, PKD)等位基因缺陷引起的显性遗传病。由多个基因变异引起的疾病被称为多基因病(polygenic disease),如高血压、冠心病、糖尿病等。

此外,有些蛋白质分子本身翻译后异常折叠或修饰在无需基因变异的条件下便可致病,例如,由朊蛋白(prion)异常折叠引起的疯牛病(mad cow disease)或人类的克-雅病(Creutzfeldt-Jakob disease)就是这类疾病的典型范例,由于这类疾病均涉及蛋白质空间构象的异常改变,故又被称为构象病(conformational disease)。

总之,从分子医学的角度看,疾病时机体功能和形态的异常实质上是某些特定蛋白质结构或功能的变异所致,而蛋白质的结构和功能除受基因序列的控制外,还受细胞所处环境的影响。因此,基因及其表达调控环境是决定身体健康或患病的基础。

第四节　疾病的转归

疾病的转归(prognosis)有康复和死亡两种形式。疾病的转归如何，主要取决于致病因素作用于机体后发生的损伤与抗损伤反应的力量对比，正确而及时的治疗可影响疾病的转归。

一、康　复

根据康复(recovery)的程度，可分为完全康复(complete recovery)和不完全康复(incomplete recovery)。完全康复是指疾病所致的损伤完全消失，机体的功能、代谢及形态完全恢复正常。例如，有大出血引起的急性功能性肾衰竭，如果能得到及时合理的处理，患者在短时间内可达到完全康复。有些感染性疾病，康复后还可使机体获得特异性免疫力，如天花可获得终身免疫能力。不完全康复是指疾病所致的损伤得到控制，主要症状消失，机体通过代偿机制维持相对正常的生命活动。但是，此时疾病基本病理改变并未完全恢复，有些可留有后遗症(sequelae)。

二、死　亡

长期以来，一直把心跳、呼吸的永久性停止作为死亡(death)的标志。根据传统的观念，死亡是一个过程，包括濒死期(agonal stage)、临床死亡期(stage of clinical death)和生物学死亡期(stage of biological death)。但是近年来随着复苏(resuscitation)技术的普及与提高、器官移植的开展，对死亡有了新的认识。目前一般认为死亡是指机体作为一个整体的功能永久停止，但是并不意味各器官组织同时均死亡。因此，近年来提出了脑死亡(brain death)的概念。脑死亡是指全脑功能(包括大脑、间脑和脑干)不可逆地永久性丧失及机体作为一个整体功能的永久性停止。一旦出现脑死亡，就意味着人的实质性死亡。因此，脑死亡成了近年来判断死亡的一个重要标志。

脑死亡一般应该符合以下标准：①自主呼吸停止(脑干是控制呼吸和心跳的中枢，脑干死亡以呼吸、心跳停止为标准。然而，由于心肌具有自发收缩特性，在脑干死亡后的一定时间内还可能有微弱的心跳，因此，自主呼吸停止被认为是临床脑死亡的首要指标)。②不可逆性深度昏迷。③脑干神经反射消失(如瞳孔散大或固定，瞳孔对光反射、角膜反射、咳嗽反射、吞咽反射等均消失)。④脑电波消失。⑤脑血液循环完全停止。

确定脑死亡的主要意义为：①可协助医务人员判定患者的死亡时间、适时终止复苏抢救。不但可节省卫生资源，还可减轻社会和家庭的经济和情感负担。②有利于器官移植。虽然确定脑死亡并非器官移植的需要，然而，由于借助呼吸、循环辅助装置，可使脑死亡者在一定时间内维持器官组织的低水平血液灌注，有利于局部器官移植后的功能复苏，为更多人提供生存和健康生活的机会。

临终关怀(hospice care)和安乐死(euthanasia)受到社会广泛关注。临终关怀是指为临终患者及其家属提供医疗、护理、心理、社会等方面的全方位服务与照顾，使患者在较为安详、平静中接纳死亡。为此，我国最近已出现一些临终关怀医院。安乐死是指对患有不治之症的患者在濒死状态时，为了免除其精神和躯体上的极度痛苦，用医学方法结束生命的一种措施。由于安乐死涉及复杂的医学、社会学和伦理学问题，大多数国家尚未通过立法施行。

（倪世容）

主要参考文献

1. 王建枝，殷莲华主编. 病理生理学. 第 8 版. 北京：人民卫生出版社，2013.
2. 王万铁，金可可主编. 病理生理学. 第 2 版. 浙江：浙江大学出版社，2010.

第三章

水、电解质代谢紊乱

第一节　概　述

水是人体不可或缺的物质基础。体内的水与溶解于其中的溶质称为体液，溶质包括电解质、低分子有机物及蛋白质等。在神经-内分泌系统的调节作用下，体内水和电解质在一定范围内保持稳定，这在临床上具有十分重要的意义。重要的水、电解质紊乱主要有水、钠代谢紊乱和钾代谢紊乱，另外，钙、磷、镁代谢紊乱在临床上也十分常见。

一、体液的容量和分布

成人体液总量占体重的60%，其中细胞内液约占体重的40%，细胞外液占体重的20%，细胞外液中的血浆约占体重的5%，组织间液约占15%。细胞外液中还有极少部分分布于一些密闭的腔隙（如关节腔、颅腔、胸膜腔、腹膜腔）中，称跨细胞液（transcelllar fluid）或第三间隙液。

体液总量的多少因年龄胖瘦而不同。新生儿体液占体重的百分比最高，达80%左右，婴幼儿约占70%，学龄前儿童约为65%。脂肪组织含水量约为10%～30%，而肌肉组织的含水量约为25%～80%，成年男性体液约占体重的60%，女性皮下脂肪比较丰富，故女性体液约占体重的50%。

二、体液的电解质成分

体液中主要的电解质有 Na^+、K^+、Ca^{2+}、Mg^{2+}、Cl^-、HCO_3^-、HPO_4^{2-} 和 SO_4^{2-} 等，且体液中所含阴、阳离子数的总和相等，以保持电中性。细胞外液主要的阳离子是 Na^+，其次是 K^+、Ca^{2+}、Mg^{2+} 等，阴离子主要是 Cl^-，其次是 HCO_3^-、HPO_4^{2-}、SO_4^{2-} 及有机酸和蛋白质。细胞内液主要的阳离子是 K^+，其次是 Na^+、Ca^{2+}、Mg^{2+}，主要的阴离子是 HPO_4^{2-} 和蛋白质，其次是 Cl^-、HCO_3^-、SO_4^{2-} 等。

三、体液的渗透压

溶液的渗透压取决于溶质的分子或离子的数目，而与颗粒的大小、电荷或质量无关。体液的渗透压90%～95%来源于Na^{+}、Cl^{-}和HCO_3^{-}，其余5%～10%由其他离子、葡萄糖、氨基酸、尿素及蛋白质等构成。血浆比一般体液含有较高的蛋白质胶体，所产生的胶体渗透压虽然只占血浆渗透压的1/200，但由于血浆蛋白不能自由通过毛细血管壁，对维持血管内外液体的交换和血容量具有十分重要的作用。通常血浆渗透压在280～310mmol/L之间，在此范围内称等渗，低于此范围的称低渗，高于此范围的称高渗。

第二节　水、钠代谢紊乱

一、水、钠平衡及调节

（一）水、钠的摄入与排出

正常人水的来源有饮水、食物水和代谢水，代谢水为糖、脂肪、蛋白质等营养物质在体内氧化生成的水（每100g糖氧化时产生60ml，每100g脂肪可产生107ml，每100g蛋白质可产生41ml）。机体排出水分的途径有四个，即消化道、皮肤、肺和肾。因为成年人每天尿液中的固体物质（主要是蛋白质代谢终产物以及电解质）一般不少于35g，尿液最大浓度为6g%～8g%，所以每天排出35g固体溶质的最低尿量为500ml，再加上每天皮肤非显性蒸发500ml和呼吸蒸发350ml以及粪便排水量约150ml，则每天最低排出的水量为1500ml。

正常成人每天所需的钠约为4～6g。天然食物中含钠甚少，因此人们摄入的钠主要来自食盐，摄入的钠几乎全部由小肠吸收。肾是主要的排钠器官，汗液也可以排出少量钠。肾脏排钠具有多吃多排，少吃少排，不吃不排的特点。

（二）水、钠平衡的调节

水、钠代谢是通过神经-内分泌系统来调节的。水平衡主要由渴感和抗利尿激素（antidiuretic hormone，ADH）调节，钠平衡主要受醛固酮和心房利钠肽调节。

1.渴感的调节作用

渴感中枢位于下丘脑视上核侧面，与渗透压感受器邻近。血浆渗透压升高或血容量减少都可以刺激渴感中枢，机体主动饮水而补充水的不足。

2.抗利尿激素的调节作用

ADH由下丘脑视上核和室旁核的神经元合成，并沿着这些神经元的轴突运至神经垂体贮存。血浆渗透压升高可以使下丘脑神经核或其周围的渗透压感受器细胞发生渗透性脱水，从而导致ADH分泌。血容量减少和血压下降可通过左心房和胸腔大静脉处的容量感受器和颈动脉窦、主动脉弓的压力感受器而促进ADH的分泌。

ADH的主要作用是通过水通道蛋白（aquaporin，AQP）调节，增加集合管对水的重吸收。当ADH与位于集合管主细胞的受体结合后，激活腺苷酸环化酶，使cAMP生成增加，后者经蛋白激酶A使水通道蛋白磷酸化。磷酸化的水通道蛋白从细胞内移位至细胞膜，使集合管对水的通透性增高。

3.醛固酮的调节作用

醛固酮是由肾上腺皮质球状带分泌的盐皮质激素，主要作用是促使肾远曲小管和集合管对 Na^+ 的主动重吸收，并通过 Na^+-K^+ 和 Na^+-H^+ 交换促进 K^+ 和 H^+ 的排出。醛固酮的分泌主要受肾素-血管紧张素系统和血浆 Na^+、K^+ 浓度调节。当血容量减少、动脉血压降低时，肾小球入球小动脉动脉壁牵张感受器受到刺激，使近球细胞分泌肾素增加，通过肾素-血管紧张素系统产生血管紧张素，后者可使醛固酮分泌增多。血浆高 K^+ 或低 Na^+ 可直接刺激肾上腺皮质球状带分泌醛固酮。

4.心房利钠肽的调节作用

心房利钠肽(atrial natriuretic peptide，ANP)是由心房肌细胞合成的肽类激素。ANP 具有强烈而短暂的利尿、排钠和松弛血管平滑肌的作用。当心房扩张、血容量增加、血 Na^+ 增高或血管紧张素增多时，可刺激心房肌细胞合成和释放 ANP。

二、水、钠代谢紊乱

水、钠代谢紊乱是临床上最常见的水、电解质紊乱。由于水、钠代谢密切相关，因此，临床上常将水、钠代谢紊乱放在一起讨论。根据血钠浓度的异常变化可分为：低钠血症和高钠血症。结合体液容量的变化，低钠血症又可分为低容量性低钠血症(低渗性脱水)和高容量性低钠血症(水中毒)；高钠血症则可分为低容量性高钠血症(高渗性脱水)和高容量性高钠血症；当血钠正常时，体液容量可以下降，此时，我们称之为等渗性脱水。

(一)低钠血症

低钠血症(hyponatremia)是指血清 Na^+ 浓度<130mmol/L。

1. 低容量性低钠血症

低容量性低钠血症(hypovolemic hyponatremia)也称为低渗性脱水(hypotonic dehydration)，在大量丢失体液的同时，血清 Na^+ 浓度<130mmol/L，血浆渗透压<280 mmol/L，相对而言，此时失钠多于失水。

(1)原因和机制

低渗性脱水，往往是在机体大量丢失等渗或者低渗性液体时，只补水而不补钠造成的。

体液丢失常见途径有：

1)经消化道丢失：如呕吐、腹泻时丢失大量含 Na^+ 消化液。

2)经皮肤丢失：大面积烧伤、大量出汗。

3)经肾丢失：可见于以下情况：①长期使用排钠利尿剂(如速尿、利尿酸等)，使髓袢升支对 Na^+ 的重吸收减少；②肾上腺皮质功能不全时，由于醛固酮分泌不足，肾小管对 Na^+ 的重吸收减少；③某些慢性肾脏疾病如失盐性肾病可累及肾小管，导致肾小管对醛固酮的反应性降低，Na^+ 重吸收减少；④肾小管性酸中毒时，由于集合管分泌 H^+ 功能降低，H^+-Na^+ 交换减少，使 Na^+ 随尿排出增加。

(2)对机体的影响

1)细胞外液减少，易发生休克：低渗性脱水，由于细胞外液呈低渗状态，水分从细胞外向渗透压相对较高的细胞内转移，使细胞外液明显减少，因此，外周循环衰竭症状出现较早，容易发生低血容量性休克。

2)有明显的失水体征：由于细胞外液减少，血浆容量随之减少，血液浓缩，血浆胶体渗透压升高，使组织间液向血管内转移，因而组织间液减少最为明显。患者可出现明显的脱水体征，如皮肤弹性减退，眼窝凹陷，婴幼儿表现为囟门凹陷。

3)渴感不明显：由于血浆渗透压降低，无口渴感。严重脱水时，血容量大幅下降也可产生口渴。

4)尿的变化：由于细胞外液渗透压降低，抑制渗透压感受器，使ADH分泌减少，远曲小管和集合管对水的重吸收也相应减少，因此早期患者尿量减少不明显。但在晚期血容量严重降低时，ADH释放增多，肾小管对水的重吸收增加，可出现少尿。经肾失钠患者，尿钠含量增多。如果是肾外因素引起者，因血容量降低导致肾血流量减少，激活肾素-血管紧张素-醛固酮系统，使肾小管对Na^+的重吸收增加，结果尿钠含量减少。

(3)防治原则

1)去除病因，防治原发病。

2)适当的补液，原则上给予等渗液以恢复细胞外液容量，如有休克，则按休克的处理方式积极抢救。

2. 高容量性低钠血症

高容量性低钠血症(hypervolemic hyponatremia)也称为水中毒(water intoxication)，特点是体液容量增多，血钠浓度下降，血清Na^+浓度<130mmol/L，血浆渗透压<280mmol/L。

(1)原因和机制

1)水摄入过多：急、慢性肾功能衰竭少尿期患者被输入过多液体时，水分在体内潴留易引起水中毒。

2)ADH异常分泌增多，肾脏排水减少：常见于以下几种情况：①急性应激状态(手术、创伤)时，交感神经兴奋而副交感神经受抑制，从而解除了副交感神经对ADH分泌的抑制，使ADH分泌增多；②肾上腺皮质功能低下时，肾上腺皮质激素分泌不足，对下丘脑分泌ADH的抑制作用减弱，因而ADH分泌增多；③某些药物(异丙肾上腺素、吗啡)可促进ADH释放和增强ADH对远曲小管和集合管的作用；④某些恶性肿瘤可合成并释放ADH样物质，或某些病变直接刺激下丘脑使ADH分泌增多。

(2)对机体的影响

1)细胞水肿：细胞外液水分增多导致细胞外渗透压降低，水自细胞外向细胞内转移，造成细胞水肿。

2)中枢神经系统症状：急性水中毒对中枢神经系统可产生严重后果。由于颅骨的限制，脑细胞的肿胀和脑组织水肿使颅内压增高，可引起头痛、恶心、呕吐、视神经乳头水肿、记忆力减退、意识障碍等各种中枢神经系统功能障碍，严重者可因枕骨大孔疝或小脑幕裂孔疝而导致呼吸心跳停止。

(3)防治原则

1)防治原发病，限制水分摄入。

2)重症或急症患者除限制进水外，应给予高渗盐水，以迅速纠正脑细胞水肿，或静脉输入甘露醇、山梨醇等渗透性利尿剂，或给予速尿等强利尿剂以促进体内水分的排出，减轻脑细胞水肿。

(二)高钠血症

高钠血症(hypernatremia)是指血清Na^+浓度>150mmol/L。

1. 低容量性高钠血症

低容量性高钠血症（hypovolemic hypernatremia）也称为高渗性脱水（hypertonic dehydration），在大量丢失体液的同时，血清 Na^+ 浓度>150mmol/L，血浆渗透压>310 mmol/L。相对而言，此时失水多于失钠。

(1)原因和机制

1)饮水不足：见于水源断绝、饮水困难等情况。

2)水丢失过多：①经肾丢失，如中枢性或肾性尿崩症时，因 ADH 产生和释放不足或肾远曲小管和集合管对 ADH 反应缺乏，肾排出大量低渗性尿液。静脉输入大量甘露醇、高渗葡萄糖等产生渗透性利尿而导致失水。②经消化道丢失，如严重呕吐、腹泻可经胃肠道丢失低渗性消化液。③经皮肤、呼吸道丢失，如高热、大量出汗（汗液为低渗液，大汗时每小时可丢失水分800ml）、甲状腺功能亢进和过度通气时，通过皮肤和呼吸道不显性蒸发丢失大量低渗液体。

(2)对机体的影响

1)口渴：由于细胞外液渗透压增高，下丘脑渴感中枢受到刺激而引起口渴感。

2)细胞内液向细胞外转移：由于细胞外液渗透压增高，使水分从细胞内向渗透压相对较高的细胞外转移，这有助于循环血量的恢复，但同时也引起细胞脱水致使细胞皱缩。

3)尿液变化：细胞外液渗透压增高刺激 ADH 分泌增加，肾小管对水的重吸收增加，因而出现少尿、尿比重增高。轻症患者由于血钠升高抑制醛固酮分泌，尿中仍有钠排出；而重症患者因血容量减少，醛固酮分泌增加致尿钠排出减少。

4)脱水热：脱水严重的患者由于从皮肤蒸发的水减少，散热受到影响，特别是婴幼儿因体温调节功能不完善，易出现体温升高，称为脱水热。

5)中枢神经系统功能障碍：严重的患者由于细胞外液渗透压的显著升高可导致脑细胞脱水和脑体积缩小，使颅骨与脑皮质之间的血管张力增大，因而可引起脑出血，特别是以蛛网膜下腔较为多见。

(3)防治原则

1)防治原发病。

2)补充水分：不能口服者应静脉滴入5%～10%葡萄糖溶液。

3)适当补钠：患者血钠浓度虽高，但仍有钠的丢失，体内总钠是减少的，因此，在治疗过程中缺水情况得到一定程度纠正后，应适当补充含钠溶液。

2. 高容量性高钠血症

高容量性高钠血症（hypervolemic hypernatremia）的特点是血容量和血钠均增高。

(1)原因和机制

1)医源性盐摄入过多：在治疗低渗性脱水或等渗性脱水患者时未严格控制高渗溶液的输入，有可能导致高容量性高钠血症。在抢救心跳呼吸骤停的患者时，为纠正酸中毒，常常给予高浓度的碳酸氢钠，可造成高容量性高钠血症。

2)原发性钠潴留：原发性醛固酮增多症的患者，由于醛固酮分泌增多，导致远曲小管对 Na^+、水的重吸收增加，引起细胞外液和血钠含量的增加。

(2)对机体的影响

高钠血症时细胞外液高渗，液体自细胞内向细胞外转移，导致细胞脱水，严重者引起中枢神经系统功能障碍。

(3)防治原则

1)防治原发病。

2)肾功能正常者可适当使用排钠利尿剂。

3)肾透析治疗,适用于肾衰患者。

(三)血钠正常,体液容量减少

等渗液大量丢失或者水、钠按等渗液的浓度成比例丢失时,可引起等渗性脱水(isotonic dehydration)。此时血钠浓度维持在130～150mmol/L,血浆渗透压维持在280～310mmol/L。

1. 原因和机制

(1)大量抽放胸、腹水,大面积烧伤,严重呕吐、腹泻或胃肠引流后。

(2)麻痹性肠梗阻时,大量体液潴留于肠腔内。

(3)大失血时,也可发生等渗性脱水。

2. 对机体的影响

(1)细胞外液减少　等渗性脱水时主要丢失细胞外液,血浆容量及组织间液均减少,但细胞内液量变化不大。

(2)尿液变化　细胞外液的大量丢失造成细胞外液容量减少,血容量下降,可促进ADH和醛固酮分泌释放,尿量减少,尿钠减少。

3. 防治原则

(1)防治原发病。

(2)补充液体　以适量补充低渗液体为宜。

等渗性脱水如果未得到及时治疗,经皮肤的不感性蒸发和通过呼吸道丢失低渗性液体,可转变为高渗性脱水。等渗性脱水如果处理不当,只补充水分而不补充钠盐,则可转变为低渗性脱水。

三、水　肿

过多的液体在组织间隙或体腔内积聚称为水肿(edema)。如水肿发生于体腔内,则称之为积水(hydrops)。

水肿的分类:①按水肿波及的范围可分为全身性水肿和局部性水肿;②按发病原因可分为肾性水肿、心性水肿、肝性水肿、营养不良性水肿和炎性水肿等;③按发生的器官组织可分为皮下水肿、脑水肿、肺水肿等。

(一)水肿的发生机制

1. 血管内外液体交换平衡失调

正常情况下组织间液与血浆之间不断进行液体交换,使组织液的生成和回流保持动态平衡。影响血管内外液体交换的主要因素有:①有效流体静压,促使血管内液体向组织间隙滤过,等于毛细血管平均血压(20mmHg)－组织间隙的流体静压(－10mmHg)＝30mmHg。②有效胶体渗透压,促使组织间液回流至毛细血管,等于血浆胶体渗透压(25mmHg)－组织间液的胶体渗透压(15mmHg)＝10mmHg。有效流体静压减去有效胶体渗透压之差值是平均有效滤过压。因此,正常情况下毛细血管的组织液生成略大于回流。③淋巴回流。组织液回流剩余部分经淋巴系统回流进入血液循环,从而维持血管内外液体交换的动态平衡。通常情况下,组织液的生成量＝静脉回流量＋淋巴回流量。

(1)毛细血管有效流体静压增高　毛细血管流体静压增高可致有效流体静压增高，平均有效滤过压增大，组织液生成增多。当后者超过淋巴回流的代偿能力时，便可引起水肿。毛细血管流体静压增高的常见原因是静脉压增高。如右心衰竭时体循环静脉压增高，导致全身性水肿发生；左心衰竭时肺循环静脉压增高，引起肺水肿发生。

(2)毛细血管有效胶体渗透压降低　①血浆白蛋白的含量减少，见于蛋白质摄入不足、合成减少、分解代谢增强以及白蛋白丢失过多等。②血液稀释，见于各种原因引起的水钠潴留。③淋巴管重吸收组织液白蛋白障碍，当淋巴组织被清扫后，组织液中白蛋白增多，降低有效胶体渗透压。④微血管壁通透性增加：正常时毛细血管仅允许微量的蛋白质滤出，以维持血管内外的渗透压梯度。当微血管壁通透性增高时，血浆蛋白可从毛细血管和微静脉壁滤出，于是毛细血管的胶体渗透压降低，而组织间液的胶体渗透压升高，促进水分滤出。

(3)淋巴回流受阻　淋巴回流不仅能将组织液及其所含的蛋白质回收到血液循环，而且在组织液生成增多时还能代偿回流，因而具有重要的抗水肿作用。淋巴回流受阻可使组织间液不易经淋巴管返回血液循环，同时从微血管滤出的少量蛋白又不能随淋巴运走而增加组织间液的胶体渗透压，因而促进组织间液的积聚。淋巴回流受阻常见于丝虫病和恶性肿瘤。丝虫病时淋巴管被成虫堵塞，可引起下肢和阴囊的慢性水肿；恶性肿瘤根治术时广泛切除淋巴结可导致淋巴回流障碍而引起水肿。

2. 体内外液体交换平衡失调——钠、水潴留

正常人体水、钠的摄入量与排出量处于动态平衡，从而保持体液量的相对恒定，这主要是在神经-体液调节下，通过肾脏的滤过和重吸收之间的平衡来实现的。正常时经肾小球滤过的水和钠约 99%～99.5%被肾小管重吸收，只有 0.5%～1%排出体外。当某些因素引起球-管平衡失调时，可导致水肿发生。

(1)肾小球滤过率下降　影响肾小球滤过率的因素有肾小球的有效滤过压、滤过膜的通透性和滤过面积。引起肾小球滤过率下降的常见原因为有：①肾小球滤过面积减少，如慢性肾小球肾炎时，大量肾小球因纤维化而导致滤过面积显著减少；②有效循环血量减少，如在充血性心力衰竭、肝硬化腹水时，有效循环血量的减少可使肾血流量下降，同时通过交感-肾上腺髓质系统兴奋和肾素-血管紧张素系统的激活，使入球小动脉收缩，导致有效滤过压降低，肾小球滤过率下降。

(2)近曲小管重吸收钠水增加

1)肾小球滤过分数增加：滤过分数＝肾小球滤过率/肾血浆流量。此时血浆中非胶体成分滤过量相对增多，而流经肾小球后进入肾小管周围毛细血管的血液中的血浆蛋白和胶体渗透压也相应增高，同时由于肾血流量的减少，流体静压下降，引起近曲小管重吸收钠水增加，导致钠水潴留。

2)ANP 分泌减少：ANP 由心房肌细胞释放，可抑制近曲小管对钠的主动重吸收，还可抑制醛固酮的分泌。有效循环血量减少使心房的牵张感受器兴奋性降低，ANP 分泌减少，近曲小管钠水的重吸收增加。

(3)远曲小管和集合管重吸收钠水增加　远曲小管和集合管钠水的重吸收受激素调节。

1)醛固酮分泌增多：有效循环血量减少使肾血流减少时，肾血管灌注压下降可刺激入球小动脉壁的牵张感受器，同时肾小球滤过率降低使流经致密斑的钠量减少，均可使近球细胞分泌肾素增加，激活肾素-血管紧张素-醛固酮系统，使血中醛固酮浓度增加。

2)ADH 分泌增加：在充血性心力衰竭时，有效循环血量减少使左心房和胸腔大血管的容

量感受器所受刺激减弱，反射性引起 ADH 分泌增加。此外，肾素-血管紧张素-醛固酮系统激活后，血管紧张素Ⅱ生成增多，刺激醛固酮分泌增加，后者使肾小管对钠的重吸收增加，血浆渗透压增高，刺激下丘脑渗透压感受器，使 ADH 的分泌与释放增加。

（二）水肿的特点及对机体的影响

1. 水肿的特点

（1）水肿液的性状　水肿液分为漏出液和渗出液：①漏出液（transudate）的特点是比重低、蛋白含量低、细胞数少；②渗出液（exudate）的特点是比重高、蛋白含量高以及可见较多的白细胞。

（2）水肿的皮肤特点　皮下水肿是全身或局部水肿的重要体征。当皮下组织有过多的液体积聚时，局部皮肤肿胀、苍白发亮、弹性差、皱纹变浅，用手指按压时可能有凹陷，称为凹陷性水肿（pitting edema），因其易被察觉又称为显性水肿（frank edema）。实际上在凹陷出现之前，往往已有组织液的增多，体重明显增加，称隐性水肿（recessive edema）。未出现凹陷是因为分布在组织间隙中的胶体网状物（透明质酸、胶原及黏多糖等）对液体有强大的吸附能力。只有当液体的积聚超过胶体网状物的吸附能力时，才形成游离的液体。当液体积聚到一定量时，用手指按压该部位皮肤，游离的液体从按压点向周围扩散。数秒钟后凹陷自然恢复。

（3）全身性水肿的分布特点　常见的全身性水肿是心性水肿、肾性水肿和肝性水肿。各种疾病引起的水肿最先出现的部位各不相同。心性水肿首先出现在低垂部位；肾性水肿则首先发生在组织疏松的眼睑和面部；而肝性水肿以腹水出现为特征。

2. 水肿对机体的影响

（1）细胞营养障碍　过量的液体在组织间隙积聚，增大了细胞与毛细血管的距离，导致细胞营养障碍。

（2）器官组织功能障碍　水肿对器官组织功能的影响取决于水肿发生的部位、速度和程度。急性、重度水肿因缺乏代偿，更易引起器官组织功能障碍。

第三节　钾代谢紊乱

一、钾的平衡及其调节

（一）钾的体内分布

钾是细胞内主要的阳离子，对维持细胞新陈代谢、细胞膜静息电位和调节细胞内外液的渗透压及酸碱平衡均有重要作用。正常成人体内总含钾量为 50～55mmol/kg 体重，绝大部分存在于细胞内，只有约 1.4%存在于细胞外，细胞内液的钾浓度约为 140～160mmol/L，细胞外液的钾浓度约为 3.5～5.5mmol/L。细胞内外钾离子浓度差异非常显著，比例高达 35∶1，主要通过细胞膜上 Na^+-K^+-ATP 酶的主动转运来维持。

（二）钾平衡的调节

天然食物中含钾非常丰富，成人每天随饮食摄入的钾量约为 50～200mmol，其中大部分在小肠吸收，吸收的钾首先转移至细胞内，随后在数小时内 90%的钾经肾随尿排出体外，肾脏排钾，具有多吃多排，少吃少排，不吃也排的特点。其余小部分由汗液和粪便排出体外。钾的平衡主要通过钾的跨细胞转移和肾的调节来实现的。

1. 钾的跨细胞转移

机体对快速变动的钾负荷的调节主要依靠细胞内外钾离子的转移来实现。通过钾离子在细胞内外的转移可迅速、准确地维持细胞外液钾的浓度。调节钾跨细胞转移的基本机制称为泵-漏机制。泵指 Na^+-K^+-ATP 酶，将钾逆浓度差主动转运至细胞内；漏指钾离子顺浓度差通过各种钾离子通道进入细胞外液。

2. 肾对钾排泄的调节

肾排钾的过程可分为三个部分：肾小球的滤过；近曲小管和髓袢对钾的重吸收；远曲小管和集合管对钾的排泄。

钾可自由通过肾小球滤过膜，滤过的钾绝大部分都被近曲小管和髓袢重吸收，且不受体内钾含量的影响。因此，远曲小管和集合管对钾的排泄成了肾脏排钾的主要调节方式。

(1)远曲小管和集合管调节钾平衡的机制　根据机体钾的平衡状态，远曲小管和集合管可执行分泌和重吸收的功能，使钾的摄入量与排出量保持平衡，以维持钾浓度的相对恒定。

1)远曲小管和集合管钾的分泌：正常情况下，大约有 1/3 尿钾是由远曲小管和集合管分泌出来的。

2)集合管对钾的重吸收：一般情况下，远曲小管和集合管对钾平衡的主要功能是泌钾。只有在摄钾量不足的情况下，远曲小管和集合管才显示出对钾的净吸收。

(2)影响远曲小管和集合管排钾的调节因素

1)细胞外液的钾浓度：细胞外液钾浓度升高可刺激 Na^+-K^+ 泵的活性，增加远曲小管和集合管的泌钾速率。

2)醛固酮：醛固酮可增强 Na^+-K^+ 泵的活性，使细胞内 K 浓度增高，增加与管腔间的钾浓度梯度，有利于钾排入管腔。

3)远曲小管的原尿流速：远曲小管原尿流速增大可迅速移去小管细胞泌出的钾，降低小管腔中的钾浓度，使小管上皮细胞与管腔中钾浓度差增大，从而促进钾的分泌。

4)酸碱平衡状态：H^+ 浓度升高可抑制主细胞的 Na^+-K^+ 泵的活性，使主细胞泌钾功能受阻，因此，酸中毒时肾排钾减少；碱中毒时则肾排钾增多。

二、钾代谢紊乱

血钾浓度对维持正常生命体征具有重大意义，钾代谢紊乱主要是指细胞外液、血钾浓度过高或者过低。测定血钾可取血浆或血清。血清钾浓度的正常范围为 3.5～5.5mmol/L，血浆钾浓度通常比血清钾约低 0.3～0.5mmol/L，这与凝血过程中血小板释放出一定数量的钾有关。

(一)低钾血症

血清钾浓度低于 3.5mmol/L 称为低钾血症(hypokalemia)。

1. 原因和机制

(1)摄入不足

钾广泛存在于动植物中，且易于被人体吸收，因此正常饮食时不易发生钾摄入不足。

(2)钾丢失过多

1)经肾失钾过多：是成人失钾最重要的原因。可见于：①长期使用排钾利尿剂。速尿、噻嗪类利尿剂可导致远曲小管 K^+-Na^+ 交换增多，尿钾排出增加。②肾小管性酸中毒。Ⅰ型（远曲小管性）酸中毒，由于远曲小管泌 H^+ 障碍，导致 K^+-Na^+ 交换增加，尿钾排出增多；Ⅱ型（近曲小管性）酸中毒是一种多原因引起的以近曲小管重吸收多种物质障碍为特征的综合征，表现为由尿中丢失 HCO_3^-、K^+ 和磷而出现代谢性酸中毒、低钾血症和低磷血症。③盐皮质激素过多。原发性和继发性醛固酮增多症时，肾脏排钾增加。

2）经肾外途径丢失钾：①各种消化液内所含的钾浓度均高于或接近血清钾浓度，严重呕吐、腹泻、胃肠减压、肠瘘等均可导致钾大量丧失；②汗液含钾约为 5～10mmol/L，大量出汗可丢失较多的钾。

（3）钾向细胞内转移增多

1）碱中毒：碱中毒时细胞内外离子交换进行代偿，H^+ 外移同时 K^+ 移入细胞内；肾小管上皮细胞 H^+-Na^+ 交换减少，K^+-Na^+ 交换增加。

2）某些毒物中毒时如钡中毒、粗制棉籽油中毒（主要毒素为棉酚），由于钾通道被阻滞，使 K^+ 外流减少。大剂量使用胰岛素治疗糖尿病时，细胞合成糖原增多，K^+ 从细胞外向细胞内转移。

3）低钾性周期性麻痹：是一种常染色体显性遗传病，发作时出现低钾血症、肌无力、麻痹，但尿钾不高。其导致低钾血症的机制尚不清楚。

2. 对机体的影响

低钾血症的临床症状和体征与血钾降低的速度和程度有关。一般情况下，血钾浓度越低对机体影响越大。慢性失钾的患者往往症状不明显。低钾血症的主要临床表现是神经和肌肉（横纹肌、平滑肌和心肌等）的功能障碍。

（1）对神经肌肉的影响　低钾血症时神经肌肉兴奋性降低，肌肉松弛无力或弛缓性麻痹。神经肌肉细胞的兴奋性取决于静息电位与阈电位的距离，而细胞内外钾浓度比值是决定静息电位的重要因素。急性低钾血症时由于细胞外钾浓度（$[K^+]e$）急剧降低，而细胞内钾浓度（$[K^+]i$）变化不明显，使$[K^+]i/[K^+]e$ 比值增大，静息电位负值增大，静息电位与阈电位的距离加大，处于超极化状态，因而兴奋性降低。慢性低钾血症时，细胞内钾外移进行缓冲，$[K^+]i$ 和$[K^+]e$ 均减少，$[K^+]i/[K^+]e$ 比值可正常，因而静息电位变化不明显，神经肌肉兴奋性可维持正常。严重钾缺乏可使骨骼肌血管收缩，导致供血不足，引起肌肉痉挛、缺血性坏死和横纹肌溶解。胃肠道平滑肌受累则表现为食欲不振，严重者可发生麻痹性肠梗阻。

（2）对心肌的影响　①心肌兴奋性增高。急性低钾血症时，心肌细胞膜对 K^+ 的通透性降低，使细胞内 K^+ 外流减少，造成静息电位减小，静息电位与阈电位的距离缩小，因而兴奋性增高。②心肌传导性降低。低钾血症时因静息电位减小，除极时钠内流速度减慢，0 期去极化速度减慢，幅度变小，因此心肌传导性降低。③心肌自律性增高。由于低血钾对膜钾通透性的抑制作用，K^+ 外流减慢，使自律细胞在 4 期自动去极化时 Na^+ 内向电流相对加速，自动去极化速度加快，故自律性增高。④心肌收缩性升高。急性低钾血症时，由于血 K^+ 浓度降低对 Ca^{2+} 内流的抑制作用减弱，2 期复极化 Ca^{2+} 内流加速，使兴奋-收缩耦联增强，收缩性升高。但在严重缺钾时，心肌细胞变性坏死，心肌收缩性减弱。

（3）对中枢神经系统的影响　低钾血症患者常有精神萎靡、表情淡漠、反应迟钝、定向力减弱、嗜睡甚至昏迷。其发生机制可能是：①脑细胞静息电位负值增大使兴奋性降低。②脑细胞内缺钾影响糖代谢，使 ATP 生成减少；③血清钾降低使脑细胞 Na^+-K^+-ATP 酶活性降低，细

胞内 Na^+ 含量增多，引起细胞水肿。

(4)对肾脏的影响　主要损害表现为尿浓缩功能障碍，其发生机制为：①慢性缺钾时，集合管和远曲小管上皮细胞受损，对 ADH 反应性降低，水重吸收减少，出现多尿。②缺钾时髓袢升支粗段对 Na^+、Cl^- 的重吸收减少，髓质渗透梯度形成发生障碍，尿浓缩功能降低，出现多尿和低比重尿。

(5)对酸碱平衡的影响　当血钾浓度降低时(细胞外钾向细胞内转移者除外)，细胞内的 K^+ 移到细胞外，细胞外液的 H^+ 移入细胞内，使细胞外液 H^+ 浓度降低引起代谢性碱中毒。碱中毒时尿液一般呈碱性，但在缺钾引起的代谢性碱中毒，由于肾小管上皮细胞内钾浓度降低，K^+-Na^+ 交换减少而 H^+-Na^+ 交换增加，导致肾脏排氢增多，尿液呈酸性，故称为反常性酸性尿(paradoxial acidic urine)。

3. 防治原则

(1)治疗原发病，尽早恢复正常饮食。

(2)低钾血症较严重或临床表现明显者应及时补钾，并遵循以下原则：①见尿补钾。即尿量每小时大于 30ml 时才能补钾，每日尿量少于 500ml 时不宜补钾，以避免发生高钾血症；②尽量口服补钾。一般口服氯化钾每日 3～6g，若不能口服或遇紧急情况，可考虑静脉滴注；③静脉补钾时应控制剂量和速度，终浓度控制在 30～40mmol/L，滴注速度控制在每小时 10～20mmol。快速补钾需在心电图监护下进行。

(二)高钾血症

血清钾浓度高于 5.5mmol/L 称为高钾血症(hyperkalemia)。

1. 原因和机制

(1)摄入过多

常见于静脉输液补钾过快。

(2)肾排钾障碍

1)肾功能衰竭：急性肾功能衰竭的少尿期及慢性肾功能衰竭终末期出现少尿或无尿时，因肾小球滤过率减少或肾小管排钾障碍，导致血钾升高。

2)盐皮质激素缺乏：醛固酮主要作用是促进远曲小管和集合管对钠的重吸收和钾、氢的排泌，各种遗传性或获得性醛固酮分泌不足均可导致钾排出减少，血钾升高。

3)潴钾利尿剂的使用：潴钾利尿剂如氨苯蝶啶、安体舒通等能抑制远曲小管和集合管对钾的分泌和对钠的吸收，导致钾在体内潴留。

(3)细胞内钾外移增多

1)酸中毒：酸中毒时细胞外液中 H^+ 进入细胞内被缓冲，同时细胞内 K^+ 被释放到细胞外，以维持体液电中性。酸中毒时肾小管上皮细胞内 H^+ 浓度增加，H^+-Na^+ 交换增加，抑制 K^+-Na^+ 交换，导致高钾血症。

2)大量溶血和组织坏死：如血型不合的输血、严重创伤等情况时，细胞内 K^+ 大量释放，若同时伴有肾功能不全，极易发生高钾血症。

3)高血糖合并胰岛素不足：主要见于糖尿病。胰岛素缺乏可抑制 Na^+-K^+-ATP 酶活性，限制 K^+ 进入细胞。糖尿病引起的酮症酸中毒和高血糖造成的高渗均可促进细胞内 K^+ 外移，使血钾升高。

4)某些药物的使用：β受体阻滞剂、洋地黄类药物中毒等通过干扰 Na^+-K^+-ATP 酶活性而妨碍细胞摄钾。肌肉松弛剂氯化琥珀碱可增大骨骼肌膜对 K^+ 通透性，使钾从细胞内外溢，导致血钾升高。

5)高钾性周期性麻痹：是一种常染色体显性遗传性疾病，肌麻痹发作时常伴血钾升高。产生原因可能为肌细胞膜异常，在剧烈运动和应激后发作，发作时 K^+ 从细胞内释出，使血钾升高，并引起骨骼肌麻痹，一定时间后可自行恢复。

2. 对机体的影响

(1)对神经肌肉的影响　轻度高钾血症时，$[K^+]e$ 浓度升高而 $[K^+]i$ 变化不大，导致 $[K^+]i/[K^+]e$ 比值降低，静息电位负值减小，静息电位与阈电位的距离变小，兴奋性增高。临床上可出现肌肉轻度震颤、四肢感觉异常。但严重高钾血症时，$[K^+]e$ 浓度显著升高，$[K^+]i/[K^+]e$ 比值明显降低，静息电位显著变小以致接近阈电位，导致肌细胞快钠通道失活而处于去极化阻滞状态，不能引起兴奋。临床上可出现四肢软弱无力、腱反射减弱、弛缓性麻痹。

(2)对心肌的影响　高钾血症对机体的主要危险是重症高钾血症可引起心室颤动和心搏骤停。①心肌兴奋性的变化：与高钾血症对神经肌肉兴奋性的影响相似。轻度高钾血症时，静息电位变小，与阈电位的距离缩小，兴奋性增高。重症高钾血症时，静息电位过小，快钠通道失活，兴奋性反而降低；②心肌传导性降低：由于静息电位降低，膜上快钠通道部分失活，以致 0 期钠内流减慢，导致 0 期去极化的速度减慢，幅度减小，传导性降低。患者常发生传导延缓或阻滞；③心肌自律性降低：高钾血症时快反应自律细胞膜对钾通透性增高，在达到最大复极电位后，细胞内 K^+ 外流速度加快，而 Na^+ 内流相对缓慢，导致快反应自律细胞 4 期自动去极化减慢，自律性降低；④心肌收缩性减弱：由于细胞外液 K^+ 浓度增高，抑制心肌 2 期复极化的 Ca^{2+} 内流，使兴奋-收缩耦联发生障碍，心肌收缩性减弱。

(3)对酸碱平衡的影响　由于细胞外液钾增多，K^+ 移入细胞内，细胞内 H^+ 移向细胞外，引起代谢性酸中毒。酸中毒时应排酸性尿，但由于肾小管内 K^+ 浓度升高，促进了 K^+-Na^+ 交换而减少 H^+-Na^+ 交换，从而使排 H^+ 减少，尿液呈碱性，故称为反常性碱性尿(paradoxial alkaline urine)。

3. 防治原则

(1)治疗原发病，并限制高钾饮食。

(2)重症高钾血症(血 K^+ 浓度在 7.0mmol/L 以上)，应迅速采取紧急措施降低血钾，保护心脏：①静脉内注射 10%葡萄糖酸钙或氯化钠溶液；②静脉注射胰岛素和葡萄糖，促进糖原合成，使 K^+ 进入细胞内；③口服阳离子交换树脂，在胃肠道内通过 Na^+-K^+ 交换，加速排出钾。严重高钾血症可用腹膜透析、血液透析清除体内过多的钾。

第三节　镁代谢紊乱

一、正常镁代谢和生理功能

镁是体内含量仅次于钠、钾、钙的阳离子，细胞内仅次于钾而居第二位。镁参与体内多种酶促反应，具有较多的生理作用。

（一）镁在体内的含量和分布

成人体内镁总量约为 1mol，其中 99%的镁分布于细胞内。细胞内的镁 60%～65%存在于骨骼中，20%～30%存在于肌肉组织。细胞内镁大部分与蛋白质和带负电荷的分子结合，主要存在于细胞核、线粒体、内质网和细胞浆中。血清镁浓度约为 0.75～1.25mmol/L，其中 55%以离子状态存在；32%与蛋白质（主要为白蛋白）结合；13%与柠檬酸、磷酸等结合。

（二）镁的吸收和排泄

镁普遍存在于天然食物中，以坚果、谷类、绿叶蔬菜和肉类中含量最丰富。通常每天镁的摄入量为 150～350mg，其中 30%～50%可被肠道吸收。氨基酸可增加难溶性镁盐的溶解度而促进吸收，草酸、磷酸和纤维可结合镁而影响镁的吸收。

肾通过滤过和重吸收来维持镁的平衡。肾小球滤出的镁 56%在髓袢升支粗段被主动重吸收，20%～30%在近曲小管被动重吸收。甲状旁腺激素可增加肾小管对镁的重吸收，而高血钙、甲状腺素、降钙素和醛固酮可降低肾小管对镁的重吸收，从而调节尿液中镁的排出量，维持镁的动态平衡。

（三）镁的生理功能

镁是体内 300 余种酶的辅助因子或激动剂，对糖酵解、氧化磷酸化、核苷酸代谢、磷酸肌醇代谢和蛋白质合成代谢均有影响。镁对中枢神经系统、神经肌肉和心肌发挥抑制作用。镁是 DNA 相关酶系中的主要辅助因子和决定细胞周期和凋亡的细胞内调节者。在细胞浆中，它可维持细胞膜完整性、增强对氧化应激的耐受力、调节细胞增殖、分化和凋亡；在细胞核则为维持 DNA 结构、DNA 复制的保真度，启动 DNA 的修复过程。

二、镁代谢紊乱

（一）低镁血症

血清镁浓度低于 0.75mmol/L 时为低镁血症（hypomagnesemia）。

1. 原因和机制

（1）摄入不足

因食物中含镁丰富，只要正常进食，机体不至于缺镁。但由于长期营养缺乏、禁食、厌食或长期胃肠外营养治疗未补充镁时可引起镁摄入不足。

（2）排出过多

1）经肾脏排出过多：①大量使用利尿药。速尿、利尿酸等抑制髓袢对镁的重吸收。②高钙血症。钙与镁在肾小管中重吸收呈竞争作用，高钙血症可减少镁在近曲小管的重吸收。③严重甲状旁腺功能减退：甲状旁腺激素（PTH）可促进肾小管对镁的重吸收，PTH 减少使肾小管镁重吸收减少。④糖尿病酮症酸中毒：酸中毒可妨碍肾小管重吸收镁，高血糖可产生渗透性利尿作用，镁随尿排出增多。⑤原发性和继发性醛固酮增多症：醛固酮可抑制肾小管重吸收镁。

2）经胃肠道排出过多：严重呕吐、腹泻和持续胃肠引流不仅导致镁的吸收障碍，消化液中的镁也大量丢失。

2. 对机体的影响

（1）对神经肌肉的影响　低镁血症时患者常表现为神经肌肉兴奋性增强，出现肌肉震颤、手足搐搦、反射亢进，严重时出现癫痫发作、精神错乱、惊厥、昏迷等。低镁血症导致神经肌肉应激性增高的机制：①Mg^{2+} 和 Ca^{2+} 竞争进入轴突，低镁血症时则 Ca^{2+} 进入增多，导致轴突释放乙酰胆碱增多，使神经肌肉接头处兴奋传递加强；②Mg^{2} 能抑制终板膜上乙酰胆碱受体对乙酰胆碱的敏感性，低镁血症时这种抑制作用减弱；③低镁血症使 Mg^{2+} 抑制神经纤维和骨骼肌应激的作用减弱。

(2)对心血管的影响　①心律失常：缺镁可使心肌的兴奋性和自律性均升高；②心肌梗死：严重缺镁可引起心肌细胞代谢障碍和冠状血管痉挛，导致心肌坏死。

(3)对代谢的影响　①低钾血症：髓袢升支对钾的重吸收依赖于肾小管上皮细胞中的 Na^{+}-K^{+}-ATP酶，此酶需 Mg^{2+} 激活。缺镁使 Na^{+}-K^{+}-ATP 酶活性降低，导致肾保钾功能减退。②低钙血症：镁缺乏使腺苷酸环化酶活性下降，导致甲状旁腺分泌 PTH 减少，同时靶器官对 PTH 的反应性减弱，肾小管重吸收钙和骨钙动员均发生障碍，导致血钙浓度降低。

3. 防治原则

除治疗原发病外，轻症患者可口服或肌肉注射镁制剂，严重低镁血症应及时静脉注射或滴注镁制剂。静脉补镁应缓慢、谨慎进行，对原有肾功能损伤患者更应注意，以防镁对肾功能的损害。

(二)高镁血症

血清镁高于 1.25mmol/L 时为高镁血症(hypermagnesemia)。

1. 原因和机制

(1)镁制剂过量使用　静脉补镁过多、过快。

(2)肾排镁过少　肾功能衰竭少尿或无尿时，肾排镁减少。甲状腺素和醛固酮均可抑制肾小管重吸收镁，因此黏液性水肿患者因甲状腺功能减退可能发生高镁血症，Addison 病患者因醛固酮分泌减少而导致高镁血症。

2. 对机体的影响

(1)对神经肌肉的影响　高镁可抑制神经-肌肉接头处释放乙酰胆碱，限制神经肌肉兴奋的传递。因此，患者可出现肌无力甚至弛缓性麻痹，深腱反射消失，严重者可因呼吸肌麻痹而死亡。

(2)对心血管的影响　高镁可抑制房室和心室内传导，降低心肌兴奋性，引起传导阻滞和心动过缓。高镁血症时血管平滑肌的抑制可使小动脉、微动脉等扩张，导致外周阻力降低和动脉血压下降。

3. 防治原则

积极防治原发病；适当应用利尿剂增加肾脏排镁；若肾功能低下，可用血液透析法去除体内过多的镁。紧急治疗时可静脉注射葡萄糖酸钙以拮抗镁的有害作用。

第四节　钙磷代谢紊乱

一、正常钙磷代谢、调节和功能

(一)体内钙、磷的含量和分布

成人体内含钙总量约为 1000～1300g，其中 99%以骨盐的形式存在于骨骼中。绝大部分钙存在于细胞内液，有三种存在形式：①贮存钙：细胞内大部分钙贮存在内质网、肌浆网等细胞器内。②结合钙：约 10%～20%的钙分布在胞浆中，主要与可溶性胞浆蛋白和细胞膜结合。③游离钙：仅占 0.1%或更低，作为细胞内主要的第二信使参与细胞的增殖、肌肉收缩、激素分泌等生命活动过程。存在于细胞外液的钙仅占总钙量的 0.1%，约 1g 左右。正常成人血清钙浓度为 2.25～2.75mmol/L，血钙分为非扩散钙和可扩散钙。非扩散钙是指与血浆蛋白结合的钙（约占血浆总钙的 40%），不易透过毛细血管。可扩散钙主要为游离钙（45%）及与有机酸结合的钙如柠檬酸钙、磷酸钙等，可通过毛细血管，但只有游离钙发挥直接的生理作用。

成人体内含磷 700～800g，其中 86%以骨盐的形式存在于骨骼中。存在于细胞外液的磷仅约 2g 左右，血液中的磷以有机磷和无机磷两种形式存在。血磷通常是指血浆中的无机磷，正常人为 1.1～1.3mmol/L。

（二）钙、磷的吸收和排泄

日常饮食中成人每天摄入的钙约 1g、磷约 0.8g。钙、磷的吸收部位在小肠，钙的吸收率为 30%，而磷为 70%。人体钙 80%随粪便排出，20%经肾排出，95%滤过的钙被肾小管重吸收。70%的磷经肾排出，剩余 30%由粪便排出。肾小球滤过的磷约 85%～95%被肾小管重吸收。

（三）钙、磷的生理功能

1. 钙磷共同参与的生理功能

（1）成骨作用　钙、磷是构成骨骼和牙齿的主要成分，钙在骨中与磷形成羟磷灰石结晶，起支持和保护作用。

（2）凝血作用　钙是凝血过程必不可少的因子，称第Ⅳ凝血因子。血小板因子 3 和凝血因子Ⅲ的主要成分是磷脂，它们为凝血过程提供充分的磷脂表面。

2. 钙的其他生理功能

（1）调节细胞功能的信使作用　Ca^{2+} 在调节细胞运动、分泌、代谢、生长、增殖等过程中发挥信使作用。当细胞受到刺激时，细胞膜对 Ca^{2+} 的通透性发生微小的变化都会使胞浆 Ca^{2+} 产生明显的波动，从而引起相应的生理效应，如肌肉的兴奋-收缩耦联、激素的分泌释放、神经元的兴奋和细胞的增殖。

（2）调节酶的活性　参与细胞代谢的许多酶，如腺苷酸环化酶、鸟苷酸环化酶、磷酸化酶激酶、磷酸二脂酶、酪氨酸羟化酶、色氨酸羟化酶等，其活性都受 Ca^{2+} 的调节或需 Ca^{2+} 激活。

3. 磷的其他生理功能

（1）生命重要物质的组分　核酸、磷酸、磷蛋白是机体遗传物质、膜结构和重要功能蛋白的基本组分，而磷是这些基本组分的必需元素。

（2）调节生物大分子活性　蛋白质的磷酸化与脱磷酸化是机体调控机制中最普遍而重要的调节方式，如细胞膜蛋白的磷酸化可改变膜的通透性，酶蛋白的磷酸化可改变酶的活性，组蛋白的磷酸化可使基因去阻抑而加速转录作用，核糖体的蛋白磷酸化可加速翻译作用等。

二、钙、磷代谢紊乱

（一）低钙血症

当血清蛋白浓度正常时，血钙浓度低于 2.2mmol/L 或血清 Ca^{2+} 低于 1mmol/L，称为低钙血症（hypocalcemia）。

1. 原因和机制

（1）维生素 D 代谢障碍　维生素 D 可促进小肠对钙的吸收及肾小管上皮细胞重吸收钙，

当维生素 D 不足时，肠吸收钙减少，尿丢失钙增加，导致低钙血症。

(2)甲状旁腺功能减退　PTH 具有动员骨钙、增高血钙的作用，各种原因引起原发性或继发性甲状旁腺功能减退，均可导致低钙血症。

(3)肾功能衰竭　慢性肾功能衰竭常发生低钙血症，其主要发生机制为：①由于肾小球滤过率降低，磷酸盐排出受阻，血磷升高，因血液钙磷乘积为一常数，故血钙降低。②肾实质损伤使维生素 D 羟化障碍，肠道吸收钙减少。③慢性肾功能衰竭时毒性物质在体内蓄积，损伤肠道，影响肠道钙吸收。

2. 对机体的影响

(1)对神经肌肉的影响　由于 Ca^{2+} 可降低神经肌肉的兴奋性，因而低血钙时神经肌肉的兴奋性增高，可出现手足搐搦、肌肉痉挛，严重者可致癫痫发作。

(2)对骨骼的影响　可引起骨质钙化障碍，婴幼儿表现为佝偻病、囟门闭合迟晚；成人则表现为骨质软化、骨质疏松等。

(3)对心肌的影响　细胞外 Ca^{2+} 有竞争性抑制 Na^{+}、K^{+} 内流的作用。当细胞外液 Ca^{2+} 浓度降低时，Na^{+} 内流增加，心肌的兴奋性升高，兴奋的传导加速。低钙血症时由于细胞膜内外的 Ca^{2+} 浓度差减少，Ca^{2+} 内流减慢，使动作电位平台期延长。心电图表现为 Q-T 间期和 ST 段延长，T 波低平或倒置。

3. 防治原则

病因治疗，补充钙剂和维生素 D。

(二)高钙血症

当血清蛋白浓度正常时，血钙浓度高于 2.75mmol/L 或血清 Ca^{2+} 高于 1.25mmol/L，称为高钙血症(hypercalcemia)。

1. 原因和机制

(1)甲状旁腺功能亢进　PTH 可促进破骨细胞活性，骨钙释放增多，引起血钙升高。原发性甲状旁腺功能亢进是高钙血症最常见的原因，主要见于甲状旁腺腺瘤和甲状旁腺增生。

(2)恶性肿瘤　恶性肿瘤引起高血钙的发生率仅次于原发性甲状旁腺功能亢进。肿瘤细胞可分泌破骨细胞激活因子，引起骨质破坏，骨钙释放，血钙升高。

(3)维生素 D 中毒　治疗甲状旁腺功能低下或预防佝偻病而长期服用维生素 D 可造成维生素 D 中毒，过量的维生素 D 可促使肠吸收钙增加，血钙升高。

2. 对机体的影响

(1)对神经肌肉的影响　由于 Ca^{2+} 可降低神经肌肉的兴奋性，高钙血症时神经肌肉兴奋性降低，患者常表现乏力、表情淡漠、腱反射减弱、精神障碍甚至精神分裂、昏迷等。

(2)对心肌的影响　Ca^{2+} 对心肌细胞 Na^{+} 内流有竞争抑制作用，称为膜屏障作用。高血钙时膜屏障作用增强，Na^{+} 内流受抑制，心肌兴奋性和传导性降低。同时动作电位平台期 Ca^{2+} 内流加速，平台期缩短，复极化加快。心电图可显示 Q-T 间期缩短、房室传导阻滞。

(3)对肾的损害　高钙血症可致肾血流减少，严重时可导致肾衰。肾对高钙血症敏感，肾功能损害以肾小管受损为主，包括肾小管水肿、坏死、肾小管基底膜钙化等。早期表现为浓缩功能障碍，晚期会发展为肾功能衰竭。

3. 防治原则

病因治疗和降钙治疗等。

(三)低磷血症

血清磷浓度低于0.8mmol/L称为低磷血症(hypophosphatemia)。

1. 原因和机制

(1)摄入减少 天然食物中磷含量丰富,因饮食摄入不足引起低磷血症较为少见。但剧烈呕吐、腹泻、吸收不良综合征及应用可与磷结合的抗酸药,如氧化铝、碳酸铝等可影响磷的吸收而发生低磷血症。

(2)排泄增多 甲状旁腺功能亢进症、肾小管酸中毒可减少肾小管对磷的重吸收,尿磷排出增多引起低磷血症。

(3)磷向细胞内转移 输入葡萄糖、胰岛素使糖原合成增加时伴有磷酸盐进入细胞;呼吸性碱中毒时,磷酸果糖激酶激活,糖酵解增强,大量葡萄糖和果糖磷酸化使磷酸盐进入细胞。

2. 对机体的影响

通常无特异症状。低磷血症主要引起ATP合成不足和红细胞内2,3-DPG减少。轻者无症状,重者可有肌无力、感觉异常、鸭步态、骨痛、佝偻病、病理性骨折、易激惹、精神错乱、搐搦及昏迷。

3. 防治原则

治疗原发病,适当补磷。

(四)高磷血症

成人血清磷高于1.61mmol/L,儿童高于1.90mmol/L称为高磷血症(hyperphosphatemia)。

1. 原因和机制

(1)排泄减少 急、慢性肾功能衰竭时,当肾小球滤过率降至20~30ml/min,肾排磷减少,血磷升高。同时肾功能衰竭继发甲状旁腺功能亢进,骨盐释放增加使血磷升高。

(2)磷向细胞外移出 在急性酸中毒时,磷可从细胞内释出使血磷增加。

2. 对机体的影响

严重的高磷血症可导致低钙血症,引起骨质疏松和骨质软化。

3. 防治原则

治疗原发病,降低肠道磷的吸收,必要时使用透析治疗。

(王 卫)

主要参考文献

1. 王建枝,殷莲华主编. 病理生理学. 第8版. 北京:人民卫生出版社,2013.
2. 吴其夏,余应年,卢建主编. 病理生理学. 第2版. 北京:中国协和医科大学出版社,2003.
3. 吴立玲主编. 病理生理学. 北京:北京大学医学出版社,2003.

第四章

酸碱平衡紊乱

人体体液具有一定的酸碱度，适宜的酸碱度是机体组织细胞进行正常生理活动的基本条件。体液的酸碱度用动脉血 pH 表示。正常人动脉血 pH 为 7.35～7.45，平均 7.40，是一变动范围狭窄的弱碱性环境。在生命活动过程中，机体经常摄入一些酸性和碱性物质，同时体内也在不断生成酸性或碱性代谢产物，而体液酸碱度却相对稳定，这种通过体内各种缓冲系统的缓冲、肺和肾的调节来维持体液酸碱度相对稳定的过程，称为酸碱平衡(acid-base balance)。

病理情况下，许多原因可以引起酸碱负荷过度、严重不足或调节机制障碍，导致体液内环境酸碱平衡破坏，这一病理变化称为酸碱平衡紊乱(acid-base disturbance)。

酸碱平衡紊乱在临床上极为常见，是许多疾病或病理过程的继发性变化，对患者的危害极大。能否及时发现和正确判断机体的酸碱状况，常常是治疗成败的关键。因此，学习和掌握酸碱平衡紊乱的基本理论对临床工作有非常重要的意义。

第一节　酸碱的概念、来源及平衡的调节

一、酸碱的概念

医学上关于酸碱的概念，目前采纳 1923 年 Bronsted 和 Lowry 提出的质子理论：在化学反应中，能释放出 H^+ 的化学物质称为酸，例如 HCl、H_2SO_4、H_2CO_3、CH_3COOH(乳酸)、NH_4^+、HPr(蛋白酸)等；反之，凡能接受 H^+ 的化学物质称为碱，如 OH^-、HCO_3^-、NH_3 等。由此分析可知：一种化学物质作为酸释放出 H^+ 时，必然同时生成一种碱性物质；同理，一种化学物质作为碱在接受 H^+ 的同时，也有一种酸性物质生成。因此，一个酸总会与相应的碱形成一个共轭体系。例如：

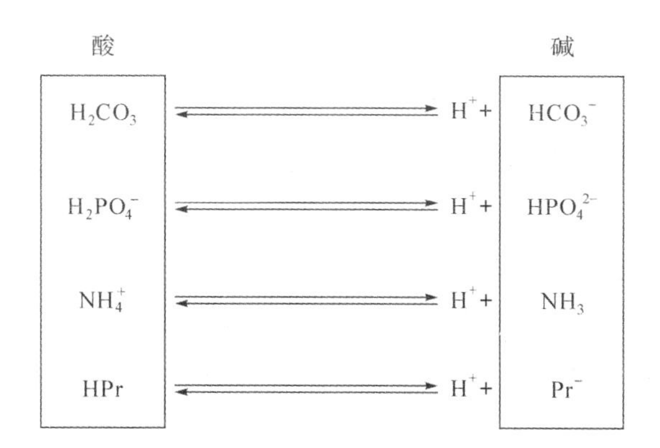

二、体液中酸碱性物质的来源

体液中的酸碱性物质多数来源于组织细胞的分解代谢，少数来自摄入的食物。正常人在普通膳食条件下，体内酸性物质的产量远远多于碱性物质。

(一)酸的来源

体液中的酸性物质按其特性分为挥发性酸(volatile acid)和固定酸(fixed acid)。

1. 挥发性酸

糖、脂肪、蛋白质氧化分解的最终产物是二氧化碳(CO_2)，CO_2 非酸非碱，但与水(H_2O)结合形成碳酸(H_2CO_3)，这一反应可在碳酸酐酶(carbonic anhydrase，CA)的催化下加速完成。碳酸不稳定，在体内可释出 H^+，也可形成二氧化碳气体(CO_2)由肺呼出，故称为挥发性酸。肺对 H_2CO_3(CO_2)排出量的调节，称为酸碱平衡的呼吸性调节。正常成人在静息状态下每天生成 CO_2 约 300～400L(CO_2 的生成量随代谢率提高而增多)，如果生成的 CO_2 全部与 H_2O 结合形成 H_2CO_3，那么，每天可释放 13～15mol 的 H^+。因此，碳酸(H_2CO_3)是机体代谢过程中生成最多的酸性物质。

2. 固定酸

是指不能变成气体由肺呼出，而只能通过肾脏随尿排出的酸性物质，又称非挥发性酸(unvolatile acid)。肾对固定酸排出量的调节，称为酸碱平衡的肾性调节。固定酸种类较多主要由糖、脂肪、蛋白质分解代谢产生，如丙酮酸、乳酸、三羧酸、乙酰乙酸、β-羟丁酸、硫酸、磷酸、尿酸等。正常成人每天由固定酸释出的 H^+ 仅 50～100mmol，与挥发性酸相比要少得多。

酸性物质的另一来源是从饮食直接摄入，包括服用一些酸性药物，如氯化铵、水杨酸等。

(二)碱的来源

体液中的碱性物质主要来自食物中的蔬菜、瓜果。这类食物含有丰富的有机酸盐，如苹果酸盐、柠檬酸盐、草酸盐等。这些含 Na^+、含 K^+ 的有机酸盐进入体内后与 H^+ 结合形成苹果酸、柠檬酸、草酸等相应的有机酸，再经三羧酸循环氧化为 CO_2 和水，而 Na^+、K^+ 则与 HCO_3^- 结合成碱性盐。

另外，机体在物质代谢过程中也可产生碱性物质，如氨基酸脱氨基生成氨，由于此氨经肝脏鸟氨酸循环后转化为尿素，故血液中含量甚微，对体液酸碱度影响不大。肾小管细胞分泌氨则用来中和原尿中的酸(H^+)并保留碱。

三、酸碱平衡的调节

尽管机体不断地摄取和生成酸性或碱性物质，但生理情况下，血液 pH 并没有发生显著改变，仍能维持在正常范围内。这种血液 pH 相对稳定性的维持是机体酸碱平衡调节机制进行调节的结果。体内酸碱平衡的调节机制主要包括体液缓冲系统、肺及肾的调节等。

(一)血液的缓冲作用

缓冲作用是指向溶液中加入酸或碱时具有防止 H^+ 浓度发生显著变动的作用，即减轻溶液 pH 的变动程度。缓冲作用主要由缓冲系统实施完成。血液的缓冲系统是由弱酸及其共轭碱组成，主要有四种(表 4-1)。其中以碳酸氢盐缓冲系统(HCO_3^-/H_2CO_3)最为重要，这是因为：①含量最多，占血液缓冲总量的 1/2 以上，具有较强的缓冲能力；②为开放体系，HCO_3^- 和 H_2CO_3 可通过肾和肺的调节得到补充或排泄，从而增加其缓冲能力；③可以缓冲所有的固定酸。

但是碳酸氢盐缓冲系统不能缓冲挥发性酸，挥发性酸的缓冲主要靠非碳酸氢盐缓冲系统，特别是血红蛋白和氧合血红蛋白缓冲系统的缓冲。

当体液中酸碱性物质发生改变时，缓冲系统又是如何调节的？现以碳酸氢盐缓冲系统为例来加以阐明。

$$H_2CO_3 \rightleftharpoons H^+ + HCO_3^-$$

当体液中酸(H^+)过多时，缓冲系统中的缓冲碱(HCO_3^-)立即与其结合，上述反应向左移动，使 H^+ 的浓度不至于显著增高，同时缓冲碱浓度降低；反之，当体液中 H^+ 减少时，缓冲系统中的弱酸(H_2CO_3)可以释出 H^+，反应向右移动，使体液中 H^+ 的浓度得到部分恢复，同时缓冲碱浓度增加。

表 4-1 全血缓冲系统的构成及含量

缓冲体系	构 成	占全血缓冲系统(%)
碳酸氢盐缓冲系统	$H_2CO_3 \rightleftharpoons HCO_3^- + H^+$	53(其中血浆 35，细胞内 18)
血红蛋白缓冲系统	$HHbO_2$ 及 $HHb \rightleftharpoons HbO_2^-$ 及 $Hb^- + H^+$	35
蛋白质缓冲系统	$HPr \rightleftharpoons Pr^- + H^+$	7
磷酸盐缓冲系统	$H_2PO_4^- \rightleftharpoons HPO_4^{2-} + H^+$	5

总之，血液缓冲系统的缓冲作用反应迅速，一旦体内酸碱负荷过度或不足，缓冲系统马上起缓冲作用，将强酸或强碱转变成弱酸或弱碱，同时缓冲系统自身被消耗。因此血液缓冲系统具有反应迅速，但缓冲作用不持久的特点。

(二)肺在酸碱平衡中的调节作用

肺在维持体内酸碱平衡中的作用是通过改变呼吸运动来控制 CO_2 排出量，从而调节血浆 H_2CO_3 浓度，维持血液 pH 的相对恒定。这种调节作用发挥较快，数分钟内即可见明显效果。

肺通气量是受延髓呼吸中枢控制，延髓呼吸中枢接受来自中枢化学感受器和外周化学感受器的刺激。中枢化学感受器能够感受脑脊液中 H^+ 浓度的变化，H^+ 浓度增加可以兴奋呼吸中枢使肺通气量增加。但血液中的 H^+ 不易透过血脑屏障，故对中枢化学感受器的直接作用很弱。CO_2 虽不能直接刺激中枢化学感受器，但 CO_2 属脂溶性物质，易透过血脑屏障，并在碳酸酐酶的作用下生成碳酸，使脑脊液 H^+ 浓度增加。因此，中枢化学感受器对 $PaCO_2$ 的变化非常敏感。当 $PaCO_2$ 超过正常值 40mmHg(5.3kPa)时，肺通气量可明显增加；若 $PaCO_2$ 增加到 60mmHg(8kPa)时，肺通气量可增加 10 倍，使 CO_2 排出显著增多。但是当 $PaCO_2$ 超过

80mmHg(10.7kPa)时，呼吸中枢反而受到抑制，称为二氧化碳麻醉(carbon dioxide narcosis)。

外周化学感受器(主要指主动脉体和颈动脉体)能感受缺氧、pH 和 CO_2 的刺激。当 PaO_2 降低、pH 降低、$PaCO_2$ 升高时均可通过外周化学感受器反射性兴奋呼吸中枢，呼吸加深加快，增加肺通气量，CO_2 排出增多；反之，呼吸变浅变慢，CO_2 排出减少。但外周化学感受器比中枢化学感受器反应迟钝，只有当 PaO_2 低于 60mmHg(8kPa)时，才能感受刺激引起兴奋。

(三)肾在酸碱平衡中的调节作用

肾脏主要通过排出体内过多的酸或碱来调节血浆 HCO_3^- 浓度，从而维持血液 pH 的相对恒定。由于正常人在普通膳食条件下，体内产生的酸性物质远远多于碱性物质，因此肾脏在调节酸碱平衡中的主要作用是排酸保碱。肾脏的调节作用比较缓慢，常在酸碱平衡紊乱发生数小时后开始发挥作用，3～5 天达到高峰，但效能高、作用持久。

肾脏调节酸碱平衡的主要机制：

1. 近曲小管泌 H^+ 和对 $NaHCO_3$ 的重吸收

肾小球滤过的 $NaHCO_3$ 约 90%在近曲小管被重吸收，少部分在远曲小管和集合管重吸收，排出体外的 $NaHCO_3$ 仅为滤出量的 0.1%。近曲小管 Na^+ 的主动重吸收是与 HCO_3^- 或 Cl^- 结合的形式进行的，同时伴有水的被动吸收。在酸碱平衡的调节中，Na^+ 的重吸收是与近曲小管上皮细胞分泌的 H^+ 交换的结果，这种 H^+-Na^+ 交换常伴有 HCO_3^- 的重吸收。肾小球滤过的 $NaHCO_3$ 在近曲小管管腔内解离成 Na^+ 和 HCO_3^-；肾小管细胞内的 CO_2 与 H_2O 在碳酸酐酶的催化下生成 H_2CO_3，H_2CO_3 在细胞内又解离成 HCO_3^- 和 H^+，H^+ 通过近曲小管上皮细胞膜上的 H^+-Na^+ 交换被分泌入管腔中，同时把管腔中的 Na^+ 交换进入细胞，由基侧膜 Na^+-HCO_3^- 载体返回血液循环，使细胞内 Na^+ 浓度维持在一个较低水平，这有利于管腔内 Na^+ 向浓度低的细胞内扩散，同时促进细胞内 H^+ 泵出。H^+-Na^+ 交换所需的能量由基侧膜上 Na^+-K^+-ATP 酶间接提供。近曲小管上皮细胞分泌的 H^+ 和管腔滤液中的 HCO_3^- 结合生成 H_2CO_3，H_2CO_3 在碳酸酐酶的催化下生成 H_2O 和 CO_2，H_2O 随尿液排出，CO_2 则弥散入细胞内。碳酸酐酶在 H^+-Na^+ 交换、HCO_3^- 被重吸收的过程中起着重要作用。当 pH 降低时碳酸酐酶活性增高，近曲小管 H^+-Na^+ 交换增强，$NaHCO_3$ 重吸收增多；反之，这一作用减弱(图4-1左)。

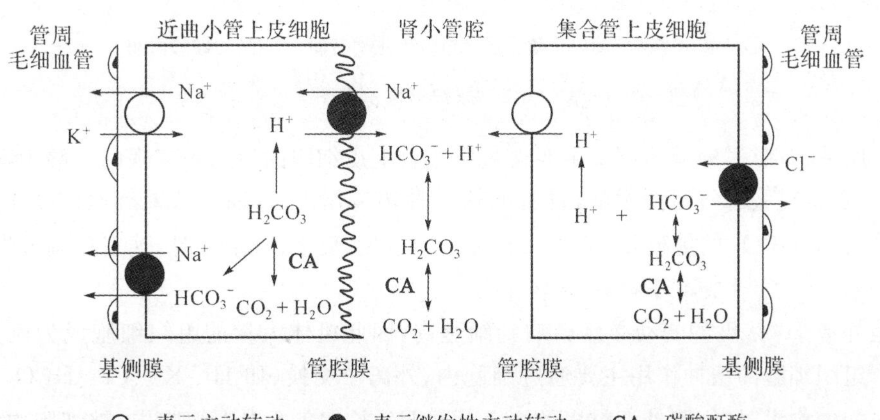

图 4-1　近曲小管和集合管泌 H^+、重吸收 HCO_3^- 过程示意图

2. 远曲小管、集合管泌 H^+ 和对 $NaHCO_3$ 的重吸收

远曲小管和集合管的闰细胞(又称泌 H^+ 细胞),借助管腔膜上的 H^+-ATP 酶作用向管腔泌 H^+,而管腔中的 Na^+ 则通过钠通道进入细胞,同时在基侧膜以 Cl^--HCO_3^- 交换的方式重吸收 HCO_3^-,使尿液酸化,这种作用称为远端酸化作用(distal acidification)(图 4-1 右)。远曲小管和集合管分泌的 H^+ 还可与管腔滤液中 Na_2HPO_4 的 Na^+ 交换,将碱性 Na_2HPO_4 转变成酸性 NaH_2PO_4,使尿液酸化,将 H^+ 排出体外,但这种缓冲是有限的,当尿液 pH 降至 4.8 左右时,两者比值(HPO_4^{2-} / $H_2PO_4^-$)由正常血浆(pH 为 7.4 时)的 4∶1 变为 1∶99,表明尿液中几乎所有的 HPO_4^{2-} 都已转变为 $H_2PO_4^-$,就不能进一步发挥缓冲作用了。

3. NH_4^+ 的排出

近曲小管上皮细胞是产铵(NH_4^+)的主要场所。细胞内谷氨酰胺在谷氨酰胺酶的水解作用下产生氨(NH_3),NH_3 与细胞内碳酸解离的 H^+ 结合生成 NH_4^+ 通过 NH_4^+-Na^+ 交换进入管腔,随尿排出。NH_3 是脂溶性分子,能自由弥散,但弥散的量及方向依赖于体液 pH,通常肾小管管腔液的 pH 较低,所以 NH_3 易向管腔内弥散,并与管腔内 H^+ 结合生成 NH_4^+。而 NH_4^+ 是水溶性的,不易通过细胞膜返回细胞,且进一步与强酸盐(NaCl)中的负离子(Cl^-)结合成铵盐(NH_4Cl)随尿排出。而强酸盐(NaCl)解离后的正离子(Na^+)通过 H^+-Na^+ 等方式进入肾小管上皮细胞,与 HCO_3^- 一起返回血液。由于 NH_4^+ 的生成和排泄是 pH 依赖性的,所以酸中毒越严重,肾排 NH_4^+ 越多(图 4-2)。

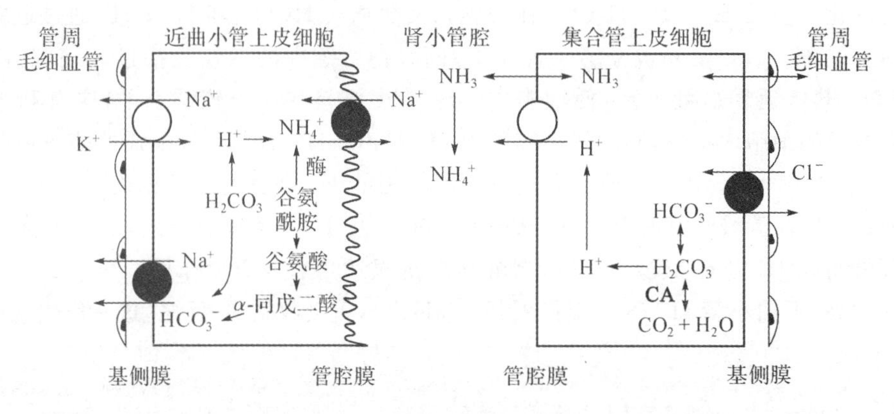

图 4-2 尿铵形成示意图

综上所述,肾脏对酸碱的调节主要通过肾小管上皮细胞的活动来实现的。酸中毒时,由于碳酸酐酶、谷氨酰胺酶等活性增强,肾脏的这三种调节作用(近曲小管对 $NaHCO_3$ 的重吸收、远曲小管对 $NaHCO_3$ 的重吸收、NH_4^+ 的排出)均增强;反之,碱中毒时,这三种调节作用减弱。

(四)组织细胞对酸碱平衡的调节作用

细胞外液 H^+ 浓度的变动必然影响到细胞内,因此机体大量的组织细胞成为巨大的酸碱缓冲池。组织细胞的缓冲作用主要通过细胞内、外离子交换(如 H^+-K^+、Cl^--HCO_3^- 等)的方式完成。如酸中毒时,细胞外液过多的 H^+ 通过 H^+-K^+ 交换进入细胞内,被细胞内缓冲碱缓冲,而 K^+ 从细胞内逸出,导致血钾升高,反之亦然。当 HCO_3^- 升高时,Cl^--HCO_3^- 交换很重要,因为 Cl^- 是可以交换的自由离子,HCO_3^- 的排出可通过 Cl^--HCO_3^- 交换来完成。

此外，肝脏可以通过尿素的合成来清除 NH_3，参与调节酸碱平衡。骨骼钙盐（磷酸钙、碳酸钙）的分解也有利于对 H^+ 的缓冲，如：$Ca_3(PO_4)_2 \xrightarrow{+4H^+} 3Ca^{2+} + 2H_2PO_4^-$，但这种调节主要参与持续时间较长的代谢性酸中毒，也是慢性代谢性酸中毒患者发生骨质疏松的原因之一。

第二节 酸碱平衡紊乱的类型及常用检测指标

一、酸碱平衡紊乱的分类

根据血液 pH 值的变化可将酸碱平衡紊乱分为两大类，即酸中毒（$pH<7.35$）和碱中毒（$pH>7.45$）。血液 HCO_3^- 含量主要受代谢因素影响，因此，由血液 HCO_3^- 浓度原发性降低或增高引起的酸碱平衡紊乱，称为代谢性酸中毒或代谢性碱中毒；H_2CO_3 含量主要受呼吸因素影响，由血液 H_2CO_3 浓度原发性降低或增高引起的酸碱平衡紊乱，称为呼吸性碱中毒或呼吸性酸中毒。患者体内只存在一种酸碱平衡紊乱称为单纯型酸碱平衡紊乱（simple acid-base disturbance）；若同时发生两种或两种以上的酸碱平衡紊乱，则称为混合型酸碱平衡紊乱（mixed acid-base disturbance）。在单纯型酸碱平衡紊乱中，由于机体的调节代偿作用，虽然体内酸或碱的含量已经发生变化，但$[HCO_3^-]/[H_2CO_3]$的比值仍维持在 20∶1，即血液 pH 在正常范围，这种单纯型的酸碱平衡紊乱称为代偿性酸碱平衡紊乱；如果血液 pH 已偏离正常范围，则称为失代偿性酸碱平衡紊乱。

二、反映酸碱平衡紊乱的常用检测指标及意义

（一）pH 和 H^+ 浓度

溶液的酸碱度常用 H^+ 浓度和 pH 表示。由于血液 H^+ 浓度很低（平均为 40nmol/L），因此一般采用 pH 来表示血液酸碱度。血液 pH 是指动脉血中 H^+ 浓度的负对数。正常人动脉血 pH 的范围为 7.35～7.45，平均 7.40。pH 是判断酸碱平衡紊乱的首要检测指标，测定 pH 可以反映酸碱平衡紊乱的性质和程度，如 $pH<7.35$ 为失代偿性酸中毒，$pH>7.45$ 为失代偿性碱中毒。但是，通过 Henderson-Hasselbalch 方程式，可以看出血液 pH 值主要取决于血液中$[HCO_3^-]$与$[H_2CO_3]$（$\alpha PaCO_2$）的比值。由此可见，即使$[HCO_3^-]$与$[H_2CO_3]$的绝对值已经发生变化，只要两者的比值维持在 20∶1，血液 pH 值仍能保持在正常范围。因此，当动脉血 pH 值在正常范围时，可能有以下三种情况：①酸碱平衡状态；②代偿性酸碱平衡紊乱；③同时存在程度相近的酸碱混合型酸碱平衡紊乱。另外，动脉血 pH 值本身不能区分酸碱平衡紊乱的类型，要判定是代谢性还是呼吸性酸碱平衡紊乱，还需进一步了解血浆 HCO_3^- 和 H_2CO_3 浓度的具体数值和变化情况。

Henderson-Hasselbalch 方程式：

$$pH = pka + \lg\frac{[HCO_3^-]}{[H_2CO_3]} = pka + \lg\frac{[HCO_3^-]}{\alpha PaCO_2} = 6.1 + \lg\frac{24}{0.03\times 40} = 6.1 + \lg\frac{24}{1.2} = 7.40$$

式中 pka 为 H_2CO_3 解离常数的负对数，38℃时为 6.1，比较恒定。$[HCO_3^-]$主要由肾脏调节，正常平均值为 24mmol/L。H_2CO_3 浓度由 CO_2 溶解量（dCO_2）决定，$dCO_2 = CO_2$ 在血中的溶解度（α）× $PaCO_2$（Henry 定律），α 为 0.03，$PaCO_2$ 主要由肺通气量控制，正常平均值为 40mmHg。

（二）动脉血二氧化碳分压（$PaCO_2$）

动脉血二氧化碳分压（$PaCO_2$）是指血浆中呈物理溶解状态的 CO_2 分子所产生的张力。机体代谢产生的 CO_2 随静脉血回流到右心，然后通过肺血管进入肺泡，随呼气排出体外。由于 CO_2 通过呼吸膜的弥散速度非常快，故 $PaCO_2$ 与 $PACO_2$（肺泡气 CO_2 分压）非常接近，其差值可忽略不计，因此测定 $PaCO_2$ 可了解肺通气情况，即 $PaCO_2$ 与肺通气量成反比，通气不足时，$PaCO_2$ 升高；通气过度时 $PaCO_2$ 降低。因此，$PaCO_2$ 是反映呼吸性酸碱紊乱的重要指标，正常值为 33～46mmHg（4.39～6.25kPa），平均为 40mmHg（5.32kPa）。当 $PaCO_2 <$ 33mmHg（4.39kPa）时，表明通气过度，CO_2 呼出过多，见于呼吸性碱中毒或代偿后的代谢性酸中毒；反之，当 $PaCO_2 >$ 46mmHg（6.25kPa）时，表明通气不足，体内有 CO_2 潴留，见于呼吸性酸中毒或代偿后的代谢性碱中毒。

（三）标准碳酸氢盐和实际碳酸氢盐

标准碳酸氢盐（standard bicarbonate，SB）是指全血标本在标准条件（即温度 38℃，血红蛋白氧饱和度为 100%，用 $PaCO_2$ 40mmHg 的气体平衡）下所测得的血浆 HCO_3^- 的量。正常值为 22～27mmol/L，平均为 24mmol/L。由于标准化后测定血浆 HCO_3^- 的浓度，所以 SB 去除了呼吸因素的影响，是判断代谢性因素的重要指标。代谢性酸中毒时 SB 降低，代谢性碱中毒时 SB 升高。但在呼吸性酸或碱中毒时，由于肾脏的代偿也可发生继发性增高或降低。

实际碳酸氢盐（actual bicarbonate，AB）是指隔绝空气的血标本，在被检者实际的 $PaCO_2$、体温和血氧饱和度的条件下测得的血浆 HCO_3^- 浓度。因而 AB 受呼吸和代谢两方面因素的影响。

SB、AB 均为反映血浆[HCO_3^-]的指标，生理情况下 SB 等于 AB。当发生代谢性酸中毒时，两者都降低；发生代谢性碱中毒时，两者都升高。但 SB 与 AB 的变化不一定相等。因为 SB 是排除呼吸因素影响的代谢指标，而 AB 是受呼吸因素影响的代谢指标，所以 SB 与 AB 的差值可以反映机体的呼吸功能。在呼吸性酸中毒时，AB＞SB；呼吸性碱中毒时，AB＜SB。

（四）缓冲碱

缓冲碱（buffer base，BB）是指血液中一切具有缓冲作用的负离子（如 HCO_3^-、Hb^-、HbO_2^-、HPO_4^{2-}、Pr^- 等）的总和，通常以氧饱和的全血在标准状态下测定，正常值为 50±5mmol/L。代谢性酸中毒时 BB 减少，而代谢性碱中毒时 BB 升高。BB 是反映代谢性酸碱紊乱的指标。

（五）碱剩余

碱剩余（base excess，BE）是指在标准条件下，用酸或碱滴定全血标本至 pH7.4 时所需的酸或碱的量。若用酸滴定，使血液 pH 达 7.4，则表示被测血液中碱过多，BE 用正值表示；如用碱滴定，说明被测血液中酸过多，BE 用负值表示。由于 BE 是在标准条件下测定，所以也是一个反映代谢性因素的指标。正常值为＋3.0 ～－3.0 mmol/L。代谢性碱中毒时，BE 正值加大；代谢性酸中毒时，BE 负值加大。在呼吸性酸或碱中毒时，由于肾的代偿作用，BE 也可高于或低于正常。

（六）阴离子间隙

阴离子间隙（anion gap，AG）是指血浆中未测定的阴离子（undetermined anion，UA）与未测定的阳离子（undetermined cation，UC）的差值，即 AG＝UA－UC。由于细胞外液阴、阳离子总量相等，所以 AG 可以根据血浆中已测定的 Na^+、Cl^- 和 HCO_3^- 算出，即 $AG = Na^+ -$

$(HCO_3^- + Cl^-) = 140 - (24 + 104) = 12$mmol/L(图 4-3A)，故 AG 的正常值为：12±2mmol/L。病理情况下，AG 可增高也可降低，但增高的意义较大，常见于乳酸堆积、酮症酸中毒等固定酸增多的情况。目前多以 AG>16mmol/L 作为判断是否存在 AG 增高型代谢性酸中毒的界限。但在某些情况下，如大量使用含钠药物、骨髓瘤患者体内本周蛋白过多也可引起 AG 增高，此时，AG 增高与代谢性酸中毒无关。AG 降低在判断酸碱失衡方面意义不大，常见于血浆中未测定阴离子减少如低蛋白血症等，也可见于未测定阳离子(如 K^+、Mg^{2+}、Ca^{2+} 等)浓度明显增高。

总之，AG 是评价酸碱平衡的重要指标，检测 AG 有助于区分代谢性酸中毒的类型和诊断混合型酸碱平衡紊乱。

第三节　单纯型酸碱平衡紊乱

一、代谢性酸中毒

代谢性酸中毒(metabolic acidosis)是指细胞外液 H^+ 增加和(或)HCO_3^- 丢失而引起的以血浆 HCO_3^- 原发性减少为特征的酸碱平衡紊乱。

根据 AG 值的变化，将代谢性酸中毒分为 AG 增高型代谢性酸中毒和 AG 正常型代谢性酸中毒两类。

(一)原因和机制

1. AG 增高型代谢性酸中毒

是指除了含氯以外的任何固定酸在血浆中浓度增大时的代谢性酸中毒。特点是：HCO_3^- 降低、AG 增大，血氯正常(图 4-3C)。

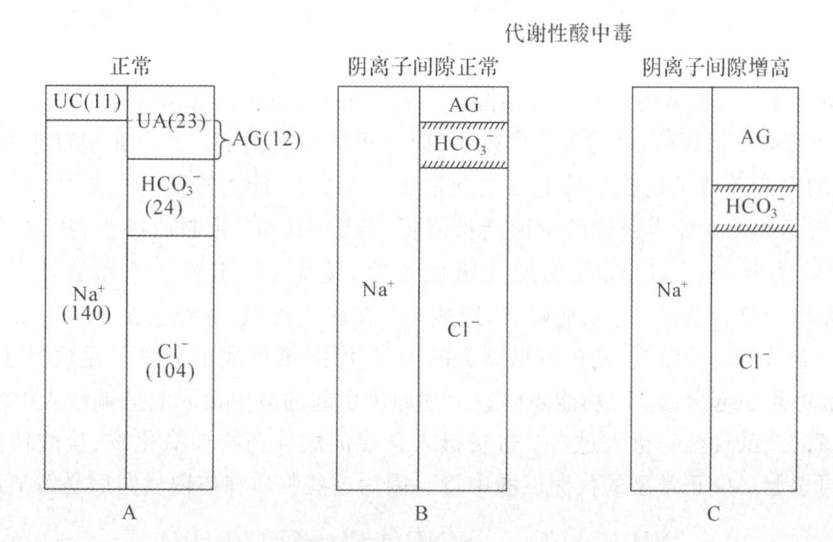

A. 正常情况下 AG　B. AG 正常型(高血氯型)代谢性酸中毒　C. AG 增高型(正常血氯型)代谢性酸中毒

图 4-3　正常和代谢性酸中毒时阴离子间隙(mmol/L)

(1)乳酸酸中毒　任何原因引起的缺氧，都可使细胞内糖的无氧酵解增强，乳酸生成增多，引起乳酸酸中毒。常见于休克、严重贫血、肺部疾患、心跳呼吸骤停、心力衰竭等。此外，乳酸酸中毒还可见于各种原因引起的乳酸利用障碍，如严重肝脏疾患使乳酸通过糖异生合成葡萄糖和糖原障碍，导致血中乳酸堆积。

(2)酮症酸中毒　体内大量脂肪被迅速分解是引起酮症酸中毒的主要原因。见于糖尿病、严重肝病、饥饿和酒精中毒等情况。糖尿病时，因胰岛素不足，使葡萄糖利用减少，脂肪分解加速，大量脂肪酸进入肝脏而形成过多的酮体(酮体中的乙酰乙酸和β-羟丁酸都是酸性物质)，当超过外周组织的氧化能力和肾排出能力时可发生酮症酸中毒。在长期饥饿或禁食情况下，当体内糖原被消耗后，大量动用脂肪供能，也可发生酮症酸中毒。

(3)肾脏排泄固定酸障碍　肾功能衰竭时，由于肾小球滤过率显著降低，使体内代谢产生的硫酸、磷酸等固定酸排出障碍，导致体内 H^+、硫酸根和磷酸根浓度增加，HCO_3^- 浓度因缓冲 H^+ 而降低。

(4)水杨酸中毒　阿司匹林等水杨酸类药物呈酸性，如大量摄入可引起酸中毒。

上述原因均可引起体内固定酸过多。这些固定酸的 H^+ 被 HCO_3^- 缓冲，使血浆 HCO_3^- 浓度降低，其酸根(如乳酸根、β-羟丁酸根、乙酰乙酸根、SO_4^{2-}、$H_2PO_4^-$、水杨酸根等)升高，这部分酸根均属于未测定的阴离子，所以 AG 值增大，而 Cl^- 值正常，故又称为正常血氯代谢性酸中毒。

2. AG 正常型的代谢性酸中毒

是指各种原因引起血浆 HCO_3^- 浓度降低并伴有 Cl^- 浓度代偿性升高，而 AG 无明显变化的一类代谢性酸中毒。特点是：HCO_3^- 降低、AG 正常、血氯增高，所以又称为高血氯性代谢性酸中毒(图 4-3B)。

(1)消化道丢失 HCO_3^-　肠液、胰液和胆汁中的 HCO_3^- 含量均高于血浆，因此，严重腹泻、肠瘘、胆道瘘、肠道引流等均可引起 HCO_3^- 大量丢失。随着血液和原尿中 HCO_3^- 浓度的降低，肾小管 H^+-Na^+ 交换和 HCO_3^- 重吸收减少，而 Na^+ 以 NaCl 的形式重吸收增多，使血 Cl^- 升高。

(2)肾脏泌 H^+ 功能障碍　肾小管性酸中毒(renal tubular acidosis，RTA)是一种以肾小管排 H^+ 和重吸收 $NaHCO_3$ 障碍为主的疾病，而肾小球功能正常。其中Ⅱ型肾小管性酸中毒(RTA-Ⅱ)的发病环节是近曲小管上皮细胞重吸收 HCO_3^- 能力降低。主要是由于负责 H^+-Na^+ 交换的转运体功能障碍或碳酸酐酶活性降低，导致 HCO_3^- 重吸收减少，排出增多。由于 HCO_3^- 重吸收减少，Na^+ 以 NaCl 的形式吸收增多，使血 Cl^- 升高。Ⅰ型肾小管性酸中毒(RTA-Ⅰ)是由于集合管泌 H^+ 功能障碍，造成 H^+ 在体内蓄积，导致血浆 HCO_3^- 浓度进行性降低。此外，碳酸酐酶抑制剂(乙酰唑胺等) 的大量使用，醛固酮的分泌不足或肾小管对其反应性的降低，亦可引起肾泌 H^+ 功能障碍。上述原因引起的酸中毒尿液呈碱性或中性。

(3)含氯的成酸性药物摄入过多　过量摄入含氯的酸性药物如氯化铵、盐酸精氨酸、盐酸赖氨酸等，可引起 AG 正常型的代谢性酸中毒。因为这些物质在体内代谢后易解离出 HCl。

$$2NH_4Cl+CO_2 \xrightarrow{\text{肝}} \underset{\text{尿素}}{(NH_2)_2CO}+2HCl+H_2O$$

(4)高钾血症　血钾增高使细胞内外 H^+-K^+ 交换增强，导致细胞内 H^+ 外逸，引起代谢性酸中毒。此时，肾小管上皮细胞因细胞内 H^+ 浓度降低而泌 H^+ 减少，尿液呈碱性，即反常性碱性尿。

（二）机体的代偿调节

1. 血液的缓冲作用

代谢性酸中毒时，血液中增多的 H^+ 可立即与血浆中的 HCO_3^- 及其他缓冲碱发生缓冲反应，并生成 H_2CO_3，H_2CO_3 可转变为 CO_2 被肺呼出。结果导致血浆 HCO_3^- 不断地被消耗。

2. 肺的代偿调节作用

血液 H^+ 浓度增加，可通过刺激外周化学感受器，反射性引起呼吸中枢兴奋，呼吸加深加快。呼吸加深加快是代谢性酸中毒的主要临床表现，其代偿意义是增加 CO_2 的排出量，使血液 H_2CO_3 浓度继发性降低，以维持[HCO_3^-]/[H_2CO_3]的正常比值，使 pH 趋向正常。呼吸的代偿反应非常迅速，酸中毒数分钟后即可见深大呼吸，12～24h 可达代偿高峰，代偿最大极限时，$PaCO_2$ 可降到 10mmHg(1.33kPa)。

3. 肾的代偿调节作用

除了肾功能障碍和高钾血症引起的代谢性酸中毒外，其他原因引起的代谢性酸中毒，肾脏均能起代偿调节作用。代谢性酸中毒时，肾小管上皮细胞中的碳酸酐酶和谷氨酰胺酶活性增强，促使肾泌 H^+、泌 NH_4^+ 和重吸收 HCO_3^- 增多，尿中可滴定酸和 NH_4^+ 排出增多，尿液呈酸性；HCO_3^- 重吸收增多，使血液 HCO_3^- 浓度有所回升，从而起到代偿调节作用。肾的代偿作用一般在酸中毒持续数小时后开始，3～5 天达到最大效应，排酸量可高达正常时的 10 倍左右。由此可见，肾的代偿调节能力相当强大。

4. 细胞内外离子交换和细胞内缓冲

代谢性酸中毒发生 2～4h 后，约有 1/2 的 H^+ 通过 H^+-K^+ 交换方式进入细胞内并被细胞内缓冲系统缓冲，而 K^+ 从细胞内移出，以维持细胞内外电平衡。所以酸中毒常引起血钾增高。

通过上述调节，如果能使[HCO_3^-]与[H_2CO_3]的比值维持在 20∶1，则血 pH 值仍在正常范围内，这种代谢性酸中毒称为代偿性代谢性酸中毒。如代偿后[HCO_3^-]与[H_2CO_3]的比值低于 20∶1，则血 pH 值低于 7.35，这种代谢性酸中毒称为失代偿性代谢性酸中毒。

代谢性酸中毒的血气分析参数变化如下：

代谢性酸中毒的基本特征是血浆 HCO_3^- 浓度原发性降低，所以 pH、AB、SB、BB 值均降低，BE 为负值加大；通过呼吸代偿，$PaCO_2$ 继发性下降，AB<SB。

（三）对机体的影响

代谢性酸中毒主要引起心血管系统和中枢神经系统的功能障碍。

1. 心血管系统功能改变

代谢性酸中毒对心血管系统的功能影响主要表现为：

(1)心律失常　代谢性酸中毒时出现的心律失常主要与血钾升高有关。酸中毒引起血钾升高的机制：①细胞外 H^+ 通过 H^+-K^+ 交换进入细胞内，K^+ 逸出细胞；②肾小管上皮细胞泌 H^+ 增加，排 K^+ 减少。严重高钾血症对心脏有明显的毒性作用，可引起心脏传导阻滞、心室纤维性颤动甚至心脏停搏。

(2)心肌收缩力减弱　酸中毒可引起交感-肾上腺髓质系统兴奋，肾上腺素释放增多。肾上腺素对心脏具有正性肌力作用，因此在轻度酸中毒时，主要出现心率加快、心肌收缩力增强等表现。但是随着酸中毒的加重，这一作用逐渐被增多的 H^+ 阻断，尤其在 pH<7.20 时更为明显。酸中毒引起心肌收缩力减弱的机制可能为：①H^+ 增多可竞争性地抑制 Ca^{2+} 与肌钙蛋

白钙结合亚单位结合，从而抑制心肌收缩；② H^+ 增多可影响细胞外 Ca^{2+} 的内流，致心肌兴奋时 Ca^{2+} 内流受阻；③H^+ 增多干扰了肌浆网对 Ca^{2+} 的释放，使心肌兴奋时 Ca^{2+} 浓度迅速升高受抑。这些作用均影响心肌兴奋-收缩耦联，使心肌收缩力减弱。

(3)血管对儿茶酚胺的反应性降低　酸中毒时，外周血管尤其是毛细血管前括约肌对儿茶酚胺的反应性降低，引起血管扩张。大量毛细血管网开放可使回心血量减少、血压下降，出现低血压和休克。所以，休克时，首先要纠正酸中毒，才能改善血流动力学。

2. 中枢神经系统功能改变

代谢性酸中毒对中枢神经系统功能的影响主要表现为抑制。可出现乏力、倦怠、嗜睡、昏迷等症状。其发生机制为：①能量供应不足：酸中毒时参与生物氧化的酶类活性受到抑制，导致 ATP 生成减少，脑组织能量供应不足；②γ-氨基丁酸生成增多：γ-氨基丁酸是中枢神经系统主要的抑制性递质，参与维持中枢兴奋、抑制的平衡。酸中毒时谷氨酸脱羧酶活性增强，使抑制性神经递质 γ-氨基丁酸生成增多，加重中枢神经系统的抑制效应。

(四)防治原则

治疗代谢性酸中毒的基本原则是：密切观察病情，防治原发疾病，去除引起代谢性酸中毒的原因，注意纠正水、电解质紊乱，恢复有效循环血量，改善肾功能等。

代谢性酸中毒的基本特征是血浆 HCO_3^- 浓度原发性降低，所以 $NaHCO_3$ 是纠正代谢性酸中毒的首选药物。补碱的剂量和方法应根据病情而定，一般在血气监护下分次补碱，剂量宜小不宜大。如轻度代谢性酸中毒($HCO_3^- > 16mmol/L$)时，可少补，甚至不补。因为一方面通过防治原发疾病，酸中毒可以减轻；另一方面肾脏有很强的排酸保碱作用，通过自身调节，也可减轻酸中毒。另外，其他碱性药物如乳酸钠等也常用来纠正代谢性酸中毒。乳酸钠通过肝脏可转化为 HCO_3^-，但在肝功能不良或乳酸酸中毒时不宜使用。

代谢性酸中毒不仅使细胞内 K^+ 外流引起高血钾，而且可使血中游离钙增多。但是，当酸中毒被纠正后，一方面 K^+ 重新返回细胞内，可出现低血钾；另一方面，在碱性条件下 Ca^{2+} 又与血浆蛋白结合生成结合钙，使游离钙减少，有时可出现手足抽搐。因此，在纠正酸中毒时，应防治低血钾和血中游离钙降低。

二、呼吸性酸中毒

呼吸性酸中毒(respiratory acidosis)是指 CO_2 排出障碍或吸入过多引起的以血浆 H_2CO_3 ($PaCO_2$)浓度原发性升高为特征的酸碱平衡紊乱。

根据 CO_2 潴留的时间，呼吸性酸中毒可分为急性呼吸性酸中毒和慢性呼吸性酸中毒两类。慢性呼吸性酸中毒一般是指 CO_2 潴留持续达 24h 以上。

(一)原因和机制

引起呼吸性酸中毒的原因不外乎 CO_2 排出障碍或 CO_2 吸入过多。临床上以肺通气功能障碍引起的 CO_2 排出受阻为多见。

1. CO_2 排出障碍

(1)呼吸中枢抑制　颅脑外伤、脑肿瘤、脑炎、脑血管意外及一些药物如麻醉剂、镇静剂等的大量使用或使用不当，均可引起呼吸中枢抑制，导致肺通气量减少，CO_2 潴留。

(2)呼吸肌功能障碍　见于脊髓灰质炎、多发性神经炎、有机磷中毒、重症肌无力、低钾血症或家族性周期性麻痹、高位脊髓损伤等。由于呼吸运动减弱或丧失，导致 CO_2 潴留。

(3)肺部疾病　这是引起呼吸性酸中毒的最常见原因。它包括肺部广泛性炎症、肺气肿、肺纤维化、肺水肿、慢性阻塞性肺疾病、支气管哮喘等。这些病变均能严重妨碍肺通气。

(4)气道阻塞　异物堵塞气道、喉头痉挛或水肿、溺水等常引起急性呼吸性酸中毒。而慢性阻塞性肺部疾患(chronic obstructive pulmonary disease, COPD),支气管哮喘等是引起慢性呼吸性酸中毒的常见原因。

(5)胸廓病变　胸部创伤、严重气胸、胸腔积液、胸腔粘连、胸廓畸形如脊柱后、侧凸等均可导致肺通气功能障碍,体内 CO_2 排出受阻。

(6)呼吸机使用不当　常因通气量过小而导致呼吸性酸中毒。

2. CO_2 吸入过多

在某些通风不良的环境,如矿井、坑道等,有时因空气中 CO_2 浓度过高,致机体吸入过多,引起呼吸性酸中毒,但比较少见。

(二)机体的代偿调节

呼吸性酸中毒的主要环节是肺通气功能障碍,所以呼吸性酸中毒时,呼吸系统往往难以发挥代偿调节作用。体内升高的 $PaCO_2$(或 H_2CO_3),也不能靠碳酸氢盐缓冲系统缓冲,血浆其他缓冲碱含量较低,缓冲 H_2CO_3 的能力极为有限,因此,呼吸性酸中毒时,机体起主要代偿调节作用的是:

1. 细胞内外离子交换和细胞内缓冲

这是急性呼吸性酸中毒的主要代偿方式。急性呼吸性酸中毒时,由于肾脏的代偿作用起效十分缓慢,体内不断增多的 CO_2 主要靠细胞内外离子交换和细胞内缓冲。其缓冲机制如下:

(1) H^+-K^+离子交换　急性呼吸性酸中毒时,潴留的 CO_2 使血浆 H_2CO_3 浓度不断升高,H_2CO_3 解离为 H^+ 和 HCO_3^-。H^+通过 H^+-K^+交换进入细胞内进而被蛋白质缓冲系统缓冲,细胞内 K^+交换出细胞以维持电中性,结果导致血钾增高;而 HCO_3^- 则留在细胞外液起一定代偿作用。

(2)红细胞的缓冲作用　血浆中急剧增加的 CO_2 弥散入红细胞,在碳酸酐酶的催化下生成 H_2CO_3,进而解离为 H^+ 和 HCO_3^-。H^+被血红蛋白缓冲系统缓冲,HCO_3^- 与血浆中的 Cl^- 交换从红细胞逸出,结果导致血浆 HCO_3^- 浓度有所增加,而血 Cl^- 浓度降低(图 4-4)。

但是这种代偿十分有限。因为 $PaCO_2$ 每升高 10mmHg(1.3kPa),血浆 HCO_3^- 仅代偿性地升高 0.7～1mmol/L,难以维持血浆[HCO_3^-]/[H_2CO_3]的正常比值。所以急性呼吸性酸中毒时 pH 常低于正常值,处于失代偿状态。急性呼吸性酸中毒的代偿情况可通过代偿公式的计算来判断。急性呼吸性酸中毒的预测代偿公式:$\Delta[HCO_3^-]\uparrow=0.1\Delta PaCO_2\pm1.5$。

2. 肾的代偿调节作用

这是慢性呼吸性酸中毒的主要代偿方式。在 $PaCO_2$ 和 H^+ 浓度升高时,肾小管上皮细胞内碳酸酐酶和线粒体中谷氨酰胺酶活性增强,促使肾小管上皮细胞泌 H^+,泌 NH_4^+ 和重吸收 HCO_3^- 增加,达到增强排酸保碱的目的。由于肾的代偿起效慢,3～5 天后才达到高峰,因此,急性呼吸性酸中毒时肾往往来不及代偿;但在慢性呼吸性酸中毒时,肾可发挥强大的排酸保碱作用。大约 $PaCO_2$ 每升高 10mmHg(1.3kPa),血浆 HCO_3^- 代偿性升高 3.5～4.0mmol/L,能使血浆[HCO_3^-]/[H_2CO_3]的比值接近 20∶1。因此,轻、中度慢性呼吸性酸中毒患者有时可处于代偿阶段。慢性呼吸性酸中毒的代偿情况可通过代偿公式的计算来判断,其代偿公式：$\Delta[HCO_3^-]\uparrow = 0.35\Delta PaCO_2 \pm 3$。

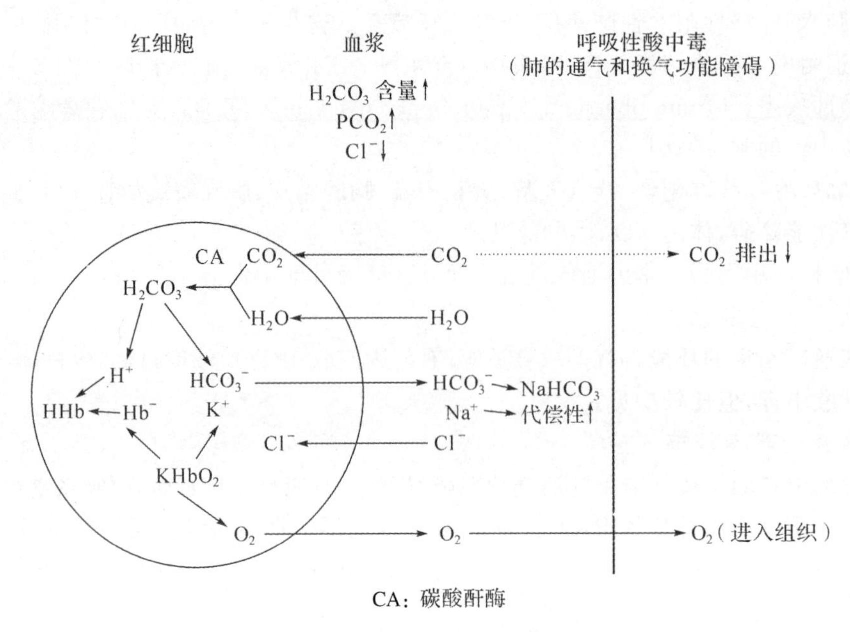

图 4-4 呼吸性酸中毒时血红蛋白的缓冲作用和红细胞内外离子交换

呼吸性酸中毒的血气分析参数变化如下：

$PaCO_2$ 原发性升高，pH 降低，HCO_3^- 代偿性升高，AB、SB、BB 值均增大，AB＞SB，BE 正值增大。

急性呼吸性酸中毒时，由于肾脏来不及发挥代偿作用，反映代谢因素的指标如 SB、BB、BE 等可在正常范围之内。

（三）对机体的影响

呼吸性酸中毒对机体的影响和代谢性酸中毒基本相同，但其影响程度更为严重。

1. 对中枢神经系统功能的影响

呼吸性酸中毒尤其是急性呼吸性酸中毒引起的中枢神经系统功能紊乱较代谢性酸中毒更为严重，其主要机制为：①CO_2 易通过血脑屏障：CO_2 为脂溶性，能迅速通过血脑屏障，引起脑内 H_2CO_3 浓度增高；而 HCO_3^- 是水溶性的，通过血脑屏障极为缓慢，因而呼吸性酸中毒时脑脊液 pH 值降低的程度较一般细胞外液更为显著，这可能是呼吸性酸中毒引起的中枢神经系统功能紊乱较代谢性酸中毒更为严重原因之一。②CO_2 扩张脑血管：CO_2 能直接扩张血管，但高浓度 CO_2 能刺激血管运动中枢，间接引起血管收缩，其强度大于直接的扩血管作用。但由于脑血管壁上无 α-受体，故 CO_2 潴留可直接扩张脑血管，使脑血流量增加，引起颅内高压、脑水肿等。患者可出现持续性头痛，这种头痛以晨起、夜间为重。

当 $PaCO_2$ 大于 80mmHg(10.7kPa)，可出现 CO_2 麻醉现象。CO_2 麻醉的初期症状是持续头痛、烦躁不安、焦虑等，进一步发展可表现为精神错乱、震颤、嗜睡、抽搐直至昏迷。因呼吸衰竭引起的中枢神经系统功能障碍称为肺性脑病(pulmonary encephalopathy)。

2. 对心血管功能的影响

呼吸性酸中毒对心血管方面的影响与代谢性酸中毒相似，因为这两类酸中毒均有 H^+ 浓度的升高和由此引起的高钾血症。但呼吸性酸中毒易出现肺动脉高压，这是因为呼吸性酸中毒时常伴有缺氧，缺氧可引起肺小动脉收缩；而 $PaCO_2$ 升高和 pH 值降低又可增强肺小动脉对缺氧的敏感性。

（四）防治原则

积极治疗原发病，改善肺的通气功能，促使潴留的 CO_2 尽快排出。必要时可作气管插管、气管切开或使用人工呼吸机。慎用碱性药物，特别是通气尚未改善前。因为呼吸性酸中毒发生后，体内代偿机制已开始发挥作用，HCO_3^- 代偿性升高，此时若再给予碱性药物治疗，可引起代谢性碱中毒，加重病情。

三、代谢性碱中毒

代谢性碱中毒（metabolic alkalosis）是指细胞外液碱增多或 H^+ 丢失而引起的以血浆 HCO_3^- 原发性增多为特征的酸碱平衡紊乱。

根据生理盐水治疗后是否有效，代谢性碱中毒可分为两类：盐水反应性碱中毒（saline-responsive alkalosis）和盐水抵抗性碱中毒（saline-resistant alkalosis）。盐水反应性碱中毒常见于呕吐、胃液吸引及利尿剂应用不当等情况，由于细胞外液减少、有效循环血量不足、低钾和低氯血症的存在，影响肾排泄 HCO_3^- 的能力，使碱中毒得以维持。这类碱中毒若给予等张或半张盐水治疗，既能扩充细胞外液，又能补充 Cl^- 促进肾脏排泄 HCO_3^-，使代谢性碱中毒得到纠正。盐水抵抗性碱中毒多见于原发性醛固酮增多症、严重低血钾、全身水肿等情况，这类代谢性碱中毒，单独用盐水治疗没有效果。

（一）原因和机制

凡能使 H^+ 丢失或 HCO_3^- 进入细胞外液增多的因素均可引起代谢性碱中毒。

1. H^+ 丢失过多

（1）H^+ 经胃丢失过多　见于频繁呕吐和胃液引流等原因引起的胃液大量丢失。胃液中 HCl 浓度很高，胃液丢失可导致 HCl 大量丧失。正常胃黏膜壁细胞富含碳酸酐酶，能将 CO_2 和 H_2O 催化生成 H_2CO_3。H_2CO_3 解离为 H^+ 和 HCO_3^-，H^+ 与来自血浆的 Cl^- 形成 HCl，进食时分泌到胃腔中，而 HCO_3^- 则返回血液，使血液 HCO_3^- 浓度升高，称为“餐后碱潮”。但这种“碱潮”是一过性的，当酸性食糜进入十二指肠后，在 H^+ 的刺激下，十二指肠上皮细胞和胰腺生成 H_2CO_3，H_2CO_3 解离为 H^+ 和 HCO_3^-，H^+ 返回入血与血液中的 HCO_3^- 中和；而 HCO_3^- 分泌入肠腔与消化液中的 H^+ 中和。这样，H^+ 和 HCO_3^- 彼此在血液和消化道内得到中和，使血液 pH 保持相对恒定。当胃液（HCl）大量丢失时，上述平衡破坏，致使血液中的 HCO_3^- 得不到中和，造成血液 HCO_3^- 浓度升高，发生代谢性碱中毒。

此外，胃液大量丢失的同时还伴有 Cl^-、K^+ 的丢失和细胞外液容量减少，这些因素也参与代谢性碱中毒的发生（图 4-5）。

（2）H^+ 经肾丢失过多　①利尿剂应用不当：长期过量应用髓袢利尿剂（如速尿等），可抑制髓袢升支对 Cl^-、Na^+、H_2O 的重吸收。Cl^- 重吸收抑制后，则以氯化铵的形式排出体外，Cl^- 排出过多可引起低氯性碱中毒，此类碱中毒其尿液 Cl^- 浓度升高；Na^+ 重吸收抑制，使远曲小管腔内 Na^+ 含量增多，从而促进肾远曲小管和集合管泌 H^+、泌 K^+ 和 $NaHCO_3$ 重吸收增加，导致血浆 HCO_3^- 浓度增高；H_2O 重吸收减少，导致远曲小管流量增大，流速加快，由于冲洗作用，使小管内 H^+ 浓度急剧降低，促进小管上皮细胞排 H^+，导致肾排 H^+ 过多。此外，过度利尿也可导致有效循环血量不足，引起醛固酮分泌增多，发生代谢性碱中毒和低钾血症。

②肾上腺皮质激素过多：过多的肾上腺皮质激素尤其是醛固酮能增强肾远曲小管和集合管对 H^+、K^+ 的排泄，促进 $NaHCO_3$ 的重吸收，从而引起代谢性碱中毒。肾上腺皮质激素过多主要见于原发性或继发性醛固酮分泌增多症。③任何原因引起的血氯降低：在肾小管中 Cl^- 是唯一易于与 Na^+ 相继重吸收的阴离子。当原尿中 Cl^- 浓度降低时，Na^+ 相继重吸收减少，此时，肾小管必然通过加强排 H^+、K^+ 以换回原尿中的 Na^+，Na^+ 被重吸收后即与肾小管上皮细胞生成的 HCO_3^- 一起入血，导致低氯性碱中毒，此类碱中毒其尿液 Cl^- 浓度降低。

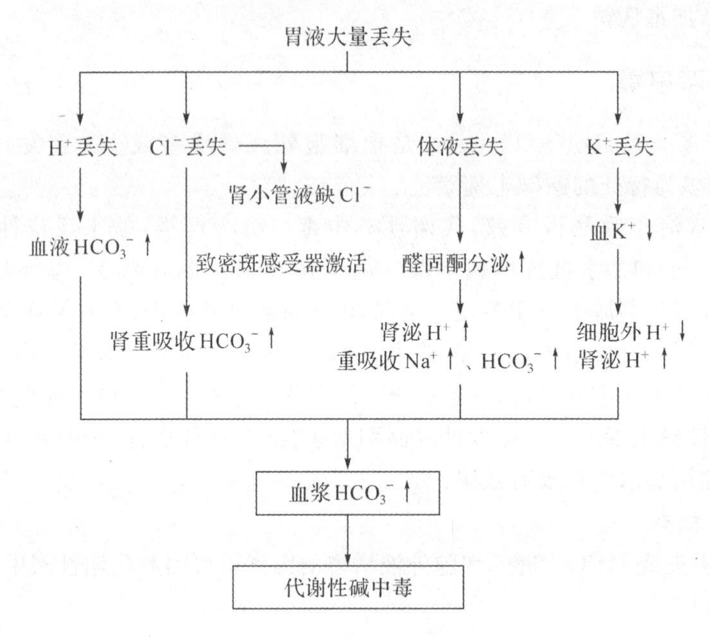

图 4-5 胃液丢失引起代谢性碱中毒的机制

2. 碱性物质摄入过多

常见于：①消化道溃疡病患者服用过量的碳酸氢钠；②纠正酸中毒时，输入过多的碳酸氢钠；③大量输入库血，因为库血常用枸橼酸盐抗凝，枸橼酸盐在体内经代谢产生 HCO_3^-。1L 库血所含的枸橼酸盐经代谢可产生 30mmol HCO_3^-。但应指出，肾脏具有较强的排泄 $NaHCO_3$ 能力，正常人每日摄入 1000mmol 的 $NaHCO_3$，两周后血浆 HCO_3^- 浓度只见轻微上升。故只有当肾功能受损后摄入过量碱性药物才会引起代谢性碱中毒。

3. 缺钾

机体缺钾常可引起代谢性碱中毒。其机制为：细胞外液 K^+ 浓度降低，细胞内 K^+ 通过 H^+-K^+ 离子交换移至细胞外，而细胞外 H^+ 则交换入细胞内。同时肾小管上皮细胞内因缺钾，使 K^+-Na^+ 交换减弱，H^+-Na^+ 交换增强，致使肾排 H^+ 增多，引起代谢性碱中毒。一般代谢性碱中毒时尿液呈碱性，而低钾血症引起的碱中毒，因肾排 H^+ 增多，尿液反而呈酸性，称反常性酸性尿。这是缺钾性碱中毒的一个特征。

(二)机体的代偿调节

1. 血液的缓冲作用

血液对代谢性碱中毒的缓冲能力较弱。这是因为：①代谢性碱中毒时，原发性增多的 HCO_3^- 可被缓冲系统中的弱酸缓冲，生成 H_2CO_3。但在大多数缓冲系统的组成中，碱性成分远多于酸性成分（如[HCO_3^-]/[H_2CO_3]的比值为 20：1），故血液对碱性物质的缓冲能力有限；②碱中毒时，细胞外液 H^+ 浓度降低，OH^- 浓度升高，OH^- 可被缓冲系统中的弱酸（H_2CO_3、$H_2PO_4^-$、HPr、HHb、$HHbO_2$ 等）缓冲，如 $OH^- + H_2CO_3 \rightarrow HCO_3^- + H_2O$，$OH^- + HPr \rightarrow Pr^- + H_2O$，缓冲的结果 HCO_3^- 和缓冲碱（Pr^-）均增加。所以，缓冲意义不大。

2. 肺的代偿调节作用

血浆 H^+ 浓度降低，可抑制呼吸中枢，呼吸变浅变慢，肺通气量降低，CO_2 排出减少，引起 $PaCO_2$ 或血浆 H_2CO_3 继发性升高，以维持[HCO_3^-]/[H_2CO_3]的比值接近正常。呼吸的代偿调节作用发挥较快，数分钟内即可出现，12～24h 后可达代偿高峰。但是这种代偿是有限的，很少能达到完全代偿。因为当 $PaCO_2$＞55mmHg(7.3kPa)或肺通气量减少引起 PaO_2＜60mmHg(8kPa)时，可兴奋呼吸中枢，继而引起肺通气量增加。因此 $PaCO_2$ 继发性上升的代偿极限是 55mmHg(7.3kPa)。

3. 细胞内外离子交换和细胞内缓冲

碱中毒时细胞外液 H^+ 浓度降低，细胞内 H^+ 通过 H^+-K^+ 离子交换移至细胞外，细胞外 K^+ 交换入细胞，使血钾降低。同时肾小管上皮细胞因 H^+ 浓度降低，使 H^+-Na^+ 交换减弱，K^+-Na^+ 交换增强，导致肾排 K^+ 增多，引起低钾血症。

4. 肾的代偿调节作用

代谢性碱中毒时，肾小管上皮细胞内的碳酸酐酶和谷氨酰胺酶活性受到抑制，肾泌 H^+、泌 NH_4^+ 减少，HCO_3^- 重吸收减少，使血浆 HCO_3^- 浓度有所下降，尿呈碱性。若由缺钾、缺氯和醛固酮分泌增多引起的代谢性碱中毒，因肾泌 H^+ 增多，尿液反而呈酸性，称反常性酸性尿。肾脏的代偿调节作用起效较慢，需 3～5 天才发挥最大效能，因此，急性代谢性碱中毒时肾的代偿调节不是主要的。

代谢性碱中毒时血气分析参数变化如下：

代谢性碱中毒的基本特征是血浆 HCO_3^- 浓度原发性升高，所以 pH、AB、SB、BB 值均升高，BE 正值加大；通过呼吸代偿，$PaCO_2$ 继发性升高，AB＞SB。

（三）对机体的影响

轻度代谢性碱中毒患者通常缺乏典型的症状和体征，临床表现常被原发疾病所掩盖。但急性或严重的代谢性碱中毒可出现如下变化：

1. 对中枢神经系统功能的影响

急性代谢性碱中毒患者可出现烦躁不安、精神错乱、谵妄、意识障碍等中枢神经系统症状。其发生机制可能为：①γ-氨基丁酸减少：碱中毒时，pH 值增高，谷氨酸脱羧酶活性降低，γ-氨基丁酸转氨酶活性增加，导致 γ-氨基丁酸生成减少、分解加强。由于 γ-氨基丁酸含量减少，对中枢神经系统的抑制作用减弱，从而出现兴奋症状；②脑组织缺氧：血液 pH 值升高，使血红蛋白与氧的亲和力增强，血红蛋白氧离曲线左移，血红蛋白不易将结合的氧释出，造成组织供氧不足。脑组织对缺氧特别敏感，易出现中枢神经系统功能障碍。

2. 对神经肌肉的影响

急性碱中毒患者可出现腱反射亢进、面部和肢体肌肉抽动、手足搐搦、惊厥等神经肌肉应激性增高的症状。其发生机制主要与血浆游离钙（Ca^{2+}）浓度降低有关。正常成人血钙总量为 2.25～2.75mmol/L，分为结合钙和游离钙，两者之间的相互转变受 pH 值的影响。当血浆 pH 升高时，结合钙增多而游离钙减少，但血钙总量不变。游离钙能稳定细胞膜电位，对神经肌肉的应激性有抑制作用。因此，碱中毒时，由于血浆游离钙浓度降低，使神经肌肉阈电位下降，兴奋性增高。此外，碱中毒引起的惊厥亦可能与脑组织 γ-氨基丁酸含量减少有关。

当代谢性碱中毒同时伴有低钾血症时，上述游离钙降低引起的症状可被掩盖，患者表现为肌无力、肌麻痹、腹胀甚至麻痹性肠梗阻等低钾血症症状。此时，若仅纠正低钾血症，则上述低钙引起的抽搐症状即可发生。

3. 低钾血症

代谢性碱中毒常伴有继发性低钾血症。碱中毒引起血钾降低的主要机制为：细胞外液 H^+ 浓度降低，细胞内 H^+ 外移予以代偿，而细胞外 K^+ 被交换入细胞，使血钾降低。同时，肾脏发生代偿作用，肾小管上皮细胞排 H^+ 减少，使 H^+-Na^+ 交换减弱，K^+-Na^+ 交换增强，肾排 K^+ 增多，导致低钾血症。

4. 血红蛋白氧离曲线左移

碱中毒时，血液 H^+ 浓度下降，使血红蛋白氧离曲线左移，血红蛋白与 O_2 的亲和力增强，当血液流经组织时氧合血红蛋白不易将 O_2 释出，导致组织缺氧。

（四）防治原则

积极治疗原发病，纠正碱中毒。对盐水反应性碱中毒患者，给予生理盐水治疗，以恢复有效循环血量，促进血液中过多的 HCO_3^- 从尿中排出。失氯、失钾引起的代谢性碱中毒，则还需补充氯化钾。对肾上腺皮质激素过多引起的代谢性碱中毒，可用醛固酮拮抗剂，以减少 H^+、K^+ 从肾脏排出。对全身性水肿患者，应尽量少用髓袢利尿剂，可给予碳酸酐酶抑制剂（如乙酰唑胺等），增加 Na^+ 和 HCO_3^- 排出，纠正碱中毒和水肿；严重的代谢性碱中毒患者可酌量给予弱酸性药物或酸性药物治疗。

四、呼吸性碱中毒

呼吸性碱中毒（respiratory alkalosis）是指肺通气过度引起血浆 H_2CO_3（$PaCO_2$）浓度原发性降低为特征的酸碱平衡紊乱。

呼吸性碱中毒按发病时间分为急性和慢性两类。急性呼吸性碱中毒一般是指 $PaCO_2$ 在 24h 内急剧下降而导致 pH 升高，常见于低氧血症、高热和人工呼吸机使用不当等情况。慢性呼吸性碱中毒常见于慢性颅脑疾病、肺部疾病、肝脏疾病等引起的 $PaCO_2$ 持久下降。

（一）原因和机制

肺通气过度是各种原因引起呼吸性碱中毒的基本发生机制。常见原因如下：

1. 低氧血症

吸入气中氧分压过低或各种原因引起的外呼吸功能障碍，均可因 PaO_2 降低而引起通气过度。通气过度是机体对缺氧的代偿，但同时可造成 CO_2 排出过多，发生呼吸性碱中毒。

2. 呼吸中枢受到直接刺激

许多因素可直接引起呼吸中枢兴奋，使肺通气过度。如①癔病发作、剧烈疼痛、小儿哭闹等引起的精神性通气过度；②中枢神经系统疾病如颅脑损伤、脑炎、脑血管障碍、脑肿瘤等可刺激呼吸中枢引起通气过度；③某些药物如水杨酸、氨等可兴奋呼吸中枢；④机体代谢旺盛如高热、甲状腺功能亢进等因血温过高和机体分解代谢亢进可刺激呼吸中枢，引起肺通气过度。其他还可见于肝功能衰竭引起的血氨增高和某些细菌感染引起的败血症等，均可刺激呼吸中枢引起肺通气过度。

3. 人工呼吸机使用不当

因通气量过大而导致呼吸性碱中毒。

(二)机体的代偿

呼吸性碱中毒的主要发生机制是肺通气过度。如果刺激肺通气过度的原因持续存在,则肺的调节作用不明显。机体需通过以下方式进行代偿:

1. 细胞内外离子的交换和细胞内缓冲

这是急性呼吸性碱中毒的主要代偿方式。急性呼吸性碱中毒时,由于过度通气,CO_2 排出增多,使血浆 H_2CO_3 浓度迅速降低,HCO_3^- 浓度相对增高。约几分钟后,细胞内 H^+ 通过 H^+-K^+ 交换逸出细胞并与细胞外 HCO_3^- 结合,生成 H_2CO_3,导致血浆 HCO_3^- 浓度代偿性下降,H_2CO_3 浓度有所回升。因细胞外 K^+ 交换入细胞,亦可引起血钾降低。此外,血浆中部分 HCO_3^- 通过 HCO_3^--Cl^- 交换进入细胞内与 H^+ 结合,生成 H_2CO_3。H_2CO_3 分解为 CO_2 和 H_2O。CO_2 自细胞弥散入血形成 H_2CO_3,促使血浆 H_2CO_3 浓度回升。这一过程可致血 Cl^- 浓度升高(图 4-6)。

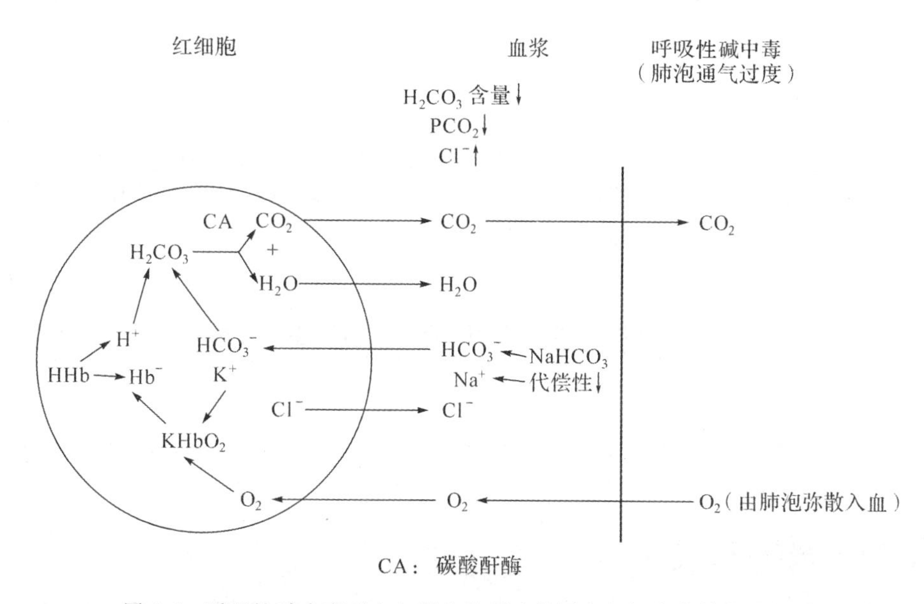

图 4-6 呼吸性碱中毒时血红蛋白的缓冲作用和红细胞内外离子交换

但是这种代偿十分有限,往往 $PaCO_2$ 每下降 10mmHg(1.3kPa),血浆 HCO_3^- 浓度降低 2mmol/L,难以维持$[HCO_3^-]/[H_2CO_3]$的正常比值,所以急性呼吸性碱中毒患者往往处于失代偿状态。

急性呼吸性碱中毒的预测代偿公式:$\Delta[HCO_3^-]=0.2\Delta PaCO_2\pm2.5$

2. 肾的代偿调节作用

肾的代偿调节起效慢,一般需 3~5 天才能达到最大效应,故它是慢性呼吸性碱中毒的主要代偿方式。慢性呼吸性碱中毒时,肾小管上皮细胞内的碳酸酐酶和谷氨酰胺酶活性降低,肾泌 H^+、泌 NH_4^+ 和重吸收 HCO_3^- 均减少,尿液呈碱性。

慢性呼吸性碱中毒时,由于肾的代偿调节和细胞内缓冲,其代偿调节作用较急性呼吸性碱中毒显著。一般 $PaCO_2$ 每下降 10mmHg(1.3kPa),血浆 HCO_3^- 浓度下降 5mmol/L,从而有效地避免血浆 pH 大幅度升高。

慢性呼吸性碱中毒的预测代偿公式：$\Delta[HCO_3^-]=0.5\Delta PaCO_2\pm2.5$

呼吸性碱中毒的血气分析参数变化如下：

$PaCO_2$ 原发性降低，pH 升高，HCO_3^- 代偿性降低，AB、SB、BB 值均降低，AB＜SB，BE 负值增大。

急性呼吸性碱中毒时，由于肾脏来不及发挥代偿作用，反映代谢因素的指标如 SB、BB、BE 等可在正常范围之内。

（三）对机体的影响

呼吸性碱中毒对机体的影响与代谢性碱中毒相似，可出现中枢神经系统功能紊乱、血红蛋白氧离曲线左移引起的组织缺氧、肌肉抽搐、低钾血症等。但呼吸性碱中毒引起的中枢神经系统功能障碍较代谢性碱中毒更为严重。更易出现窒息感、气促、眩晕、四肢和口周感觉异常、手足搐搦（与血浆游离 Ca^{2+} 降低有关）等症状。目前认为这与碱中毒对脑功能的损伤有关外，还与低碳酸血症引起脑血管收缩导致脑血流量减少有关。据报道 $PaCO_2$ 下降 20mmHg（2.6kPa），脑血流量可减少 35%～40%。

（四）防治原则

积极治疗原发病，去除引起通气过度的原因。对急性呼吸性碱中毒患者可给予吸入含 5% CO_2 的混合气体，也可用面罩或纸袋罩于患者口鼻使其再吸入呼出的气体（含 CO_2），以维持血浆 H_2CO_3 浓度。对精神性通气过度患者可酌情给予镇静剂。有手足搐搦的患者，可静脉补充钙剂。使用呼吸机的患者应及时调整吸、呼气比例。

第四节　混合型酸碱平衡紊乱

混合型酸碱平衡紊乱（mixed acid-base disorders）是指患者体内同时存在两种或两种以上酸碱平衡紊乱。主要有以下几类：

一、双重性酸碱平衡紊乱

双重性酸碱平衡紊乱（double acid-base disorders）是指患者体内同时存在两种单纯型的酸碱平衡紊乱。通常把两种酸中毒或两种碱中毒合并存在，pH 向同一方向移动的酸碱失衡称为酸碱一致性或相加性酸碱平衡紊乱。而把一种酸中毒与一种碱中毒合并存在，pH 变动不大的酸碱失衡，称为酸碱混合性或相消性酸碱平衡紊乱。

（一）酸碱一致型

1. 呼吸性酸中毒合并代谢性酸中毒

（1）原因　见于任何原因引起通气障碍伴体内固定酸增多的患者。如：呼吸心跳骤停，慢性阻塞性肺疾病伴缺氧或并发心力衰竭，糖尿病酮症酸中毒合并呼吸衰竭等。

（2）特点　由于通气障碍使 $PaCO_2$ 升高，固定酸增多使血浆 HCO_3^- 浓度降低，两者间看不到相互代偿的关系，所以，机体处于严重失代偿状态，pH 显著降低。反映代谢因素的指标 SB、AB、BB 均下降，AB＞SB，BE 负值加大；反映呼吸因素的指标 $PaCO_2$ 升高。AG 可因固定酸增多而增大。血钾升高。

2. 代谢性碱中毒合并呼吸性碱中毒

(1)原因 见于任何原因引起通气过度伴 H^+ 丢失或 HCO_3^- 浓度升高的患者。如，肝功能衰竭应用利尿剂治疗的患者，血氨增高刺激呼吸中枢发生通气过度，又因利尿剂应用不当而引起代谢性碱中毒。又如，败血症、严重创伤、高热等患者分别因细菌毒素、剧烈疼痛、体温升高等引起通气过度，加上频繁呕吐、大量输入库血等发生代谢性碱中毒。

(2)特点 由于呼吸性碱中毒使 $PaCO_2$ 降低，代谢性碱中毒使 HCO_3^- 浓度升高，两者间看不到相互代偿的关系，所以，机体处于严重失代偿状态，pH 显著升高。反映代谢因素的指标 SB、AB、BB 均升高，AB<SB，BE 正值加大；反映呼吸因素的指标 $PaCO_2$ 降低。血钾降低。

(二)酸碱混合型

1. 呼吸性酸中毒合并代谢性碱中毒

(1)原因 见于任何原因引起通气障碍伴 H^+ 丢失或 HCO_3^- 浓度升高的患者。如：慢性阻塞性肺疾患患者合并严重呕吐，或肺源性心脏病患者在治疗水肿时利尿剂使用不当等，均可因通气障碍引起呼吸性酸中毒，又因呕吐或利尿使 H^+、Cl^-、K^+ 以及体液丢失，导致代谢性碱中毒。

(2)特点 由于 $PaCO_2$ 和血浆 HCO_3^- 浓度均升高，并超出彼此正常代偿范围，血液 pH 改变的方向取决于[HCO_3^-]/[H_2CO_3]占优势的一方，pH 可略高、偏低或正常。反映代谢性因素的指标 SB、AB、BB 均升高，BE 正值加大，反映呼吸性因素的指标 $PaCO_2$ 升高。

2. 代谢性酸中毒合并呼吸性碱中毒

(1)原因 见于任何原因引起固定酸增多伴通气过度的患者。如，肾功能衰竭、糖尿病、心肺疾病伴高热或机械通气过度。又如慢性肝病，高血氨并发肾功能衰竭等。

(2)特点 由于血浆 HCO_3^- 浓度和 $PaCO_2$ 均降低，并超出彼此正常代偿范围，血液 pH 变动不大。反映代谢性因素的指标 SB、AB、BB 均降低，BE 负值加大，反映呼吸性因素的指标 $PaCO_2$ 降低。

3. 代谢性酸中毒合并代谢性碱中毒

(1)原因 见于任何原因引起血浆 HCO_3^- 浓度增多和减少并存的患者。如，严重胃肠炎引起的剧烈呕吐加频繁腹泻并伴有低钾、脱水的患者。又如尿毒症、糖尿病患者合并剧烈呕吐等。

(2)特点 由于血浆 HCO_3^- 浓度升高和降低的原因并存，彼此相互抵消，常使血液 HCO_3^- 浓度、pH 及 $PaCO_2$ 在正常范围内或略有变动；变动方向主要取决于促使血液 HCO_3^- 浓度是增高还是降低的优势一方。AG 值的测定对判断 AG 增高型代谢性酸中毒合并代谢性碱中毒有一定帮助。单纯性 AG 增高型代谢性酸中毒时，AG 增大部分(ΔAG)与 HCO_3^- 减少部分(ΔHCO_3^-)相等，而 AG 增高型代谢性酸中毒合并代谢性碱中毒时，$\Delta AG > \Delta HCO_3^-$。但 AG 正常型代谢性酸中毒合并代谢性碱中毒则无法用 AG 及血气分析来诊断，需结合病史全面分析。

二、三重性混合型酸碱平衡紊乱

三重性酸碱平衡紊乱(triple acid-base disturbance)是指患者体内同时存在三种单纯型酸碱平衡紊乱。因同一患者不可能同时发生呼吸性酸中毒和呼吸性碱中毒，故三重性酸碱失衡只有两类：①呼吸性酸中毒合并 AG 增高型代谢性酸中毒和代谢性碱中毒。可见于Ⅱ型呼吸衰竭合并严重呕吐或利尿剂应用不当的患者。此型特点为 $PaCO_2$ 明显增高，AG＞16mmol/L，HCO_3^- 浓度一般也升高，Cl^- 明显降低；②呼吸性碱中毒合并 AG 增高型代谢性酸中毒和代谢性碱中毒。此型可见于肾功能衰竭出现高热和严重呕吐的患者。其特点是 $PaCO_2$ 降低，AG＞16mmol/L，HCO_3^- 可高可低，Cl^- 一般低于正常。

总之，混合型酸碱平衡紊乱的病理变化较为复杂，必须在全面了解原发疾病的基础上，结合实验室检查进行综合分析后才能得出正确的结论。

第五节 分析判断酸碱平衡紊乱的方法及其病理生理学基础

病史和临床表现是判断酸碱平衡紊乱的重要线索，而血气分析是判断酸碱平衡紊乱类型的决定性依据，电解质检测具有一定的参考价值，AG 值有助于区别单纯型代谢性酸中毒的类型及诊断混合型酸碱平衡紊乱。

一、根据 pH 值的变化判断酸碱平衡紊乱的性质

根据 pH 值的变化可判断是酸中毒还是碱中毒。pH＜7.35 为失代偿性酸中毒，pH＞7.45 则为失代偿性碱中毒。若 pH 值在正常范围，可能为酸碱平衡状态、也可能是代偿性酸碱平衡紊乱或酸碱混合型酸碱平衡紊乱。因 pH 值取决于血液中 HCO_3^- 与 H_2CO_3 的比值，所以仅根据 pH 值的变化，只能判别是酸中毒还是碱中毒，不能判断引起酸碱平衡紊乱的病因和类型。

二、根据病史判断酸碱平衡紊乱的类型

根据病史找出引起酸碱平衡紊乱的原发因素，从而判断是代谢性还是呼吸性酸碱平衡紊乱。如病史中有固定酸增多/减少或 HCO_3^- 减少/增多的情况，则 HCO_3^- 是原发性变化因素，H_2CO_3 为代偿后的继发性变化因素，该患者可能发生代谢性酸碱平衡紊乱。如病史中有肺过度通气或通气不足的情况，则 H_2CO_3 是原发性变化因素，HCO_3^- 为代偿后的继发性变化因素，该患者可能发生呼吸性酸碱平衡紊乱。

三、根据代偿情况判断为单纯型还是混合型酸碱平衡紊乱

机体对酸碱平衡紊乱的代偿调节有一定的规律，即有一定的方向性、代偿范围（代偿预计值）和代偿的最大限度。符合规律者为单纯型酸碱平衡紊乱，不符合规律者为混合型酸碱平衡紊乱。

（一）代偿调节的方向性

1. $PaCO_2$ 与 HCO_3^- 变化方向相反

此类变化为酸碱一致混合型酸碱平衡紊乱。表明体内同时存在两种酸中毒或两种碱中毒，血气分析参数除 pH 值发生显著变化外，$PaCO_2$ 和 HCO_3^- 变化方向相反。如心跳呼吸骤停患者，呼吸骤停使 $PaCO_2$ 急剧升高，引起呼吸性酸中毒；而血液循环障碍所致的缺氧引起乳酸堆积，使 HCO_3^- 明显降低，引起代谢性酸中毒，即 $PaCO_2$ 与 HCO_3^- 的变化方向相反。

2. $PaCO_2$ 与 HCO_3^- 变化方向一致

可能有以下两种情况：

（1）单纯型酸碱平衡紊乱　此时在 $PaCO_2$、HCO_3^- 两个变量中一个为原发改变，另一个为继发代偿反应，且变化方向一致。如代谢性酸或碱中毒时，HCO_3^- 原发性降低或升高，通过呼吸代偿，$PaCO_2$ 亦继发性降低或升高；同理，呼吸性酸或碱中毒时，$PaCO_2$ 原发性升高或降低，通过细胞内外缓冲及肾代偿，HCO_3^- 继发性升高或降低。即 $PaCO_2$ 与 HCO_3^- 的变化方向始终一致。

（2）酸碱混合型酸碱平衡紊乱　当体内并存酸、碱中毒时，$PaCO_2$ 和 HCO_3^- 的变化方向也可一致。如呼吸性酸中毒合并代谢性碱中毒时，因肺泡通气障碍使 $PaCO_2$ 原发性升高，通过细胞内外缓冲及肾代偿使 HCO_3^- 继发性升高；若同时伴有代谢性碱中毒，则血浆 HCO_3^- 浓度亦可原发性升高，即 $PaCO_2$ 与 HCO_3^- 均升高，故 pH 无显著变化。此时，单靠 pH、病史及 $PaCO_2$ 和 HCO_3^- 的变化方向已很难区别患者是单纯型还是混合型酸碱失衡，需要从代偿预计值和代偿限度来进一步分析判断。

（二）代偿预计值和代偿限度

单纯型酸碱失衡的预计代偿公式（表 4-2）是根据血浆 pH、$PaCO_2$ 与 HCO_3^- 三个数值的量变关系，在临床实践中归纳出的经验公式。通过代偿公式计算得出的代偿预计值是区别单纯型还是混合型酸碱平衡紊乱的简便有效的方法。单纯型酸碱平衡紊乱时，机体的代偿变化应在一个范围内，这一范围可以用代偿预计值表示。如果超过了代偿范围即为混合型酸碱平衡紊乱。

表 4-2　常用单纯型酸碱平衡紊乱的预计代偿公式

类　型	原发性变化	继发性代偿	预计代偿公式	代偿时限	代偿极限
代谢性酸中毒	$[HCO_3^-]\downarrow$	$PaCO_2\downarrow$	$\Delta PaCO_2\downarrow=1.2\Delta[HCO_3^-]\pm2$	12～24h	10mmHg
代谢性碱中毒	$[HCO_3^-]\uparrow$	$PaCO_2\uparrow$	$\Delta PaCO_2\uparrow=0.7\Delta[HCO_3^-]\pm5$	12～24h	55mmHg
呼吸性酸中毒	$PaCO_2\uparrow$	$[HCO_3^-]\uparrow$			
急性：			$\Delta[HCO_3^-]\uparrow=0.1\Delta PaCO_2\pm1.5$	几分钟	30mmol/L
慢性：			$\Delta[HCO_3^-]\uparrow=0.35\Delta PaCO_2\pm3$	3～5 天	42～45mmol/L
呼吸性碱中毒	$PaCO_2\downarrow$	$[HCO_3^-]\downarrow$			
急性：			$\Delta[HCO_3^-]\downarrow=0.2\Delta PaCO_2\pm2.5$	几分钟	18mmol/L
慢性：			$\Delta[HCO_3^-]\downarrow=0.5\Delta PaCO_2\pm2.5$	3～5 天	12～15 mmol/L

注：①有“Δ”者为变化值，无“Δ”表示绝对值。②代偿极限：指单纯型酸碱失衡代偿所能达到的最小值或最大值。③代偿时限：指体内达到最大代偿反应所需的时间。

案　例

患者男性，72 岁，因慢性阻塞性肺疾病合并心力衰竭入院，经强心、利尿等治疗后，血气检测结果为：pH7.40，$PaCO_2$ 57mmHg（7.6kPa），$[HCO_3^-]$ 34mmol/L。试分析该患者发生了何种类型的酸碱平衡紊乱？

案例分析：该患者血液 pH 值在正常范围，$PaCO_2$ 和[HCO_3^-]均高于正常，提示该患者可能发生代偿性呼吸性酸中毒，或呼吸性酸中毒合并代谢性碱中毒。根据单纯型酸碱失衡的预计代偿公式：慢性呼吸性酸中毒时 $\Delta[HCO_3^-]\uparrow=0.35\Delta PaCO_2\pm3$，即 $PaCO_2$ 每升高 10mmHg (1.33kPa)，血浆 HCO_3^- 浓度增加 3.5±3mmol/L。所以 $PaCO_2$ 由 40mmHg(5.32kPa)上升到 $PaCO_2$ 57mmHg(7.6kPa)时，[HCO_3^-]应由 24mmol/L 上升至 29.95±3mmol/L[0.35×(57－40)±3 ＋24]，即该患者[HCO_3^-]预计代偿范围为 26.95～32.95mmol/L，而患者实测[HCO_3^-]值为 34mmol/L，超出代偿范围，提示有代谢性碱中毒存在。故该患者经治疗后发生了呼吸性酸中毒合并代谢性碱中毒，为酸碱混合型的酸碱平衡紊乱。

需要指出的是，在单纯型酸碱平衡紊乱时，机体的代偿有一定限度，还受到多种因素的制约。例如，代谢性碱中毒时，代偿性呼吸抑制使肺通气量减少，导致 $PaCO_2$ 升高和 PaO_2 降低。当 $PaCO_2$ 升高到一定限度如 55mmHg(7.3kPa)时就不再升高，因为升高的 $PaCO_2$ 和缺氧可兴奋呼吸中枢，使肺通气量增加。因此机体的代偿反应不会超过代偿极限。

四、根据 AG 值判断代谢性酸中毒的类型及混合型酸碱平衡紊乱

AG 是评价酸碱平衡的重要指标。检测 AG 有助于区分代谢性酸中毒的类型和诊断混合型酸碱平衡紊乱。对于病情复杂的患者，测定电解质浓度，计算 AG 值能将潜在的代谢性酸中毒显露出来。

案　例

某肺癌伴脑转移患者，近期出现呼吸困难、频繁呕吐，应用甘露醇、利尿剂等治疗后，血气及电解质检测为：pH7.42，$PaCO_2$ 58mmHg (7.7kPa)，[HCO_3^-]36mmol/L，[Na^+]142mmol/L，[Cl^-]75mmol/L，[K^+]3.5mmol/L。试分析该患者发生了何种类型的酸碱平衡紊乱？

案例分析：分析病情可知，该患者发生了慢性呼吸性酸中毒，$PaCO_2$ 为原发性增高，计算[HCO_3^-]代偿预计值范围为 27.3～33.3mmol/L，而患者实测[HCO_3^-]值为 36mmol/L，超出代偿范围，提示有代谢性碱中毒存在。计算 AG 值为 31mmol/L，明显大于 16mmol/L，表明患者还有代谢性酸中毒存在，故该患者发生了三重混合型的酸碱平衡紊乱。

总之，酸碱平衡紊乱在临床上十分常见，且复杂多变。在诊断和处理酸碱平衡紊乱时，必须仔细分析病情、定期实验室检测、动态观察，只有在充分研究和分析疾病发生发展过程的基础上才能做出正确判断，给予合理治疗。

（陈维亚）

主要参考文献

1. 金惠铭主编. 病理生理学. 第 6 版. 北京：人民卫生出版社，2004.
2. 陈祖初主编. 病理生理学. 北京：人民卫生出版社，2005.
3. 王迪浔，金惠铭主编. 人体病理生理学. 北京：人民卫生出版社，2008.
4. 唐朝枢主编. 病理生理学. 北京：北京大学医学出版社，2002.
5. Chris E, Kaufman/Patrick A. Mckee Essentials of Pathophysiology. 1st ed. Lippincott Williams & Wilkins Published. 2002.
6. 朱蕾主编. 体液代谢的平衡与紊乱. 北京：人民卫生出版社，2011.

第五章

缺　氧

氧是人体生命活动所必需的。成人静息时需氧量约为250ml/min，而体内储存的氧仅约1.5L。一旦呼吸心跳停止，数分钟内就可能死于缺氧。

缺氧(hypoxia)是指组织供氧不足或用氧障碍，从而引起细胞代谢、功能，甚至形态结构发生异常变化的过程。缺氧是造成细胞损伤的最常见原因，见于临床各科多种疾病，是常见的病理生理过程，也是航天飞行、宇宙医学以及人类与高原适应的一个重要研究领域。

第一节　常用的血氧指标及意义

氧在体内主要经血液携带运输，临床上常用血氧指标反映组织的供氧和用氧情况。

一、血氧分压

血氧分压(partial pressure of oxygen，PO_2)为物理溶解于血液中的氧所产生的张力。正常时，动脉血氧分压(PaO_2)约为100mmHg，静脉血氧分压(PvO_2)约为40mmHg。PaO_2主要取决于吸入气的氧分压和肺的外呼吸功能，PvO_2则可反映内呼吸状况。

二、血氧容量

血氧容量(oxygen binding capacity，CO_2max)为100ml血液中的血红蛋白(Hb)被氧充分饱和时的最大携氧量。正常时CO_2max为20ml/dl，取决于血液中Hb的含量及其与O_2结合的能力，CO_2max的高低可反映血液携带氧的能力。

三、血氧含量

血氧含量(oxygen content，CO_2)为100ml血液中实际含有的氧量，包括物理溶解的和化学结合的氧量。血氧含量取决于血氧分压和血氧容量。正常动脉血氧含量(CaO_2)约为19ml/dl，静脉血氧含量(CvO_2)约为14ml/dl。动静脉血氧含量差($Da\text{-}vO_2$)反映组织的摄氧能力，正常时约为5ml/dl。

四、血氧饱和度

血氧饱和度(oxygen saturation, SO_2)是指血液中氧合血红蛋白占总血红蛋白的百分数:约等于血氧含量与血氧容量的比值。正常动脉血氧饱和度(SaO_2)为95%～98%,静脉血氧饱和度(SvO_2)为70%～75%。

血氧饱和度取决于血氧分压,两者的关系可用氧合血红蛋白解离曲线(简称氧解离曲线)表示。由于血红蛋白结合氧的生理特点,氧解离曲线呈"S"形(图5-1)。当红细胞内2,3二磷酸甘油酸(2,3-DPG)增多、酸中毒、血温度高、CO_2分压升高时,Hb与氧的亲和力降低,氧解离曲线右移;反之则左移。Hb与氧的亲和力可用P_{50}来反映,它是指血红蛋白氧饱和度为50%时的血氧分压,正常为26～27mmHg。P_{50}增大反映Hb与氧的亲和力降低,反之Hb与氧的亲和力增高。

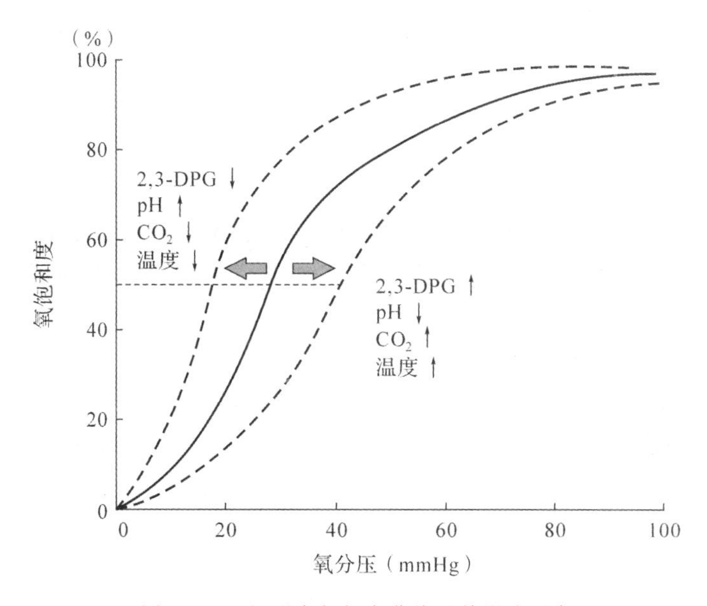

图5-1 血红蛋白氧解离曲线及其影响因素

第二节 缺氧的类型、原因和血氧变化的特点

大气中的氧通过外呼吸进入肺泡,弥散入血,与血红蛋白结合,由血液循环输送到全身,最后被组织、细胞摄取利用。其中任一环节发生障碍都可引起缺氧。根据原因和血氧变化的特点,缺氧一般分为以下四种类型。

一、低张性缺氧

低张性缺氧(hypotonic hypoxia)是指以动脉血氧分压降低、血氧含量减少为基本特征的缺氧,又称乏氧性缺氧(hypoxic hypoxia)。

（一）原因与机制

1．吸入气氧分压过低

多发生于海拔3000m以上的高原、高空，或通风不良的坑道、矿井等。由于吸入气氧分压的降低，致使肺泡气的氧分压降低，弥散进入血液的氧减少，动脉血氧分压也相应降低。

2．外呼吸功能障碍

肺通气功能障碍可引起肺泡气氧分压降低；肺换气功能障碍时经肺泡弥散到血液中的氧减少，PaO_2 和血氧含量降低。外呼吸功能障碍引起的缺氧又称呼吸性缺氧（respiratory hypoxia）。

3．静脉血分流入动脉

多见于存在右向左分流的先天性心脏病患者，如房间隔或室间隔缺损伴有肺动脉狭窄或肺动脉高压，或法洛四联症，由于右心的压力高于左心，未经氧合的静脉血掺入左心的动脉血中，导致 PaO_2 和血氧含量降低。

（二）血氧变化的特点

低张性缺氧的关键是进入到血液的氧减少，或动脉血被静脉血稀释，因此低张性缺氧时，PaO_2 降低，血氧含量减少，血氧饱和度降低。急性缺氧患者，血红蛋白无明显变化，血氧容量一般正常；但慢性缺氧者可因红细胞和血红蛋白代偿性增多而使血氧容量增加。

低张性缺氧时，PaO_2 降低，血氧含量减少，使同量血液向组织弥散的氧量减少，动-静脉血氧含量差降低。但在慢性缺氧时，由于组织利用氧的能力代偿性增强，则动-静脉血氧含量差的变化可不明显。

正常情况下，毛细血管血液中脱氧血红蛋白浓度约为2.6g/dl。低张性缺氧时，动、静脉血中的脱氧血红蛋白增高。当毛细血管血液中脱氧血红蛋白浓度达到5g/dl时，皮肤和黏膜呈青紫色，称为发绀（cyanosis）。发绀是缺氧的表现，但缺氧患者因缺氧的类型不同不一定都有发绀，如大多数血液性缺氧患者，可无发绀；有发绀的患者也可以无缺氧，如红细胞增多症。

二、血液性缺氧

血液性缺氧（hemic hypoxia）指由于血红蛋白数量减少或性质改变，使血液携氧能力降低或与血红蛋白结合的氧不易释出所引起的缺氧。血液性缺氧时，血液中物理溶解的氧量不变，PaO_2 正常，故又称等张性缺氧（isotomic hypoxia）。

（一）原因与机制

1．贫血

严重贫血时，由于单位血液内红细胞和Hb数量减少，血液携带氧减少。

2．一氧化碳中毒

一氧化碳（CO）可与血红蛋白结合形成碳氧血红蛋白（carboxyhemoglobin，HbCO）。CO与Hb的亲和力是氧的210倍。当吸入气中含有0.1%的CO时，约有50%的血红蛋白与之结合形成HbCO而失去携氧能力。CO与Hb分子中的某个血红素结合后，将使其余三个血红素对氧的亲和力增加，Hb结合的氧不易释放。此外，CO还能抑制红细胞内糖酵解，使2,3-DPG生成减少，氧离曲线左移，加重缺氧。

3．高铁血红蛋白血症

血红素中的铁为二价铁时，才能携带氧。二价铁在氧化剂的作用下氧化成三价铁，形成高铁血红蛋白(methemoglobin,$HbFe^{3+}OH$),高铁血红蛋白中的Fe^{3+}因与羟基结合牢固,失去结合氧的能力,而且当血红蛋白分子中的四个Fe^{2+}有一部分被氧化成Fe^{3+}后,剩余的Fe^{2+}虽能结合氧,但不易解离,导致氧解离曲线左移,使组织缺氧。

生理情况下,机体的氧化-还原处于动态平衡状态,血液中不断形成极少量的高铁血红蛋白,又不断被血液中的NADH、抗坏血酸、还原型谷胱甘肽等还原剂还原为二价铁。所以正常成人血液中的高铁血红蛋白含量不超过血红蛋白总量的1%~2%。当食用大量含硝酸盐的腌菜后,肠道细菌将硝酸盐还原为亚硝酸盐,吸收入血后,可使大量血红蛋白氧化成高铁血红蛋白导致高铁血红蛋白血症,若高铁血红蛋白含量超过血红蛋白含量的10%,就可出现缺氧表现。

4. 血红蛋白与氧的亲和力异常增高

输入大量库存血时,由于库存血中2,3-DPG含量低,可使氧解离曲线左移;输入大量碱性液体时,血液pH升高,可通过Bohr效应增强Hb与O_2的亲和力,氧不易释放,从而引起缺氧。

(二)血氧变化的特点

血液性缺氧患者,由于外呼吸功能正常,PaO_2及血氧饱和度正常;但因血红蛋白数量减少或性质改变,动脉血氧容量和动脉血氧含量一般减小。贫血病人,毛细血管床中的平均血氧分压较低,血管-组织间的氧分压差减少,氧向组织弥散的驱动力减小,动-静脉氧含量差减小。Hb与O_2亲和力增强引起的血液性缺氧较为特殊,其动脉血氧容量和氧含量可不降低,但由于Hb与O_2的亲和力较大,结合的氧不易释出,其动-静脉血氧含量差小于正常。

严重贫血患者皮肤、黏膜呈苍白色;CO中毒患者皮肤黏膜呈樱桃红色;高铁血红蛋白血症患者,皮肤黏膜呈棕褐色(咖啡色),因进食引起的高铁血红蛋白血症又称为肠源性发绀(enterogenous cyanosis);Hb与O_2的亲和力异常增高时,皮肤、黏膜呈鲜红色。

三、循环性缺氧

循环性缺氧(circulatory hypoxia)是指由于组织血流量减少使组织供氧不足所引起的缺氧,又称为低动力性缺氧(hypokinetic hypoxia)。其中,因动脉血灌流不足引起的缺氧称为缺血性缺氧(ischemic hypoxia),因静脉血回流障碍引起的缺氧称为淤血性缺氧(congestive hypoxia)。

(一)原因与机制

1. 全身性循环障碍

见于心力衰竭和休克。心输出量减少,组织灌流不足而发生缺血缺氧,同时又可因静脉回流受阻,引起组织淤血缺氧。

2. 局部性循环障碍

见于动脉硬化、血管炎、血栓形成和栓塞、血管痉挛或受压等。因血管阻塞或受压,引起局部组织缺血或淤血性缺氧。

(二)血氧变化的特点

单纯性循环性缺氧时,PaO_2、血氧容量和血氧含量、动脉血氧饱和度均正常。循环障碍使血液流经组织毛细血管的时间延长,细胞从单位容量血液中摄取的氧量增多,同时由于血流淤滞,二氧化碳含量增加,使氧离曲线右移,释氧增加,动-静脉血氧含量差增大。

缺血性缺氧时,组织器官苍白。淤血性缺氧时,组织器官呈暗红色。由于细胞从血液中摄取的氧量较多,毛细血管中脱氧血红蛋白含量增加,皮肤黏膜易出现发绀。

当全身性循环障碍累及到肺,如左心衰竭引起肺水肿或休克引起急性呼吸窘迫综合征时,则可因换气功能障碍而合并呼吸性缺氧,此时,患者的 PaO_2、血氧含量和血氧饱和度可降低。

四、组织性缺氧

组织性缺氧(histogenous hypoxia)是指因组织细胞的生物氧化障碍,使组织、细胞利用氧的能力减弱引起的缺氧。

(一)原因与机制

1. 抑制线粒体氧化磷酸化

细胞色素分子通过可逆性氧化-还原反应进行电子传递,是氧化磷酸化的关键步骤。氰化物、硫化物、砷化物等各种药物或毒物可抑制或阻断呼吸链中某一部位的电子传递,使氧化磷酸化过程受阻,引起组织性缺氧。

2. 呼吸酶合成减少

维生素 B_1 是丙酮酸脱氢酶的辅酶成分,维生素 B_2(核黄素)是黄素酶的组成成分,维生素 PP (烟酰胺)是辅酶Ⅰ和辅酶Ⅱ的组成成分,这些维生素的严重缺乏可引起呼吸酶合成障碍,影响氧化磷酸化过程,导致细胞利用氧障碍。

3. 线粒体损伤

细菌毒素、大剂量放射线照射和钙超载等可损伤线粒体,引起线粒体功能障碍和结构损伤,引起细胞生物氧化障碍。

(二)血氧变化的特点

组织性缺氧时动脉血氧分压、血氧含量、血氧容量和血氧饱和度均正常。由于组织对氧的利用减少,静脉血氧分压、血氧含量和血氧饱和度都高于正常,动-静脉血氧含量差减少。细胞用氧障碍,毛细血管中氧合血红蛋白较正常时为多,患者皮肤可呈红色或玫瑰红色。

临床所见的缺氧常为混合性缺氧。例如,失血性休克时,因血液循环障碍引起循环性缺氧,又可因大量失血加上复苏过程中大量输液使血液过度稀释,引起血液性缺氧,如合并急性呼吸窘迫综合征,又伴有低张性缺氧。各型缺氧的血氧变化特点见表 5-1。

表 5-1 各型缺氧血氧变化特点

缺氧类型	PaO_2	CO_2max	CaO_2	SaO_2	$Da\text{-}vO_2$
低张性缺氧	↓	N	↓	↓	↓或 N
血液性缺氧	N	↓或 N	↓或 N	N	↓
循环性缺氧	N	N	N	N	↑
组织性缺氧	N	N	N	N	↓

第三节 缺氧时机体的功能与代谢变化

缺氧对机体的影响,取决于缺氧发生的速度、程度、持续的时间、部位以及机体的功能代谢状态。轻度或慢性缺氧主要引起机体代偿性反应，急性缺氧机体往往来不及代偿，或严重缺氧而机体代偿不全时，以功能代谢障碍为主，影响重要器官系统时，可危及生命。

各种类型的缺氧所引起的变化既相似，又不同。下面以低张性缺氧为例介绍缺氧时机体功能和代谢的变化。

一、呼吸系统的变化

（一）代偿性反应

PaO_2 降低可刺激颈动脉体和主动脉体化学感受器，反射性兴奋呼吸中枢，使呼吸加深加快，肺泡通气量增加，肺泡气氧分压增加，PaO_2 可得以回升。呼吸深快时胸廓活动幅度增大，胸腔负压增加，促进静脉回流，回心血量增多，促使肺血流量和心输出量增大，有利于气体在肺内的交换和氧在血液的运输。这是对急性缺氧最重要的代偿反应。

低张性缺氧所引起的肺通气变化与缺氧持续的时间有关。如初到 4000m 高原时，肺通气量立即增加，较平原水平约高 65%，4～7 天后达到高峰，可达平原水平的 5～7 倍，久居高原后，肺通气量逐渐回降，仅较平原高 15%左右。进入高原初期肺通气增加较少，可能因为缺氧早期肺通气量增加使 CO_2 排出过多，导致低碳酸血症和呼吸性碱中毒，对呼吸中枢有抑制作用，限制了肺通气量的明显增加。数日后，通过肾脏代偿性排出 HCO_3^-，脑脊液中的 HCO_3^- 也逐渐通过血脑屏进入血液，脑组织 pH 逐渐恢复正常，解除了对中枢化学感受器的抑制作用，外周化学感受器兴奋呼吸的作用得以充分发挥，肺通气量显著增加。久居高原后，由于外周化学感受器对低氧的敏感性降低，通气反应逐渐减弱，这也是一种慢性适应性反应，因为肺通气量增加时呼吸肌耗氧量增加，可加剧机体氧的供需矛盾。

（二）损伤性变化

1. 高原肺水肿(high altitude pulmonary edema，HAPE)

是指从平原快速进入 4000m 以上高原时，因低压缺氧而发生的一种高原特发性疾病，临床表现为呼吸困难，严重发绀，咳粉红色泡沫痰或白色泡沫痰，肺部有湿啰音等。发病高峰在进入高原后 48～72h，多于夜间发病，起病急，进展快，救治不及时可危及生病。高原肺水肿的发生机制尚不清楚，可能与肺动脉高压及肺微血管壁通透性增高相关：①缺氧引起肺血管收缩，肺动脉压增高，毛细血管内压增加，血浆、蛋白和红细胞经肺泡-毛细血管壁漏出至间质或肺泡。②缺氧时交感神经兴奋，外周血管收缩，回心血量增多，肺血流增多，液体漏出。③缺氧可出现继发性炎症反应，引起肺血管内皮细胞通透性增高，液体渗出。④肺水清除障碍。肺泡上皮具有主动转运清除肺泡内液体的功能。缺氧时肺泡上皮的钠水主动转运系统相关蛋白表达降低，该系统对肺泡内钠和水的清除能力降低。

2. 中枢性呼吸衰竭

当 $PaO_2 < 30mmHg$ 时，可严重影响中枢神经系统的能量代谢，直接抑制呼吸中枢，导致肺通气量减少。中枢性呼吸衰竭表现为呼吸抑制，呼吸节律和频率不规则，出现周期性呼吸、潮式呼吸和间停呼吸。

二、循环系统的变化

(一)代偿性反应

1. 心输出量增加

心输出量增加有利于增加对器官组织的血液供应，是急性缺氧时的重要代偿反应。心输出量增加的机制是：①PaO_2 降低引起呼吸运动增强，刺激肺牵张感受器，反射性兴奋交感神经，心率加快；②PaO_2 降低引起交感神经兴奋，儿茶酚胺释放增多，作用于心脏 β 受体，使心肌收缩力增强；③低张性缺氧时，胸廓呼吸运动增强，使静脉回流增加。

2. 血流重分布

缺氧时，心和脑的血流量增多，而皮肤、内脏、骨骼肌和肾的组织血流量减少，这种血流分布的改变有利于保证重要生命器官氧的供应，具有重要的代偿意义。缺氧时血流重分布的机制是：①不同器官的血管 α-受体密度不同，对儿茶酚胺的反应性不同。皮肤、内脏和肾脏的血管 α-受体密度高，对儿茶酚胺的敏感性较高，这些部位的血管收缩，血流量减少。②心脏和脑细胞缺氧时产生大量的乳酸、腺苷等代谢产物，可引起局部血管扩张，血流增多。③缺氧引起心、脑血管平滑肌细胞膜的钾通道开放，钾外流增多，细胞膜超极化，Ca^{2+} 进入细胞内减少，血管扩张。

3. 肺血管收缩

肺泡气 PO_2 降低可引起该部位肺部小动脉收缩，称为缺氧性肺血管收缩(hypoxic pulmonary vasoconstriction，HPR)，是肺循环独有的生理现象。缺氧性肺血管收缩，使缺氧肺泡的血流减少，血流转向通气充分的肺泡，有利于维持肺泡通气与血流的适当比例，以维持较高的 PaO_2，因而具有代偿意义。

缺氧引起肺血管收缩的机制在于：①缺氧对肺动脉平滑肌的直接作用。急性缺氧可使 K^+ 外流减少，Ca^{2+} 内流增多，引起血管收缩。②缩血管物质增多，舒血管物质减少。缺氧时，血栓素 A_2、内皮素、血管紧张素Ⅱ、5-羟色胺等缩血管物质产生增多，而一氧化氮、前列环素等舒血管物质产生减少，结果导致肺血管收缩。③交感神经作用。肺小动脉 α 受体密度高，缺氧时，交感神经兴奋，经 α 受体引起肺血管收缩。

4. 组织毛细血管增生

慢性缺氧可引起组织中毛细血管增生，尤其是心脏和脑的毛细血管增生更为显著。缺氧时毛细血管增生的机制主要在于，缺氧诱导因子-1 增多，上调血管内皮生长因子(vascular endothelium growth factor，VEGF)等基因的表达，促使毛细血管增生。另外，缺氧时 ATP 生成减少，腺苷增多，腺苷可刺激血管生成。组织中毛细血管增生、密度增大，缩短血氧弥散的距离具有代偿意义。

(二)损伤性变化

严重的缺氧，心脏可受累，引起高原性心脏病、肺源性心脏病，甚至发生心力衰竭。

1. 肺动脉高压

慢性缺氧使肺小动脉长期处于收缩状态，导致肺循环阻力增高，形成肺动脉高压。长期缺氧可导致肺血管重塑，主要表现为血管平滑肌细胞和成纤维细胞的肥大和增生，血管壁胶原和弹力纤维沉积，血管壁增厚变硬，形成持续的肺动脉高压，久之造成右心肥大甚至右心衰竭。

2. 心肌收缩和舒张功能障碍

严重缺氧，使心肌收缩蛋白破坏和 ATP 生成减少，导致心肌的收缩和舒张功能障碍，因同时发生肺动脉高压，患者常先表现为右心衰竭，严重时出现全心衰竭。

3. 回心血量减少

长期慢性缺氧，乳酸、腺苷等代谢产物在体内堆积，外周血管扩张，血液淤积。严重缺氧可直接抑制呼吸中枢，胸廓运动减弱，回心血量减少。回心血量减少降低心输出量，组织的供血供氧进一步减少。

4. 心律失常

严重缺氧可引起窦性心动过缓、期前收缩，甚至发生心室颤动。PaO_2 过度降低可经颈动脉体反射性地兴奋迷走神经，引起窦性心动过缓。缺氧时细胞内外离子分布改变，心肌细胞内 K^+ 减少，Na^+ 增多，静息膜电位降低，心肌兴奋性和自律性增高，传导性降低，易发生异位心律和传导阻滞。

三、血液系统的变化

(一)代偿性反应

1. 红细胞和血红蛋白增多

久居高原者，红细胞和血红蛋白数量均明显高于平原地区的居民。红细胞和血红蛋白含量增多可增加血液的氧容量和氧含量，增加组织的供氧量，是机体对慢性缺氧的一种重要代偿性反应。慢性缺氧时红细胞增多主要是由于肾脏生成和释放促红细胞生成素(erythropoietin，EPO)，骨髓造血增强引起。

2. 红细胞内 2,3-DPG 增多、红细胞释氧能力增强

2,3-DPG 是在红细胞内糖酵解过程的中间产物，是一种不能透出红细胞膜的有机酸。缺氧时，红细胞中的 2,3-DPG 含量增多，通过与还原血红蛋白(HHb)结合及 Bohr 效应，降低血红蛋白与氧的亲和力，氧离曲线右移，有利于红细胞释放出更多的氧，供组织、细胞利用。

(二)损伤性变化

血液中红细胞过度增加，会引起血液黏滞度和血流阻力显著增加，导致微循环障碍，加重组织细胞缺氧，出现头痛、头晕、失眠等多种症状，并易导致血栓形成等并发症。在吸入气氧分压明显降低的情况下，红细胞内过多的 2,3-DPG，将妨碍血红蛋白与氧的结合，使血氧含量过低，供应组织的氧严重不足。

四、中枢神经系统的变化

脑的重量仅为体重的 2%～3%，而脑血流量却占心输出量的 15%，脑的耗氧量占机体总氧耗量 23%。脑组织的能量主要来源于葡萄糖的有氧氧化，而脑内葡萄糖和氧的储备量很少，因此脑组织对缺氧极为敏感。

急性缺氧可引起头痛、思维能力降低、情绪激动及动作不协调等。严重者可出现惊厥或意识丧失。慢性缺氧时神经精神症状较为缓和，表现为注意力不集中、记忆力减退、易疲劳、轻度精神抑郁等。缺氧引起脑组织形态学变化主要是脑细胞肿胀、变性、坏死及间质脑水肿。

缺氧引起神经系统功能障碍的机制较复杂。神经细胞膜电位的降低，神经介质的合成减少，ATP 的生成不足。酸中毒、细胞内游离 Ca^{2+} 增多、溶酶体酶的释放以及细胞水肿等，均可

导致神经系统的功能障碍，甚至神经结构的破坏。

五、组织、细胞的变化

缺氧时组织、细胞可出现一系列功能、代谢和结构的改变。其中有的起代偿作用，有的是缺氧所致的损害性改变。

(一)代偿适应性变化

缺氧时，机体除了通过增加通气量、心输出量、血红蛋白含量等器官系统水平的机制进行代偿外，还可在组织细胞层面发生一系列代偿性适应性反应，以维持正常的生命活动。

1. 细胞利用氧的能力增强

慢性缺氧可使线粒体数量增多，表面积增大，从而有利于氧的弥散和利用。同时，线粒体呼吸链中的酶如细胞色素氧化酶、琥珀酸脱氢酶的含量增多，活性增强，提高细胞对氧的利用能力。

2. 糖酵解增强

磷酸果糖激酶是糖酵解的限速酶。缺氧时，ATP生成减少，ATP/ADP比值降低，使磷酸果糖激酶活性增强，糖酵解过程加强。糖酵解通过底物磷酸化，在不消耗氧的情况下生产ATP，以补偿能量的不足。

3. 肌红蛋白表达增加

久居高原者，骨骼肌内肌红蛋白(myoglobin，Mb)含量增多。肌红蛋白与氧的亲和力显著高于血红蛋白，当 PaO_2 为10mmHg时，血红蛋白的氧饱和度约为10%，而肌红蛋白的氧饱和度可达70%。因此，肌红蛋白能有效促进氧从血液、组织间液向细胞内转移，同时具有储存氧的作用，并直接介导氧向线粒体的传递。

4. 低代谢状态

缺氧时机体通过一系列调整机制，使细胞的耗能过程减弱，如糖、蛋白质合成减少等，减少氧的消耗，以维持氧的供需平衡。

(二)损伤性变化

缺氧性细胞损伤主要为细胞膜、线粒体和溶酶体的改变。

1. 细胞膜损伤

缺氧时ATP生成减少，细胞膜上 Na^+-K^+-ATP酶功能降低，加上缺氧时细胞内乳酸增多，pH降低，使细胞膜通透性升高，细胞内 Na^+、水增多，细胞水肿；细胞内 Na^+ 增多，K^+ 减少，还可使细胞膜电位负值变小，影响细胞功能。严重缺氧时，细胞膜对 Ca^{2+} 的通透性高，Ca^{2+} 内流增多，同时由于ATP减少影响 Ca^{2+} 的外流和摄取，使胞质 Ca^{2+} 浓度增加。Ca^{2+} 可抑制线粒体的呼吸功能，激活磷脂酶，使磷脂酶分解。此外，Ca^{2+} 还可激活钙依赖的蛋白水解酶，促进氧自由基的形成，加重细胞的损伤。

2. 线粒体损伤

急性缺氧时，线粒体氧化磷酸酶功能降低，ATP生成减少。严重缺氧可引起线粒体结构损伤，表现为线粒体肿胀，嵴断裂溶解，外膜破裂和基质外溢等。缺氧引起线粒体损伤的机制在于：缺氧时产生大量氧自由基诱发脂质过氧化反应，破坏线粒体膜的结构和功能；缺氧时细胞内 Ca^{2+} 超载，线粒体摄取钙增多，并在线粒体内聚集形成磷酸钙沉积，抑制氧化磷酸化，ATP生成减少。

3. 溶酶体损伤

酸中毒和钙超载可激活磷脂酶，分解膜磷脂，使溶酶体膜的稳定性降低，通透性增高，严重时溶酶体可以破裂。溶酶体内蛋白水解酶逸出引起细胞自溶，溶酶体酶进入血液循环可破坏多种组织细胞，造成广泛的损伤。

第四节　影响机体缺氧耐受性的因素

影响机体对缺氧耐受性的因素很多，主要取决于代谢耗氧率与机体的代偿能力。

一、代谢耗氧率

体温降低、中枢神经系统的功能抑制能降低机体耗氧率，使机体对缺氧的耐受性升高，故低温麻醉可用于心脏外科手术，以延长手术所必需的阻断血流的时间。而基础代谢高者，如发热或甲亢患者，由于耗氧多，对缺氧的耐受性低；寒冷、体力活动、情绪激动等可增加机体耗氧量，同时对缺氧的耐受性降低。

二、机体的代偿能力

机体通过呼吸、循环或血液系统的代偿性反应能增加组织的供氧。通过组织、细胞的代偿性反应能提高利用氧的能力。这些代偿性反应存在显著的个体差异，因而各人对缺氧的耐受明显不同。有心、肺疾病或血液病者对缺氧的耐受性差，老年人因心、肺功能储备降低、骨髓的造血能力下降及外周血液红细胞减少等均可造成对缺氧的适应能力降低。应该指出的是，机体的代偿能力是可以通过锻炼提高的。轻度缺氧刺激可调动机体的代偿能力，如进入高原者若采取缓慢的阶梯性上升要比快速上升能更好地适应。

第五节　缺氧治疗的病理生理学基础

一、去除病因

消除缺氧的原因是缺氧治疗的前提和关键，如对高原脑水肿患者应尽快脱离高原缺氧环境；对慢性阻塞性肺病、支气管哮喘、严重急性呼吸综合征等患者应积极治疗原发病，改善肺的通气和换气功能；对先天性心脏病患者，应及时进行手术治疗，对各类中毒引起缺氧的患者，应及时解毒。

二、氧　疗

氧疗是治疗缺氧的基本措施，对各种类型的缺氧均有一定的疗效，但缺氧类型不同，疗效不尽相同。吸氧能有效提高肺泡气氧分压，促进氧在肺中的弥散与交换，提高动脉血氧分压、血氧含量和氧饱和度，因而对低张性缺氧最为有效。但不同原因引起的低张性缺氧，氧疗的疗效也有所不同。高原性肺水肿患者吸入纯氧具有特殊的疗效，吸氧后数小时至数日，肺水肿可显著缓解。氧疗对由右向左分流所致缺氧的作用较小，因为吸入的氧无法使经动-静脉短路流入左心的血液起氧合作用。

血液性缺氧和循环性缺氧患者动脉血氧分压和氧饱和度均正常，此时氧疗的作用主要是通过提高动脉血氧分压、增加血液中溶解的氧量，改善对组织的供氧。此外，由于血液、组织液、细胞及线粒体之间的氧分压差是驱使氧弥散的动力，当氧分压增大时，氧的弥散速度加快。CO中毒患者吸入纯氧特别是高压氧不仅可使血液氧分压增高，而且氧与CO竞争与血红蛋白结合，可促使碳氧血红蛋白解离，治疗效果好。组织性缺氧时组织的供氧是正常的，此时氧疗的效果不及其他类型的缺氧。

三、防止氧中毒

氧疗虽然对治疗缺氧十分重要，但如果长时间吸入氧分压过高的气体则可引起组织、细胞损害，称为氧中毒(oxygen intoxication)。一般认为氧中毒的发生机制与活性氧的毒性作用有关。

氧中毒的发生主要取决于吸入气的氧分压而不是氧浓度。吸入气氧分压(PiO_2)与吸入气体的压力(PB)和氧浓度(FiO_2)成正比，$PiO_2=(PB-47)\times FiO_2$(Q其中47为水蒸气压力mmHg)。在高压环境下(高压舱、潜水)，以及长时间、高流量、吸入纯氧时容易发生氧中毒，临床工作中应加以重视。

(杜月光)

主要参考文献

1. 王建枝，殷莲华主编. 病理生理学. 第8版. 北京：人民卫生出版社，2013.
2. 李桂源主编. 病理生理学. 北京：人民卫生出版社，2013.
3. 黄玉芳主编. 病理学. 北京：中国中医药出版社，2013.

第六章

发　热

第一节　发热的概念

人和哺乳动物都具有相对恒定的体温，正常成人体温维持在37.0℃左右，并在一定温度范围内波动，可表现为昼夜间周期性波动，清晨体温最低而午后体温偏高，波动幅度一般不超过1℃。正常人体相对稳定的体温，是通过以体温调节中枢为核心的调节体系来维持的。

在日常生活与临床工作中，常有多种生理性和病理性因素引起体温升高超过正常体温0.5℃，称为体温升高。体温升高不超过38℃为低热；38～39℃为中等热；39～40℃为高热；超过41℃为过高热。因临床上常难以确定体温升高的原因，就往往将体温升高超过正常值0.5℃所有情况统称为发热。但从体温调控的角度来分析，这一说法仅是表面现象的描述，没有强调体温调节中枢调定点的核心作用。据此，根据体温调节的调定点（set point，SP）理论，发热是指在激活物的作用下，使体温调节中枢的调定点上移而引起的调节性体温升高（超过0.5℃）。这说明发热时体温调节体系的功能仍然正常，其主要原因是在激活物（如细菌、病毒感染等）的作用下，体温调节中枢的调定点上移，体温调节在高水平上进行的一种主动的调节性体温升高。多数病理性体温升高（如感染性或炎症性发热）均属此类。但少数病理性体温升高是体温调节失控或调节障碍所引起的一种被动性体温升高，称为过热（hyperthermia）。这种体温升高而调定点并未上移，导致体温与调定点不相适应，是一种非调节性的体温升高。见于体温调节障碍（如体温调节中枢受损），或散热障碍（如皮肤鱼鳞病、先天性汗腺缺乏和环境高温等）及产热器官功能异常（如甲状腺功能亢进）等情况。

此外，剧烈运动、妇女月经前期、心理性应激等也可使体温升高超过0.5℃，由于它们属于生理性反应，故称之为生理性体温升高（图6-1）。

体温升高
- 生理性体温升高
  - 剧烈运动
  - 妇女月经前期
  - 心理性应激
- 病理性体温升高
  - 发热：调节性体温升高（体温与调定点相适应）
  - 过热：被动性体温升高（体温超过调定点水平）

图6-1　体温升高的分类

发热通常不是独立疾病，而是发热性疾病（伴有发热表现的疾病）的重要病理过程和临床表现，也是疾病发生的重要信号，甚至是潜在恶性病灶（肿瘤）的信号。在整个病程中，体温曲线变化往往反映病情变化，对判断病情、评价疗效和估计预后，均有重要参考价值。

第二节 发热的病因和发病机制

发热是一个常见的临床症状，但发生机制比较复杂，其基本环节主要包括以下几个部分：发热激活物（如细菌、病毒等多种病原微生物）→激活产内生致热原细胞（主要为各种白细胞）→产生和释放内生致热原（endogenous pyrogen，EP）→通过血脑屏障入脑→作用于下丘脑体温调节中枢→体温调定点上移→调节效应器→产热增加和散热减少（产热＞散热）→体温升高并与调定点相适应（发热）。现按各环节的顺序来叙述：

一、发热激活物

能直接或间接激活机体产内生致热原细胞，并使其产生和释放 EP，本身可以含有或者不含致热成分的各种物质，称为发热激活物，又称为 EP 诱导物。它们可以是来自体外的外致热原，也可以是某些体内物质。

（一）外致热原

外致热原是人类面临的主要发热激活物，临床上多数发热性疾病都是由病原生物及其产物引起的，约占所有发热的 50％～60％。

1. 细菌

（1）革兰阳性菌　主要有金黄色葡萄球菌、肺炎球菌、溶血性链球菌、白喉杆菌和枯草杆菌等。革兰阳性菌充当外致热原的主要形式有：全菌体、细胞壁所含的肽聚糖以及其释放的外毒素。

（2）革兰阴性菌　典型菌群有大肠杆菌、伤寒杆菌、志贺氏菌、淋球菌、脑膜炎球菌等。这类菌群的致热形式除全菌体、细胞壁所含的肽聚糖外，最突出的是其细胞壁中所含的脂多糖，也称内毒素（endotoxin，ET）。

（3）分枝杆菌　典型者为结核杆菌。其全菌体及细胞壁所含的肽聚糖、多糖和蛋白质都具有致热作用，可以引起患者出现午后发热，并且常出现发热的耐受现象。

2. 病毒

常见的有流感病毒、麻疹病毒、柯萨奇病毒、SARS（severe acute respiratory syndrome）病毒。流感和 SARS 等疾病最主要临床表现之一就是发热。

人类的致病病毒多数为包膜病毒，包膜中的脂蛋白以及有些病毒包膜中含有的血细胞凝集素可能是病毒的主要致热性物质。反复的病毒感染可以导致动物产生耐受性。

3. 其他病原微生物

在临床与动物实验中，真菌、钩端螺旋体、疟原虫均可以导致发热。

（二）体内产物

1. 抗原-抗体复合物

许多自身免疫性疾病都有持续发热的临床表现，如系统性红斑狼疮、类风湿、风湿热等疾病，提示循环中持续存在的抗原-抗体复合物可能是其主要的发热激活物。

2. 致热性类固醇

体内某些类固醇产物有致热作用，睾酮的中间代谢产物本胆烷醇酮是其典型代表。而其他类固醇如糖皮质激素和雌激素，则能够抑制 EP 的产生和释放。因此有人认为类固醇代谢失调是某些周期性发热的原因，如肝癌、肝硬化等的周期性发热。

3. 组织损伤和坏死

组织坏死过程的组织蛋白分解产物作为发热激活物，或者组织坏死引起的无菌性炎症释放某些发热激活物引起发热，见于大面积烧伤、严重创伤、大手术、心肌梗死、脾梗死、肺梗死、物理及化学因子作用所致的组织细胞坏死等。

4. 致炎物质

有资料表明，硅酸盐、尿酸结晶等，可引起机体炎症反应，导致无菌性发热。

二、内生致热原

内生致热原是指产 EP 细胞在发热激活物作用下，产生和释放的一组能引起体温升高的致热物质。它们作为"信使"携带着发热的信息，将其传递到下丘脑体温调节中枢。

(一)能够产生内生致热原的细胞

在发热激活物作用下，所有能够产生和释放 EP 的细胞都称之为产 EP 细胞，主要有三类：①单核-巨噬细胞；②肿瘤细胞；③其他细胞：包括内皮细胞、淋巴细胞等。其中单核-巨噬细胞是产生 EP 的主要细胞。

(二)常见的内生致热原

自 1984 年 Beeson 等首先发现白细胞致热原(leucocytic pyrogen，LP)以来，现已有多种具有类似作用的内源性致热物质被发现，它们都是产 EP 细胞在发热激活物的作用下所释放的产物，故统称之为 EP，主要有白细胞介素-1(IL-1)、肿瘤坏死因子(TNF)、干扰素(INF)、白细胞介素-6(IL-6) 等。

三、体温调节中枢的调定点上移

(一)体温调节中枢

目前，一般认为体温调节中枢位于视前区-下丘脑前部(preoptic anterior hypothalamus，POAH)，该区含有温敏神经元，对来自外周和深部的温度信息起整合作用。将致热原或发热介质微量注射于 POAH 可引起发热反应，在发热时，该部位的发热介质显著升高，但这种调节主要表现为正调节。而另外一些下丘脑外的中枢部位，如腹中隔(ventral septal area，VSA)、中杏仁核(medial amygdaloid nucleus，MAN)则对发热时体温产生负调节。因此，目前认为体温调节中枢可能有两部分组成，正调节中枢和负调节中枢。正、负调节的相互作用决定调定点上移的水平及发热的幅度。

(二)内生致热原进入神经中枢的途径

作为发热信使的 EP 在血液中产生后如何进入脑内，目前研究可能有以下几种途径：

1. EP 直接通过血脑屏障

在某些病理情况下，如颅内感染性疾病、颅脑炎症等促使血脑屏障通透性增高，可使 EP 大量进入中枢，而且 EP 可能通过易化扩散入脑。

2. 下丘脑终板血管器途径

终板血管器位于第三脑室壁的视上隐窝处，与POAH的体温调节中枢紧邻，此处毛细血管是有孔毛细血管，血脑屏障薄弱，EP可以进入脑内。

3. 迷走神经途径

目前实验研究发现，细胞因子可刺激迷走神经，迷走神经将外周的致热信息通过传入纤维传入中枢。

（三）发热中枢的调节介质及其作用

EP无论以何种形式入脑，它们只是作为“信使”传递信息，而不是引起调定点上移的最终物质。EP作用于体温调节中枢，引起发热中枢调节介质的释放，既有中枢正调节介质（如前列腺素E、环磷酸腺苷）使体温调定点上移，也激活体温负调节中枢，通过负调节介质（如精氨酸加压素、α-黑色素细胞刺激素）抑制调定点上移，起负反馈调节作用，因此，体温调定点上移的最后变化是两种介质调控效应融合的结果。

四、调节性体温升高

中枢正调节介质如PGE、cAMP、Na^+/Ca^{2+}、比值改变CRH和NO等使体温调定点上移后，正常血液温度变为冷刺激，体温调节中枢发出冲动，对产热和散热过程进行调整，引起外周效应器的反应，一方面通过运动神经引起骨骼肌紧张度增加或寒战，使产热增加；另一方面，经交感神经系统引起皮肤血管收缩，使散热减少。于是，产热大于散热，从而把体温升高到与调定点相应的水平。在体温上升的同时，负调节中枢也被激活，产生负调节介质如AVP、α-MSH、A-nnexinA_1和IL-10等，进而限制调定点的上移和体温的上升。正负调节相互作用的结果决定体温上升的水平。也正因为如此，发热时体温很少超过41℃，从而避免了高热引起脑细胞损伤。这是机体的自我保护机制，具有十分重要的生物学意义（图6-2）。

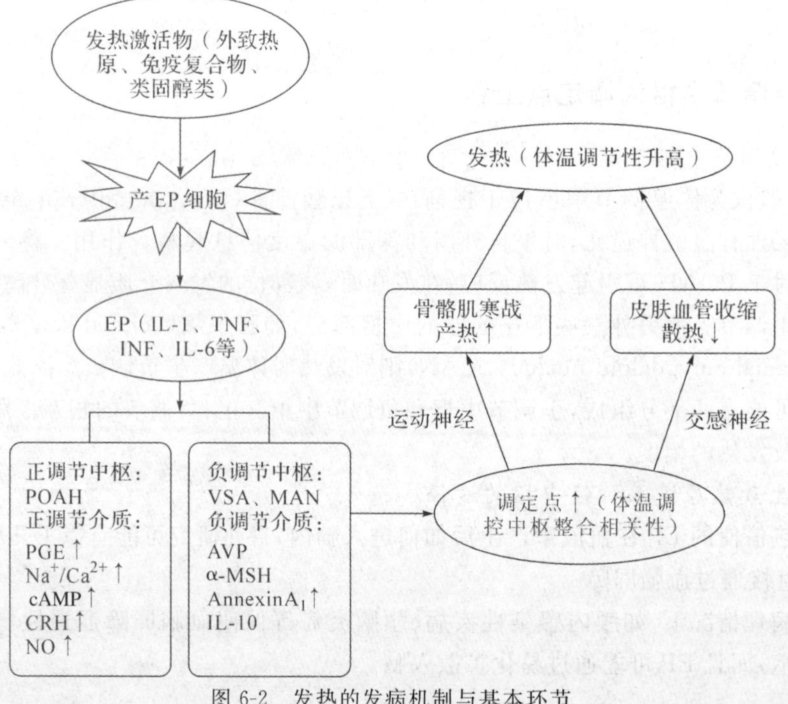

图6-2 发热的发病机制与基本环节

由此可见，发热机制的流程可归纳为信息传递、中枢调节和外周效应，是使体温调节性升高的三个基本环节。

第三节　发热的时相

发热过程大致可分为三个时相：体温上升期、高热持续期和体温下降期。

一、体温上升期

"调定点"升高后发放神经冲动使产热增加、散热减少，体温升至新"调定点"水平的一段时程为体温上升期，又称寒战期。

1. 临床表现

畏寒、皮肤苍白，重者寒战和鸡皮。调定点上移，正常的体温变成了冷刺激，中枢发出神经冲动使皮肤血管收缩，血流减少从而表现皮肤苍白；又因皮肤表层温度下降刺激体表的冷感受器，信息传入中枢而感觉畏寒。"鸡皮"现象是经交感神经传出的冲动引起皮肤竖毛肌收缩而致。

2. 热代谢特点

此期因体温调定点上移，中心温度低于调定点水平，因此，热代谢特点是产热增多，散热减少，体温上升。

3. 产热与散热变化的机制

(1)产热增加　①寒战：是下丘脑(寒战中枢)发出的冲动，经脊髓侧索的网状脊髓束和红核脊髓束，通过运动神经传递到运动终板而引起骨骼肌不随意的周期性收缩。寒战中枢位于下丘脑后部，靠近第三脑室壁，正常时其被来自于POAH的热敏神经元的神经冲动所抑制。当POAH受冷刺激时，该抑制被解除，随即发生寒战。皮肤温度的下降也可刺激冷感受器经神经传导而兴奋寒战中枢。此方式可致产热量迅速增加4～5倍，是此期成人热量增加的主要来源。②棕色脂肪组织：受EP(如TNF_α等)刺激，棕色脂肪细胞内的脂质快速分解和氧化，使产热迅速增加。新生儿和冬眠动物有较多的棕色脂肪。因新生儿发热时没有明显的寒战反应，故棕色脂肪的氧化是其热量增加的主要来源。

(2)散热减少　由于调定点上移，原来的正常体温变为冷刺激，于是，交感神经发出冲动使皮肤血管收缩，减少经皮肤的散热。

二、高温持续期

当体温上升到与新的调定点水平相适应的高度后，产热与散热在新的高度上达到平衡，称高温持续期或高热稽留期。

1. 临床表现

患者自觉酷热，皮肤发红、干燥。原因是皮肤血管舒张使皮肤血流增多，肤色发红，散热增加；由于温度较高的血液灌注使皮肤温度升高，热感受器将其信息传入中枢而使患者有酷热感；高热使水分经皮肤蒸发较多，因而皮肤、口唇干燥。

2. 热代谢特点

中心温度已上升到新的调定点水平，产热与散热在较高水平上保持相对平衡。

3. 产热与散热变化的机制

体温已与调定点相适应，下丘脑不再发出“冷反应”冲动，寒战停止并出现散热反应。

此期因病因不同而持续时间各异，从几小时(如疟疾)、几天(如大叶性肺炎)到1周以上(如伤寒)。

三、体温下降期

当发热激活物、EP及发热介质得到控制和清除，或依靠药物使体温调节中枢“调定点”恢复到正常水平，机体出现明显的散热反应，即为体温下降期。

1. 临床表现

皮肤潮红、出汗或大汗、体温下降，严重者出现脱水甚至发生失液性休克。

2. 热代谢特点

散热大于产热，体温下降，直至回降到与正常“调定点”相适应的水平上。

3. 产热与散热变化的机制

(1)散热增加　此期由于血温高于调定点，POAH的热敏神经元受刺激，发放冲动促进散热。①皮肤血管舒张，将深部的体热带到体表而发散；②出汗：高血温及皮肤温度感受器传来的热信息刺激发汗中枢，使汗腺分泌增多，经汗液蒸发而散发体热使体温下降。

(2)产热减少　POAH的冷敏神经元受抑制，减少产热。

此期持续时间可几小时或一昼夜(称骤退)，甚至几天(称渐退)。对体温下降期患者应注意监护，及时补充水、电解质，尤其是在体温骤退或伴有心肌劳损的患者，更应该密切注意。

第四节　发热时机体功能和代谢变化

一、生理机能改变

1. 中枢神经系统

发热时对中枢神经系统的影响较大，突出表现是头痛、头晕、嗜睡。有的高热病人会出现烦躁、谵妄、幻觉。这些症状基本上是由具有致热作用的细胞因子直接引起的。小儿在高热中可出现搐搦，常见于出生后6个月至6岁的儿童，称热惊厥，这可能与小儿中枢神经系统尚未发育成熟有关。

2. 循环系统

发热时，体温上升1℃，心率每分钟平均增加18次。这是血液温度升高刺激窦房结及交感-肾上腺髓质系统活动增强所致。心率加快一般使心输出量增多，但对心肌劳损或心肌有潜在病灶的病人，则加重了心脏负担，可诱发心力衰竭。在寒战期动脉血压可轻度上升，是外周血管收缩和心率加快的结果；在高温持续期和体温下降期由于外周血管舒张，动脉血压轻度下降，高血压病人下降较为明显。体温骤退，特别是用解热药引起体温骤退时，可因大量出汗而导致休克。

3. 呼吸系统

血液温度的升高刺激呼吸中枢，使呼吸加深加快。深而快的呼吸在增加热量散发的同时，也可引起呼吸性碱中毒。但持续的体温升高可因大脑皮质和呼吸中枢的抑制，使呼吸变浅慢或不规则。

4. 消化系统

发热时消化液分泌减少，胃肠道蠕动减弱使食物的消化、吸收与排泄功能异常，出现食欲不振、恶心、呕吐和口干舌燥。胰液和胆汁分泌不足，可致蛋白质、脂肪的消化不良，使食物在肠道发酵和腐败，产气增多，临床表现为便秘和腹胀。这些变化除了与发热有关，还可能与交感神经兴奋、副交感神经抑制以及水分蒸发较多有关。

二、代谢改变

发热时，机体通过寒战和代谢率的提高使营养素分解加强，从而导致体温升高。一般认为，体温升高1℃，基础代谢率提高13%。因此持久发热使物质消耗明显增多，故必须保证有足够营养物质供应，否则会导致消瘦和体重下降。

1. 糖代谢

发热时能量消耗大量增加，糖代谢加强，肝糖原和肌糖原分解增多，血糖因而增多，糖原储备减少。由于相对缺氧，葡萄糖的无氧酵解也增强，组织内乳酸大量增加，可引起代谢性酸中毒。发热时肌肉酸痛也可能与此有关。

2. 脂肪代谢

发热时脂肪分解也显著加强，由于糖代谢加强使糖原储备不足，摄入相对减少，乃动员储备脂肪，后者大量消耗而致消瘦。另外，交感-肾上腺髓质系统兴奋，脂解激素分泌增加，也促进脂肪分解。由于脂肪分解加强和氧化不全，有的病人可出现酮血症、酮尿。

3. 蛋白质代谢

高热病人的蛋白分解加强，尿氮比正常人增加2～3倍，如未能及时补充可出现负氮平衡。蛋白质分解加强除与体温升高有关外，与EP的作用关系重大。已经证明，EP通过PGE合成增多而使骨骼肌蛋白质大量分解，可为肝脏提供大量氨基酸，用于急性期反应蛋白的合成和组织修复等的需要。

4. 水、盐及维生素代谢

在体温上升期，由于血液重新分布，肾血流量减少，尿量减少，氯化钠排出随之减少；而在退热期，随着尿量增多和大量排汗，钠盐的排出也相应增多。在高温持续期，高热使皮肤和呼吸道水分蒸发增多，加上出汗和饮水不足，严重者可引起脱水。因此，持久高热者应及时补充水分和适量电解质。由于糖、脂肪和蛋白质分解代谢加强，各种维生素的消耗也增多，应注意及时补充。

第五节　发热处理与防治的病理生理基础

一、适度发热的处理原则

发热是机体的一种防御反应，是一个重要的疾病信号，典型的体温曲线变化常具有重要的诊断价值，且适度发热有利于增强机体的免疫功能。因此，对于低于40℃的适度发热，并未伴有其他严重疾病者，可不急于解热。但必须对其进行必要的监护：①对既往有心脏疾病的病人，应注意体温骤降时，防止发生循环衰竭；②对消耗性发热病人，提供足够的营养物质；③注意病人的水盐代谢，补充足够水分和维生素，防止脱水及水、电解质紊乱。

二、下列情况应及时解热

1. 高热(体温>40℃以上)，对于高热病例，无论有无明显的原发病，都应尽早解热，防止中枢神经细胞和心脏受到影响。尤其是小儿高热，容易发生惊厥。

2. 恶性肿瘤患者。

3. 心脏病患者，如心肌梗塞或慢性心力衰竭患者发热时易诱发心力衰竭，须及早解热。

4. 妊娠妇女。发热可使胎儿发育障碍而导致畸胎。因此孕妇应尽量避免发热。

三、选择合理解热措施

1. 针对发热病因解热，使用有效的抗生素等措施抗感染。

2. 针对发热发病学环节治疗。主要包括三个环节：干扰或阻止EP合成和释放、阻断或拮抗EP对体温调节中枢的作用以及阻碍中枢发热介质的合成。如水杨酸钠可以阻断PGE的合成，利于体温中枢调定点恢复正常；糖皮质激素如地塞米松，可抑制EP细胞合成和释放EP，降低EP水平，达到解热的目的。

3. 物理降温。可采用冰敷、醇浴和温水浴等降温。

（郑绿珍）

主要参考文献

1. 王建枝，殷莲华主编. 病理生理学. 第8版. 北京：人民卫生出版社，2013.
2. 吴其夏，余应年，卢建主编. 新编病理生理学. 北京：中国协和医科大学出版社，1999.
3. 楼新法主编. 基础医学概论. 杭州：浙江大学出版社，2012.

第七章

应　激

第一节　概　述

一、应激的概念

应激(stress)是指机体在受到一定强度内外环境因素及社会、心理因素刺激时所出现的全身性非特异性适应反应，又称为应激反应(stress response)。这些刺激因素称为应激原(stressor)。除了非特异性反应外，各种应激原也可能引起某些与应激原直接相关的特异性反应。但传统的应激概念并不包括这些特异性反应，一般将其纳入具体疾病中去讨论。

应激是一种普遍存在的现象，是机体适应、保护机制的重要组成部分。适度的应激有利于增强机体的对抗或回避能力，有利于在变动的环境中维持机体的自稳态，但过强或持续时间过长的应激对机体有害，可造成器官功能障碍和代谢紊乱，严重时可导致身心疾病。

20 世纪 20—30 年代，以 Cannon 为代表的学者主要从动物实验来研究应激时交感神经及肾上腺髓质的兴奋。30—40 年代，以 Selye 为代表的学者研究了实验动物在创伤、寒冷、高热及毒物等作用下垂体-肾上腺皮质功能的变化，提出了全身适应综合征(general adaptation syndrome)或应激综合征(stress syndrome)的概念，并首先将“stress”一词引入生物学和医学领域。Cannon 和 Selye 等的早期研究为应激的神经内分泌变化勾画出基本的框架。此后，神经内分泌反应一直是应激研究的中心内容。随着 60—70 年代放射免疫技术的发展及放射配体结合法的应用，应激的研究逐渐深入至激素及受体水平。与此同时，急性期反应及急性期蛋白的研究从血浆蛋白质的角度弥补了应激领域中神经内分泌研究方面的某些不足。随着细胞分子生物学理论与技术的渗透，应激的研究逐步深入至细胞、亚细胞及分子水平。尤其在热休克蛋白方面获得诸多进展。随着“单纯生物医学模式”向“生物-心理-社会医学模式”的转变，心理、社会因素与应激及应激相关疾病(特别是心身疾病)的关系受到了更多的关注。最近 20 年来，各种转基因动物及基因敲除动物的研究，为应激机制的阐明提供了新的工具，推动了应激研究的进一步深入。

二、应激原

强度足够引起应激反应的任何刺激都可成为应激原。根据来源不同，可将其分为三类：

(一)外环境因素

如高热、寒冷、射线、噪声、强光、低氧、病原微生物及化学毒物等。

(二)内环境因素

机体自稳态失衡，如血液成分的改变、心律失常、感染、休克、器官功能衰竭及酸碱平衡紊乱等。

(三)心理-社会因素

是现代社会中重要的应激原。如紧张的工作、不良的人际关系、离婚、丧偶等打击以及愤怒、焦虑，恐惧等情绪反应皆可引起应激反应。

由于在遗传素质、个性特点、神经类型及既往经验方面存在千差万别，不同个体对同样的应激原存在不同的敏感性及耐受性，因而强度相同的应激原在不同个体可引起程度不同的应激反应。即使是同一个人，在不同的时间、不同的条件下，引起反应的应激原强度也可不同。

三、应激的分类

根据应激原的种类、作用时间和强度等，可将应激分为以下类型：

(一)躯体性应激和心理性应激

导致躯体性应激的有外环境的理化和生物学因素，以及导致机体内环境紊乱或自稳态失衡的因素。而心理-社会因素，往往引起过重的心理压力。心理性应激可引起人的认知功能异常，如在体育竞赛时过度紧张可使运动员认知反应迟钝。还可引起情绪行为异常，如某些心理社会因素引起的愤怒情绪可导致行为失控，若有冠心病病史者还可诱发心源性猝死。

(二) 急性应激和慢性应激

这是根据应激原作用的时间长短分类的。急性应激由突发的天灾人祸，如地震、洪水、意外受伤(如车祸)、亲人死亡等导致，过强的急性应激原刺激可诱发急性心肌梗死和心源性猝死以及精神障碍等；而由应激原长时间作用所致的慢性应激可导致生长发育和多种器官功能障碍。

(三) 生理性应激和病理性应激

根据对机体影响的程度，应激可分为生理性应激和病理性应激，前者指应激原不十分强烈，且作用时间较短(考试、竞赛、饥饿)，是机体对轻度环境变化和社会、心理刺激的重要防御适应反应，有利于调动机体潜能又不至于对机体产生严重影响，故又称良性应激。后者指应激原强烈且作用时间持久(休克、大面积烧伤、长期情绪紧张)，除仍具有某些防御代偿意义之外，可引起机体自稳态的失衡，甚至应激性疾病发生，又称劣性应激。

四、全身适应综合征

20 世纪 30—40 年代，加拿大生理学家 Selye 等发现，剧烈运动、毒物、寒冷、高温及严重创伤等多种有害因素可引起实验动物一系列神经内分泌变化，这些变化具有一定适应代偿意义，并导致机体多方面的紊乱与损害，称为全身适应综合征，可分为三个时期：

（一）警觉期

警觉期在应激原作用后立即出现，为机体防御机制的快速动员期。其神经内分泌改变以交感-肾上腺髓质系统兴奋为主.并伴有肾上腺皮质糖皮质激素（glucocorticoid，GC）的分泌增多。这些变化的病理生理意义在于使机体处于“应战状态”，有利于机体进行格斗或逃避。本期持续时间较短。如应激原持续存在，且机体依靠自身的防御代偿能力度过此期，则进入损伤与抗损伤的第二阶段。

（二）抵抗期

抵抗期中，以交感-肾上腺髓质兴奋为主的反应将逐步消退，而肾上腺皮质开始肥大，GC分泌进一步增多。在本期中，GC 在增强机体的抗损伤方面发挥重要作用。但免疫系统开始受到抑制，胸腺萎缩、淋巴细胞数目减少而功能减退。

（三）衰竭期

机体在经历持续强烈的应激原作用后，其能量贮备及防御机制被耗竭，虽然 GC 水平可仍然升高，但其受体的数目及亲和力下降，机体内环境严重失调，相继出现一个或多个器官衰竭，最后归于死亡。

上述三个阶段并非一定都依次出现，多数应激只引起第一、二期的变化，只有少数严重的应激反应才进入第三期。

第二节 应激反应的基本表现

应激是一种非特异的、泛化的反应，可以表现在从整体到分子的不同层面。当机体受到强烈刺激时，最基本的表现是以蓝斑-交感-肾上腺髓质系统（locus ceruleus-sympathetic-adrenal medulla axis）和下丘脑-垂体-肾上腺皮质系统（hypothalamus-pituitary-adrenal cortex system，HPA）强烈兴奋为代表的一系列神经内分泌反应，还引起明显的体液、细胞乃至基因水平的反应，同时器官、系统的功能代谢也会出现相应的变化。

一、应激的神经内分泌反应

当机体受到强烈刺激时，应激的基本反应为一系列的神经内分泌改变，其中最主要的改变为蓝斑-去甲肾上腺素能神经元/交感-肾上腺髓质轴和下丘脑-垂体-肾上腺皮质轴的强烈兴奋，多数应激反应的生理生化变化与外部表现皆与这两个系统的强烈兴奋有关。

（一）蓝斑-交感-肾上腺髓质系统兴奋

1. 基本组成

蓝斑-去甲肾上腺素/交感-肾上腺髓质轴的基本组成单元为主要位于蓝斑的去甲肾上腺素能神经元及交感-肾上腺髓质轴。蓝斑作为该系统的中枢位点，上行主要与大脑边缘系统有密切的往返联系，成为应激时情绪、认知、行为功能变化的结构基础。下行则主要至脊髓侧角，行使调节交感-肾上腺髓质系统的功能（图 7-1）。

2. 基本效应

（1）中枢效应　该系统的主要中枢效应与应激时的兴奋、警觉有关，并可引起紧张、焦虑的情绪反应。此外，脑干的去甲肾上腺素能神经元还与室旁核分泌促肾上腺皮质激素释放激素

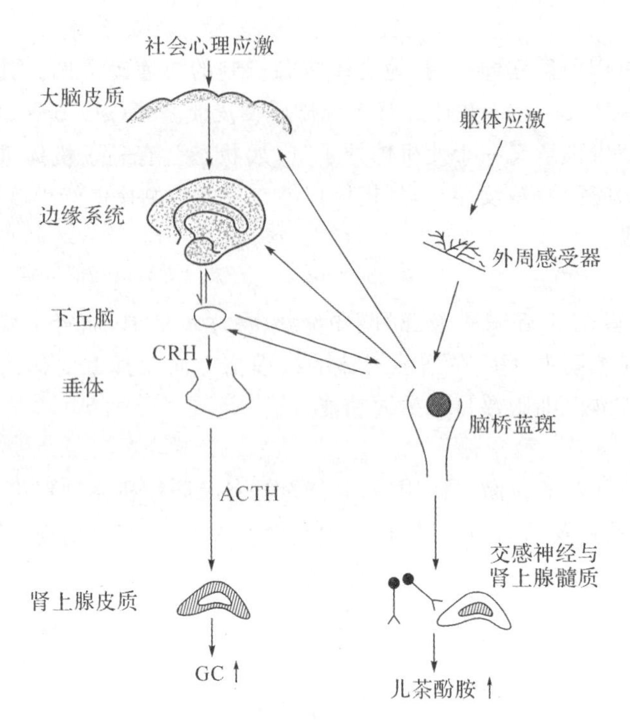

图 7-1 应激时的神经内分泌反应

(corticotropin releasing hormone，CRH)的神经元有直接的纤维联系，该通路可能是应激启动下丘脑-垂体-肾上腺皮质轴的关键结构之一。

(2)外周效应　主要表现为血浆肾上腺素、去甲肾上腺素、多巴胺等儿茶酚胺的浓度迅速升高。交感神经兴奋主要释放去甲肾上腺素，肾上腺髓质兴奋主要释放肾上腺素。对将执行的死刑犯的检测表明，其血浆去甲肾上腺素可升高 45 倍，肾上腺素升高 6 倍。低温、缺氧也可使去甲肾上腺素升高 10～20 倍，肾上腺素升高 4～5 倍。

交感-肾上腺髓质系统的强烈兴奋主要参与调控机体对应激的急性反应，介导一系列的代谢和心血管代偿机制以克服应激原对机体的威胁或对内环境的干扰。儿茶酚胺对心脏的兴奋和对外周阻力血管、容量血管的调整可使应激时的组织供血更充分、合理；去甲肾上腺素作用于胰岛 α 细胞刺激胰高血糖素分泌，作用于胰岛 β 细胞抑制胰岛素分泌，进而升高血糖以增加组织的能源供应。上述作用促使机体紧急动员，使机体处于一种唤起状态，有利于应付环境的变化。

但强烈的交感-肾上腺髓质系统的兴奋也引起明显的能量消耗和组织分解，甚至导致血管痉挛、某些部位组织缺血、致死性心律失常等。

(二)下丘脑-垂体-肾上腺皮质激素系统激活

1. 基本组成

HPA 轴的基本组成单元为下丘脑的室旁核、腺垂体和肾上腺皮质。室旁核作为该神经内分泌轴的中枢位点，上行主要与杏仁复合体、海马结构、边缘皮层有广泛的往返联系，特别与杏仁复合体有致密的神经纤维联系。下行则主要通过 CRH 与腺垂体和肾上腺皮质进行往返联系和调控(图 7-1)。

2. 基本效应

（1）中枢效应　CRH是HPA轴激活的关键环节，无论是从躯体直接来的应激传入信号或是经边缘系统整合的下行应激信号，皆可引起室旁核的CRH神经元将神经信号转换成激素信号，使CRH分泌增多，或经轴突运输，或经垂体门脉系统进入腺垂体，促进腺垂体促肾上腺皮质激素（adrenocorticotrophic hormone，ACTH）的分泌，进而增加肾上腺皮质激素（glucocorticoid，GC）的分泌。

CRH的另一个重要功能是调控应激时的情绪行为反应，大鼠脑室内直接注入CRH可引起剂量依赖的行为情绪反应。目前认为，适量的CRH增多可促进适应，使机体兴奋或有愉快感；但大量的CRH增加，特别是慢性应激时的持续增加则造成适应机制的障碍，出现焦虑、抑郁、食欲、性欲减退等。这是重症慢性病人几乎都会出现的共同表现。

CRH还是内啡肽释放的促激素，应激时内啡肽升高与CRH增加相关。CRH也促进蓝斑-去甲肾上腺素能神经元的活性，与蓝斑-去甲肾上腺素/交感-肾上腺髓质轴形成交互影响。

（2）外周效应　正常成人每日GC分泌量约25～37mg。应激时GC分泌迅速增加，如外科手术的应激可使皮质醇的分泌量达到正常分泌量的3～5倍。若应激解除（手术完成无合并症），皮质醇通常于24h内恢复至正常水平。但若应激原持续存在，则血浆皮质醇浓度持续升高，如大面积烧伤病人，血浆皮质醇维持于高水平可长达2～3个月。

GC分泌增多是应激最重要的一个反应，对机体抵抗有害刺激起着极为重要的作用。动物实验表明，切除双侧肾上腺后，极小的有害刺激即可导致动物死亡，动物几乎不能适应任何应激环境。但若仅去除肾上腺髓质而保留肾上腺皮质，则动物可以存活较长时间。应激时GC增加对机体有广泛的保护作用：①升高血糖：GC升高是应激时血糖增加的重要机制，它促进蛋白质的糖异生，并对儿茶酚胺、胰高血糖素等的脂肪动员起允许作用；②抑制炎症介质、细胞因子的生成、释放和激活：GC对炎症介质、细胞因子的生成、释放和激活具有抑制作用，并稳定溶酶体膜，减少这些因子和溶酶体酶对细胞的损伤；③维持循环系统对儿茶酚胺正常反应性：GC不足时，心血管系统对儿茶酚胺的反应性明显降低，可出现心肌收缩力减低、心电图显示低电压、心输出量下降、外周血管扩张、血压下降，严重时可致循环衰竭；④稳定溶酶体膜：防止或减轻溶酶体酶对组织细胞的损害。

但慢性应激时GC的持续增加也对机体产生一系列不利影响。表现有：①抑制免疫系统：慢性应激时，持续增高的GC对免疫炎症反应有显著的抑制效应，胸腺、淋巴结缩小，多种细胞因子、炎症介质的生成受抑制，机体易发生感染。②抑制生长发育：慢性应激时机体常出现生长发育迟缓、伤口愈合不良，还常常合并行为异常，如抑郁、异食癖等。生长激素在急性应激时升高，但慢性应激时因CRH持续作用而受抑。③抑制性腺轴：GC对下丘脑的促性腺素释放激素及腺垂体的黄体生成素分泌有抑制效应，并使性腺对这些激素产生抵抗，引起性功能减退、月经失调等。④抑制甲状腺轴：GC的持续升高可抑制促甲状腺激素释放激素、促甲状腺激素的分泌，并阻碍甲状腺素T_4在外周组织转化为活性更高的三腆甲状腺原氨酸T_3。⑤其他：GC的持续升高还产生一系列代谢改变，如血脂升高、血糖升高，并参与胰岛素抵抗等。

（三）其他内分泌变化

应激可引起广泛的神经内分泌变化，表7-1简略地概括了除蓝斑-交感-肾上腺髓质轴和HPA轴以外的其他内分泌变化。

表 7-1 应激的其他内分泌变化

名 称	分泌部位	变 化
β-内啡肽(endorphine)	腺垂体等	升高
ADH(加压素)	下丘脑(室旁核)	升高
促性腺激素释放激素(gonadotrophin-releasing hormone GnRH)	下丘脑	降低
生长素(growth hormone)	腺垂体	急性应激升高,慢性降低
催乳素(prolactin)	腺垂体	升高
TRH(thyrotropin-releasing hormone)	下丘脑	降低
TSH(thyroid stimulating hormone)	垂体前叶	降低
T_4,T_3	甲状腺	降低
黄体生成素(luteinizing hormone, LH)	垂体前叶	降低
卵泡刺激素(follicle-stimulating hormone, FSH)	垂体前叶	降低
胰高血糖素(glucagons)	胰岛 α 细胞	升高
胰岛素(insulin)	胰岛 β 细胞	降低

二、应激的细胞体液反应

细胞对多种应激原,特别是非心理性应激原,可引起细胞内信号转导改变,激活相关基因,表达一些多半具保护作用的蛋白质如急性期反应蛋白、热休克蛋白,以及某些酶和细胞因子等,成为机体在细胞、蛋白质、基因水平的应激反应表现。

(一)热休克蛋白

热休克蛋白(heat shock protein,HSP)是机体在应激时细胞合成增加或新合成的一组高度保守的蛋白质,属非分泌型蛋白质,在细胞内发挥保护作用。HSP 最初是从经受热应激(从25℃移到 30℃环境)30min 后的果蝇唾液腺中分离出来的,故取名热休克蛋白。以后发现许多对机体有害的应激因素,如缺血、缺氧、感染、重金属都可诱导 HSP 的生成,故又名应激蛋白(stress protein)。

1. HSP 的基本组成

HSP 是一组在进化上高度保守的蛋白质,从原核细胞到真核细胞的各种生物体,同类型 HSP 的基因序列有高度的同源性,提示它对于维持细胞的生命十分重要。HSP 是一个大家族,大部分在正常时即存在于细胞,组成细胞内的结构,称为组成型 HSP;有些是在应激原诱导下产生的称为诱导型 HSP。目前主要根据 HSP 分子量大小分成若干个家族,如 HSP90、HSP70 和 HSP27 等。

2. HSP 的基本功能

HSP 在细胞内含量相当高,据估计约占细胞总蛋白的 5%,其功能涉及细胞的结构维持、更新、修复、免疫等,其最基本功能为帮助新生蛋白质的正确折叠、移位以及损伤后的复性与降解,被人形象地称为“分子伴侣”(molecular chaperone)。主要表现为:

(1)帮助新生蛋白质正确折叠、移位、结构维持 一个新生蛋白质从合成的多肽链到形成正确的三维结构和正确定位，必须要有精确的时空控制。目前认为该功能主要由各种“分子伴侣”完成，组成型 HSP 即是一类重要的“分子伴侣”。HSP 的基本结构为：N 端是一个具 ATP 酶活性的高度保守序列；C 端为一个相对可变的基质识别序列，C 端倾向与蛋白质的疏水结构区相结合（图 7-2）。这些结构区在成熟蛋白质中通常被折叠，隐藏于内部而无法接近。在新生蛋白质的成熟过程中，HSP 的 C 端与尚未折叠的新生肽链结合，并依靠其 N 端 ATP 酶活性，促成这些肽链的正确折叠（或再折叠）、移位和空间结构的维持。

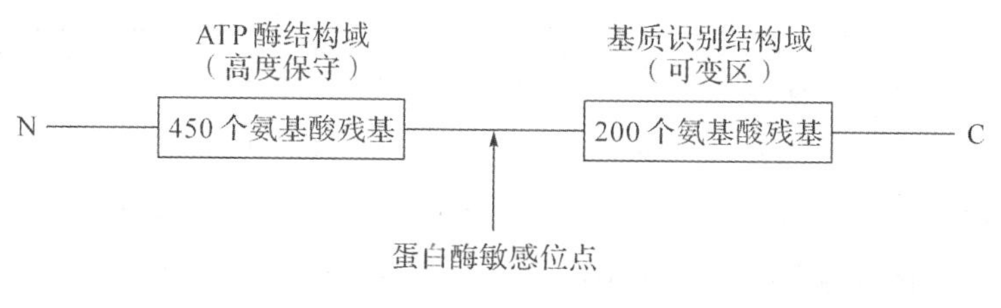

图 7-2　HSP_{70} 的结构示意图

（2）蛋白质的修复或移除　诱导型 HSP 主要与应激时受损蛋白质的修复或移除有关。HSP 的 C 端与被有害因素破坏后暴露的折叠结构的受损肽链结合，利用其 N 端 ATP 酶活性修复或降解受损蛋白质，阻止蛋白质变性与聚集。

（3）细胞的结构维持　一些小分子 HSP 参与细胞骨架的稳定与合成调控，如 HSP27 和 α、β-晶体蛋白。

3. 应激时 HSP 的合成与表达

正常时 HSP 与热休克转录因子（heat shock transcription factor，HSF）相结合，HSF 并不表现其转录活性。多种应激原的作用下，细胞蛋白质结构受损，暴露出与 HSP 结合部位，HSP 与受损蛋白结合使 HSF 游离并激活，激活的 HSF 聚合成活性三聚体转入核内，与热休克基因上游的起动序列相结合，从而启动 HSP 的转录合成，HSP 生成增多。

（二）急性期反应蛋白

1. APP 的基本构成及来源

感染、炎症或组织损伤等应激原，可诱发机体快速启动防御性非特异反应，如体温升高、血糖升高、血浆中某些蛋白质含量改变等，这种反应称为急性期反应。在急性期反应时血浆中浓度升高的一些蛋白质，如 C-反应蛋白、纤维蛋白原、某些补体成分等，称为急性期反应蛋白（acute phase protein，APP），属分泌型蛋白质。正常时血中 APP 含量很少，应激时增多（表 7-2）。APP 主要由肝细胞合成，单核巨噬细胞、成纤维细胞也可产生少量。少数蛋白质在急性期反应时减少，称为负性 APP，如白蛋白、前白蛋白、运铁蛋白等。

表 7-2　重要的急性期反应蛋白

成　分	分子量（kD）	正常血浆浓度（mg/ml）	急性炎症时增加
C-反应蛋白	105	＜8.0	＞1000 倍
血清淀粉样 A 蛋白	160	＜10	＞1000 倍
α_1 酸性糖蛋白	40	0.6～1.2	2～3 倍
α_1 抗糜蛋白酶	68	0.3～0.6	2～3 倍

续表

成　分	分子量(kD)	正常血浆浓度(mg/ml)	急性炎症时增加
结合珠蛋白	100	0.5～2.0	2～3倍
纤维蛋白原	340	2.0～4.0	2～3倍
铜蓝蛋白	151	0.2～0.6	50%
补体成分C_3	180	0.75～1.65	50%

2. APP的主要生物学功能

APP种类很多,其功能也相当广泛。机体对感染、组织损伤的反应可大致分为两个时期:以APP浓度迅速升高为其特征之一的急性反应时相和以免疫球蛋白大量生成为重要特征的免疫时相(又称迟缓相),两个时相共同构成机体对外界刺激的保护系统。

(1)抗感染、抗损伤　创伤、感染时体内蛋白分解酶增多,APP中的蛋白酶抑制剂,如α_1蛋白酶抑制剂,α_1抗糜蛋白酶等,可避免蛋白酶对组织的过度损伤。C反应蛋白、补体成分的增多可加强机体的抗感染能力;凝血蛋白类的增加可增强机体的抗出血能力;铜蓝蛋白具抗氧化损伤的能力等。

(2)清除异物和坏死组织　以APP中的C反应蛋白(C-reactive protein, CRP)作用最明显。在各种炎症、感染、组织损伤等疾病中均可见C反应蛋白的迅速升高,且其升高程度常与炎症或组织损伤的程度呈正相关,因此临床上常用C反应蛋白作为该类疾病活动性的指标。它可与细菌细胞壁结合,起抗体样调理作用;激活补体经典途径(通过免疫复合物激活补体);促进吞噬细胞的功能;抑制血小板的磷脂酶活性,减少其炎症介质的释放等。

(3)结合、运输功能　结合珠蛋白,铜蓝蛋白,血红素结合蛋白等与相应的物质结合,可避免应激时游离的Cu^{2+}、血红素等过多,对机体产生危害,并调节它们的代谢过程和生理功能。

(4)其他　血清淀粉样蛋白A能促进损伤细胞的修复;纤维连接蛋白能促进单核巨噬细胞及成纤维细胞的趋化性,促进单核细胞膜上F_C受体及C_{3b}受体的表达并激活补体旁路,从而促进单核细胞的吞噬功能。

第三节　应激时机体的功能代谢变化

一、代谢变化

应激时,能量代谢明显加强;物质代谢总的特点是分解增加,合成减少。

1. 高代谢率(超高代谢)

严重应激时,儿茶酚胺、糖皮质激素分泌增加,机体脂肪动员明显增强,外周肌肉组织分解旺盛,使代谢率显著升高。正常成人安静状态下每天约需能量8368kJ(2000kcal)。大面积烧伤的患者,每天可高达20920kJ(5000kcal),相当于重体力劳动时的代谢率。重度应激时,机体可很快出现消瘦、衰弱和抵抗力下降,并难以用单纯的营养来逆转。对于这些患者,除了充分的营养支持外,适当调整机体的应激反应,使用某些促进合成代谢的生长因子被证明是有益的。

2. 糖、脂肪和蛋白质代谢的变化

应激时，物质代谢的特点与应激时能量代谢的升高相匹配，保证了机体应付紧急情况时有足够的能量可以提供。但是，应激持续时间过长，体内消耗过多，可致体重减轻、贫血、创面愈合迟缓和全身性抵抗力降低(图 7-3)。

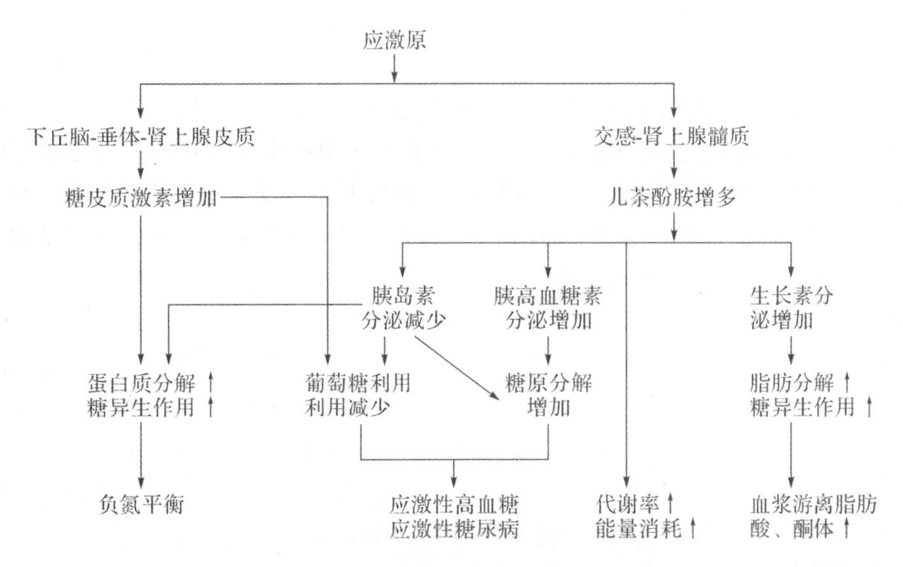

图 7-3　应激时糖、脂肪和蛋白质代谢的变化

(1)糖代谢　应激时，一方面胰岛素相对不足、外周胰岛素依赖组织对胰岛素的敏感性降低，减少了对葡萄糖的利用(胰岛素耐受)；另一方面，儿茶酚胺、胰高血糖素、生长激素和肾上腺糖皮质激素等促进糖原分解和糖异生，结果出现血糖升高，甚至出现糖尿，被称为应激性高血糖或应激性糖尿。

(2)脂肪代谢　应激时，脂解激素(肾上腺素、去甲肾上腺素、胰高血糖素和生长激素)增多，脂肪的动员和分解加强，血中游离脂肪酸和酮体不同程度地增加，同时组织对脂肪酸的利用也增加。严重创伤后，机体所消耗的能量有 75%～95%来自脂肪的氧化。

(3)蛋白质代谢　应激时，肾上腺皮质激素分泌增加，胰岛素分泌减少，使蛋白质分解加强，同时蛋白质破坏增多，合成减弱。尿氮排出量增加，出现负氮平衡。

二、功能变化

(一)中枢神经系统

机体对大多数应激原的感受都包含有认知的因素。丧失意识的机体，对大多数应激原，包括许多躯体损伤的刺激，应激时的多数神经内分泌改变都可不出现。表明中枢神经系统，特别是皮层高级部位，在应激反应中起调控整合作用，是应激反应的调控中心。

与应激密切相关的 CNS 部位包括边缘系统的皮层、杏仁体、海马、下丘脑、脑桥的蓝斑等结构。这些部位在应激时可出现活跃的神经传导、神经递质和神经内分泌的变化，并发生相应的功能改变。应激时蓝斑区去甲肾上腺素神经元激活和反应性增高，持续应激可使该脑区的去甲肾上腺素合成限速酶酪氨酸羟化酶活性升高，蓝斑投射区(下丘脑、海马、杏仁体)去甲肾上腺素水平升高，机体出现紧张、专注程度提高；过度反应时会产生焦虑、害怕或愤怒等情绪。

室旁核分泌的 CRH 是应激反应的核心神经内分泌因素之一，与边缘系统的皮质、杏仁体、海马结构有丰富的交互联系，与蓝斑亦有丰富的交互联络。HPA 的适度兴奋有助于维持良好的认知学习能力和情绪，但兴奋过度或不足都可以引起 CNS 的功能障碍，出现抑郁、厌食，甚至自杀倾向等。应激时 CNS 的多巴胺能、5-HT 能、GABA 能以及阿片肽能神经元等都发生相应的变化，参与应激时的神经精神反应。

（二）心血管系统

冠状动脉血流量在夜晚熟睡时最低，在应激时通常是增加的，日波动可达 5 倍。但精神应激在某些情况下可引起冠状动脉痉挛，特别在已有冠状动脉病变的基础上可导致心肌缺血。应激对心脏节律也可产生明显影响，主要通过儿茶酚胺兴奋 β 受体引起心率增加。但交感-肾上腺髓质的强烈兴奋也可使心室纤颤的阈值降低，在冠状动脉和心肌已有病变的基础上，强烈的精神应激可诱发心室纤颤，导致猝死。

（三）消化系统

消化功能的典型变化为食欲降低，严重时甚至可诱发神经性厌食症，主要出现在慢性应激时，可能与 CRH 的分泌增加有关。但部分人应激时也会出现进食增加并诱发肥胖症，其具体机制尚不清。可能与应激时内啡肽和单胺类介质，如 NE、多巴胺、5-HT 等，在下丘脑的水平升高有关。应激时可发生胃肠运动的改变，诱发肠平滑肌的收缩、痉挛，机体出现便意、腹痛、腹泻或便秘，甚至诱发溃疡性结肠炎及发生应激性溃疡。

（四）免疫系统

免疫系统的反应是应激的重要组成部分。应激时的神经内分泌变化对免疫系统有重要的调控作用；反之，免疫系统对神经内分泌系统也有调节作用。

参与应激反应的大部分神经递质和内分泌激素的受体都已在免疫细胞上发现，急性应激反应时，可见外周血吞噬细胞数量增多，活性增强，补体、C 反应蛋白等具有非特异性抗感染能力的 APP 升高等。但强烈持续的应激常造成免疫功能的抑制甚至功能紊乱。应激时变化最明显的激素糖皮质激素和儿茶酚胺，两者对免疫系统的主要效应都显示为抑制，因此持续应激常会抑制免疫功能，甚至发生功能障碍，诱发自身免疫病。

免疫系统除受应激的神经内分泌反应调控外，又反过来对神经内分泌系统发挥调节作用。免疫细胞可释放多种神经内分泌激素，如 ACTH、β-内啡肽、生长激素等，在局部或全身发挥作用，参与应激反应的调控。

此外，免疫细胞还可产生具有神经内分泌激素样作用的细胞因子。如干扰素可与阿片受体结合，产生阿片肽样的镇痛作用；干扰素可促使下丘脑分泌 CRH，作用于肾上腺皮质产生 ACTH 样的促 GC 分泌作用；还具有促甲状腺素样作用和使黑色素生成的效应。IL-1 可直接作用于 CNS，使代谢增加，体温升高，食欲降低，促进 CRH、GH、促甲状腺素的释放而抑制催乳素、黄体激素的分泌；IL-2 可促进 CRH、ACTH、内啡肽的释放等。

（五）血液系统

急性应激时，血液系统的改变有：外周血中可见白细胞数目增多、核左移；血小板数增多、粘附力增强；纤维蛋白原浓度升高，凝血因子Ⅴ、Ⅷ、血浆纤溶酶原、抗凝血酶Ⅲ等浓度升高。血液表现出非特异性抗感染能力和凝血功能的增强，全血和血浆黏度升高，红细胞沉降率增快等，骨髓检查可见髓系和巨核细胞系的增生。这些改变既有抗感染、抗损伤出血的有利方面，也有促进血栓、DIC 发生的不利方面。

慢性应激时,病人可出现低色素贫血。血清铁降低,类似于缺铁性贫血,但其骨髓中的含铁血黄素含量正常甚至增高,其机制可能与单核巨噬细胞系统对红细胞的破坏加速有关,故补铁治疗无效。

(六)泌尿生殖系统

应激时,泌尿功能的变化主要表现为尿少,尿比重升高,水钠排泄减少。主要机制为:①应激时交感-肾上腺髓质的兴奋使肾血管收缩,肾小球滤过率降低;②肾素-血管紧张素系统的激活亦引起肾血管收缩;③醛固酮和抗利尿激素的分泌增多促进水的重吸收。

应激对生殖功能主要表现为不利的影响。下丘脑分泌的 GnRH 在应激,特别是精神心理应激时降低,或者分泌规律被扰乱,在女性表现出月经紊乱或闭经,哺乳期妇女乳汁明显减少或泌乳停止等。

第四节　应激性疾病与应激相关疾病

应激在许多疾病的发生发展中起着重要的作用,50%～70%的就诊病人所患的疾病可被应激诱发或者恶化。对大多数的应激反应,在撤除应激原后,机体可很快恢复自稳态。但如果病理性应激原持续作用于机体,则可导致内环境紊乱和疾病。应激与疾病的关系随着城市化的加剧正受到医学界越来越多的关注。

应激性疾病目前尚无明确的概念和界限,习惯上仅将应激在发病中起主要致病作用的疾病称为应激性疾病,如应激性溃疡。应激在其发生发展中是一个重要的原因和诱因的一些疾病,称为应激相关疾病(stress related diseases),如原发性高血压、动脉粥样硬化、冠心病、支气管哮喘、抑郁症等。

一、应激性溃疡

(一)概念

应激性溃疡(stress ulcer)是指在遭受各类重伤(包括大手术)、重病和其他应激情况下,机体出现胃、十二指肠黏膜的急性病变。主要表现为黏膜的糜烂、浅溃疡、渗血等,少数溃疡可较深或穿孔,当溃疡侵蚀大血管时,可引起大出血。据内窥镜检查,重伤重病时应激性溃疡发病率约为 75%～100%,溃疡发生大出血一般不超过 5%。但其死亡率可达 50%以上。应激性溃疡是一种典型的应激性疾病,它不同于一般的消化性溃疡,但应激可促进和加剧消化性溃疡的发展。

(二)发生机制

1. 胃、十二指肠黏膜缺血

其缺血程度常与病变程度正相关。应激时交感-肾上腺髓质系统的强烈兴奋,胃肠血管收缩,血流量减少,黏膜缺血使上皮细胞能量不足,不能产生足量的碳酸氢盐和黏液;黏膜屏障(由黏膜上皮细胞间的紧密连接和覆盖于黏膜表面的碳酸氢盐-黏液层所组成的)遭到破坏。成为应激性溃疡形成的最基本条件。

2. 胃腔内 H^+ 向黏膜内的反向弥散

这是应激性溃疡形成的必要条件。在胃黏膜血流灌注良好的情况下,反向弥散至黏膜内

的 H^+ 可被血流中的 HCO_3^- 中和或被携走，从而防止 H^+ 对细胞的损害。在创伤、休克等应激状态下，胃肠血流量减少，黏膜屏障遭到破坏，胃腔内的 H^+ 顺浓度差进入黏膜，黏膜内 pH 的下降程度主要取决于胃腔内 H^+ 向黏膜反向弥散量与黏膜血流量之比。应激时胃酸的分泌可增多，也可不增多甚至减少。由于胃黏膜血流量减少，即使反向弥散至黏膜内的 H^+ 量不多，也不能将侵入黏膜的 H^+ 及时运走，H^+ 在黏膜内积聚，使黏膜内 pH 明显下降，从而造成细胞损害。胃腔内 H^+ 浓度越高，黏膜病变通常越重。若将胃腔内 pH 维持在 3.5 以上，可不形成应激性溃疡。

3. 其他

一些次要因素也参与应激性溃疡的发病，如酸中毒时血流对黏膜内 H^+ 的缓冲能力降低，可促进应激性溃疡的发生。GC 的分泌增多及黏膜缺血，使蛋白质的分解大于合成，胃上皮细胞更新缓慢，再生能力降低。胆汁逆流在胃黏膜缺血的情况下可损害黏膜的屏障功能，反向弥散入黏膜的 H^+ 增多。

应激性溃疡若无出血或穿孔等并发症，在原发病得到控制后，通常于数天内完全愈合。

二、应激与心血管功能异常

心血管系统是应激反应的主要靶系统。应激时，在交感-肾上腺髓质系统的调控下心率增快，心肌收缩力增强，心输出量增加，心、脑、骨骼肌血管扩张。其他外周血管因应激原性质及机体反应性不同，在机体的不同部位具有不同程度的收缩，以维持重要脏器及应激反应相关器官的血液供应，以利于全身的协调防御反应和行为。但是，当应激负荷过强或持续时间过长，就会导致心血管细胞损伤，甚至凋亡、坏死，引起多种应激性损伤和疾病的发生。应激引起的心血管疾病主要是指高血压、动脉粥样硬化及心律失常等。

（一）高血压

大量流行病学调查证实，长期的高负荷应激（如情绪紧张、工作压力、焦虑、抑郁等）导致高血压的发生率升高。应激导致高血压的机制主要有：①交感-肾上腺髓质系统的激活，使心输出量增加，大部分外周小血管持续收缩，外周阻力加大；②HPA 轴兴奋活化肾上腺皮质，以及肾血管收缩致血流量的减少，均使肾素-血管紧张素-醛固酮系统激活，导致机体内钠水潴留，血管内血液容量增加；③高水平 GC 的存在，使血管平滑肌对儿茶酚胺和血管加压素的作用更加敏感；④血管紧张素亦具有强烈的血管收缩作用；⑤情绪心理应激还可能引起高血压遗传易感性基因的活化，导致原发性高血压的发生。

（二）动脉粥样硬化

应激对动脉粥样硬化的致病作用是十分明确的。其主要病理机制在于：①血压升高：应激所致血压升高可导致动脉血管内膜的损伤，这不仅有利于脂质沉积，而且还可引起血小板及中性粒细胞粘附，并使如 TXA_2、5-HT、组胺等活性物质释放，加剧血管损伤；血压升高还刺激血管平滑肌细胞的增生，胶原纤维合成增加，导致血管壁增厚，管腔变窄；②血脂升高：应激时脂肪分解加强，使血脂升高，特别是使低密度脂蛋白（LDL）水平提高。LDL 是粥样硬化斑块中胆固醇的主要来源；③血糖升高：应激时糖原分解加速，血糖浓度升高，使动脉壁山梨醇途径代谢加快，导致血管壁水肿、缺氧，动脉中层和内膜损伤。高血压、高血脂和高血糖，这三者构成了动脉粥样硬化发生的病理基础。

(三)心律失常

在心血管急性事件的发生中,心理情绪被认定为是一个"扳机",是触发急性心肌梗死、心源性猝死的重要诱因。应激易在冠状动脉已有病变的基础上诱发心律失常,致死性心律失常主要为心室纤颤。其发生机制可能与以下因素有关:①交感-肾上腺髓质激活通过β受体兴奋降低心室纤颤的阈值;②引起心肌电活动异常;③通过α受体引起冠状动脉收缩痉挛。交感系统激活引起的急性期反应还使血液黏度升高,凝固性升高,促进病损血管处粥样斑块的血管壁血栓形成等病变发生,引起急性心肌梗死。

三、应激与免疫功能障碍

如前所述,免疫系统是应激反应的一个非常重要的组分。免疫细胞接受神经内分泌的调控,且具有大多数神经内分泌激素的受体;同时又作为应激反应的感受器官,感受非识别性应激原,并做出反应,释放各种激素或激素样介质和细胞因子,又反作用于神经内分泌系统,或直接作用于效应器官引起反应。应激所导致的免疫功能障碍主要表现为两大方面:自身免疫病和免疫抑制。

(一)自身免疫病

许多自身免疫病,如类风湿关节炎、系统性红斑狼疮等,都可以追溯出精神创伤史或明显的心理应激因素。并且严重的心理应激常可诱发一些变态反应性疾病的急性发作,如哮喘病人可因愤怒、惊吓,甚至公众面前讲话等心理应激诱发哮喘发作。但应激在其发生发展中的具体作用机制尚不清楚。

(二)免疫抑制

慢性应激时免疫功能低下,患者对感染的抵抗力下降,特别易遭受呼吸道的感染,如感冒、结核等。持续应激时,患者的胸腺、淋巴结等免疫器官皆有萎缩现象。

四、应激与生殖、内分泌功能异常

应激可引起神经内分泌功能的广泛变化,持续应激与多种内分泌功能的紊乱有关,下面仅举几例。

(一) 应激与生长轴和甲状腺轴

慢性应激可引起儿童生长发育延迟,特别是失去父母或生活在亲子关系紧张家庭中的儿童,可出现生长缓慢、青春期延迟,并常伴有行为异常,如抑郁、异食癖等,被称为心理社会呆小状态或心因性侏儒(psychogenic dwarf)。

急性应激时GH升高。但慢性心理应激时,因CRH诱导的生长抑素的增多,引起GH分泌减少,且糖皮质激素可使靶组织对IGF-1出现抵抗。此外,慢性应激时甲状腺轴受HPA轴的抑制,生长抑素和糖皮质激素都抑制促甲状腺素的分泌,且糖皮质激素还抑制甲状腺素(T_4)在外周转化为活性更高的T_3,使甲状腺功能低下。上述因素皆可导致儿童的生长发育障碍。但在解除应激状态后,儿童血浆中GH浓度会很快回升,生长发育亦随之加速。

(二)应激与性腺轴

HPA系统可在各个环节抑制性腺轴,应激机体的糖皮质激素,ACTH水平偏高,而黄体生成素、睾丸激素或雌激素水平降低,且各性腺靶组织对性激素产生抵抗。应激对性腺轴的抑制主要表现在慢性应激时,如过度训练比赛的运动员、芭蕾舞演员,可出现性欲减退,月经紊乱或停经。急性应激有时也可引起性腺轴的明显紊乱，一些突发的生活事件，如突然丧失亲人等精神打击，可使30多岁的妇女突然绝经或哺乳期妇女突然断乳。

五、应激与心理、精神障碍

社会心理应激对认知功能、情绪及行为均有明显影响，可直接导致一组功能性精神疾患的发生发展，这些心理、精神障碍与边缘系统及下丘脑等部位关系密切。根据其临床表现及病程长短，应激相关心理、精神障碍可分为以下几类。

（一）急性心因性反应

急性心因性反应（acute psychogenic reaction）又称急性应激障碍，是指在急剧而强烈的心理社会应激原作用后，数分钟至数小时内所引起的功能性精神障碍。患者可表现：①伴有情感迟钝的精神运动性抑制，如不言不语，对周围事物漠不关心，呆若木鸡；②伴有恐惧的精神运动性兴奋，如兴奋、恐惧、紧张或叫喊，无目的地乱跑，甚至痉挛发作。上述症状持续时间较短，一般在数天或一周缓解。

（二）延迟性心因性反应

延迟性心因性反应（delayed psychogenic reaction）又称创伤后应激障碍（post-traumatic stress disorder, PTSD），指受到严重而强烈的精神打击（如经历恐怖场面、恶性交通事故、残酷战争、凶杀场面或被强暴后等）而引起的延迟出现或长期持续存在的精神障碍，一般在遭受打击后数周至数月后发病，其主要表现为：①做噩梦、易触景生情而增加痛苦；②易出现惊恐反应，如心慌、出汗、易惊醒，不与周围人接触等。多数可恢复、少数呈慢性病程，可长达数年之久。

（三）适应障碍

适应障碍（adjustment disorder, AD）是指具有脆弱心理及人格缺陷的机体，由于长期存在心理应激或处于困难处境下，逐渐产生以抑郁、焦虑、烦躁等情感障碍为主，伴有社会适应不良、学习及工作能力下降、与周围接触减少等表现的一类精神障碍。该类障碍通常发生在应激事件或环境变化发生后1个月内，病情持续时间一般不超过6个月。

第五节　应激（相关）疾病防治的病理生理学基础

适度的应激可增加机体的适应能力，但当应激成为疾病发生发展的重要参与因素时，对其的恰当处置可成为影响病人康复的重要举措，其基本的病理生理学原则如下。

一、病因学防治

尽快消除或撤离主要致病应激原，同时避免给病人新的应激刺激。尤其是病人就诊、住院过程中，医护人员的工作态度、处置方法、有关病情的言谈举止等，都是病人极其关注的内容，常可能成为病人治疗过程中的新应激原。良好的医德医风，专业而又通俗易懂的解释常常能避免给病人许多不必要的暗示和刺激，降低病人的应激程度。

二、发病学治疗

（一）恰当的心理治疗、护理

中枢神经系统是大多数应激反应的感知和调控中枢，而大多数应激也都具有心理和情绪成分，因此，恰当的心理治疗及护理，及时消除、缓解病人的心理应激，增强病人的康复信心，对疾病的治疗和痊愈都有极大的帮助。

（二）及时诊断、治疗应激性损伤

如及时诊断、治疗应激性溃疡以及应激引起的心律失常、免疫功能的紊乱等。

（三）补充肾上腺糖皮质激素

由于应激时肾上腺糖皮质激素受体明显减少，病情危急时，可补充小剂量肾上腺糖皮质激素。

（戴雍月）

主要参考文献

1. 金惠铭，王建枝主编. 病理生理学. 第 7 版. 北京：人民卫生出版社，2008.
2. 王建枝，殷莲华主编. 病理生理学. 第 8 版. 北京：人民卫生出版社，2013.
3. 王万铁，金可可主编. 病理生理学. 第 2 版. 杭州：浙江大学出版社，2010.
4. Goldstein DS，Catecholamines and stress. Endocr Regul，2003，37(2)：69-80.

第八章

弥散性血管内凝血

正常机体的凝血、抗凝血、纤溶系统之间处于动态平衡，以保证血液在心脏和血管内能畅通流动，而当血管受损时，血液能够及时在受损部位形成血凝块，封闭伤口，防止出血过多。凝血系统由一系列凝血因子组成，凝血过程是一系列凝血因子相继酶解激活的过程，又称凝血瀑布反应。凝血瀑布反应的启动有两条途径：外源性凝血途径和内源性凝血途径。体内的抗凝系统包括体液抗凝系统和细胞抗凝系统两部分。①体液抗凝系统：主要包括组织因子途径抑制因子(tissue factor pathway inhibitor，TFPI)、丝氨酸蛋白酶抑制物、蛋白酶C(protein C，PC)、肝素和纤溶系统。②细胞抗凝：主要是单核-吞噬细胞系统可以发挥非特异性抗凝作用。纤溶系统包括纤溶酶原激活物、纤溶酶原、纤溶酶、纤溶抑制物等成分，其主要功能是使纤维蛋白凝块溶解，保证血流通畅。纤溶酶原激活物的形成有两条途径：外源性的激活途径和内源性的激活途径。

弥散性血管内凝血(disseminated or diffuse intravascular coagulation，DIC)是临床常见的病理过程。其基本特点是：在某些致病因子作用下凝血因子或血小板被激活，大量促凝物质入血，使凝血酶增加，进而微循环中形成广泛的微血栓，同时大量凝血因子、血小板因消耗而减少，并引起继发性纤维蛋白溶解功能加强，导致患者出现明显的出血、休克、脏器功能障碍和溶血性贫血等临床表现。在临床上DIC是一种危重的综合征。

第一节　弥散性血管内凝血的原因和发病机制

一、弥散性血管内凝血常见的原因

DIC的病因众多，最常见的是感染性疾病，约占31%～43%，其中包括细菌、病毒等感染和败血症。其次是恶性肿瘤，约占24～34%。产科意外也较常见，约占4%～12%。大手术和创伤约占1%～5%。此外，还有很多其他疾病也可引起DIC。

二、弥散性血管内凝血的发生机制

DIC的发病机制和临床表现比较复杂，虽然不同原因引起DIC的机制和途径可能不同，但其主要发生机制通常为：组织因子的释放，血管内皮细胞损伤及凝血、抗凝调控失调，血细胞的破坏和血小板的激活以及某些促凝物质入血等。

（一）组织因子释放，外源性凝血系统激活，启动凝血过程

在严重创伤、烧伤、产科意外（如胎盘早期剥离、宫内死胎等）、外科大手术等导致的组织损伤，恶性肿瘤或实质性脏器的坏死，白血病放疗、化疗后所致的白血病细胞的大量破坏等情况下，可释放大量组织因子（tissue factor ，TF）入血。TF 与 FⅦ/Ⅶa 结合成 TF-Ⅶa 复合物，在 Ca^{2+} 的参与下激活 FX，然后 FXa 与 Ca^{2+}、FVa 和血小板磷脂相互作用形成凝血酶原激活物，外源性凝血系统被激活，从而启动凝血系统，导致 DIC 发生。不同人体组织 TF 的含量见表 8-1。

表 8-1　不同人体组织 TF 的含量

组织	含量(U/mg)
肝	10
肌肉	20
脑	50
肺	50
胎盘	2000
蜕膜	2000

（二）血管内皮细胞损伤，凝血、抗凝调控失调

严重的感染、内毒素血症、缺氧、酸中毒、抗原-抗体复合物等，在一定条件下皆可使血管内皮细胞发生损伤，血管内皮细胞受损可产生如下作用：①损伤的血管内皮细胞可释放组织因子，启动外源性凝血系统，使促凝作用增强；②血管内皮细胞的损伤使内皮下带负电荷的胶原暴露，FⅫ与胶原发生接触后，分子构型发生改变，活性部分丝氨酸残基暴露，从而被活化为 FⅫa，此种激活方式称为接触激活或固相激活。另外，FⅫ/Ⅻa 可在激肽释放酶、纤溶酶或胰蛋白酶等可溶性蛋白水解酶的作用下，裂解成小分子碎片（FⅫf），即激肽释放酶原激活物（PKA），此种激活方式称为酶性激活或液相激活。FⅫa 和 FⅫf 可把血浆激肽释放酶原激活成激肽释放酶，后者又能使 FⅫ进一步活化，从而产生循环放大效应，加速内源性凝血系统的激活。此外，FⅫa 和 FⅫf 还可相继激活纤溶、激肽和补体系统，进一步促进 DIC 的发生、发展；③血管内皮细胞的抗凝作用降低。主要表现在：血栓调节蛋白/蛋白 C(TM/PC)和硫酸乙酰肝素/抗凝血酶-Ⅲ(HS/AT-Ⅲ)系统功能降低及产生的组织因子途径抑制因子(TFPI)减少；④血管内皮细胞的损伤使其产生的组织性纤溶酶原激活物(t-PA)减少，而纤溶酶原激活物抑制物-1(PAI-1)产生增多，从而使纤溶活性降低；⑤血管内皮细胞损伤使 NO、PGI_2、ADP 酶等产生减少，抑制血小板粘附、聚集的功能降低而促进凝血反应。

（三）血细胞大量破坏

1. 红细胞的大量破坏

异型输血、疟疾、阵发性睡眠性血红蛋白症等，血液中的红细胞大量破坏引起的急性溶血、特别是伴有较强免疫反应的急性溶血时，一方面破坏的红细胞释放大量 ADP 等促凝物质，促进血小板粘附、聚集等，导致凝血；另一方面，红细胞膜磷脂可浓缩、局限 FⅦ、FⅨ、FⅩ及凝血酶原等凝血因子，并产生凝血反应，生成大量凝血酶，促进 DIC 的发病。

2. 白细胞的破坏或激活

急性早幼粒细胞性白血病患者，在化疗、放疗等治疗后，导致白细胞大量破坏时，可释放组织因子样物质，激活外源性凝血途径，启动了凝血系统，从而促进 DIC 的发生。某些病因使血液中内毒素、IL-1、TNFα 等增多时，可刺激血液中的单核细胞、中性粒细胞，使其诱导表达组织因子，也可启动凝血反应，促进 DIC 的发生。

3. 血小板的激活

血小板在 DIC 的发生发展中起着重要的作用，但多为继发性作用，只有在少数情况下，如血栓性血小板减少性紫癜时，可能起原发性作用。血管内皮细胞的损伤，内皮下胶原和纤维的暴露是引起局部血小板粘附、聚集、释放反应的主要原因。血小板膜糖蛋白 GPIb/Ⅸ通过血管性假血友病因子 von Willebrand 因子（vWF）与胶原结合，使血小板粘附；同时胶原作为血小板的激活剂使粘附的血小板激活。除胶原外，凝血酶、ADP、肾上腺素、TAX_2 等也可作为血小板的激活剂与血小板表面相应的受体结合，使血小板活化。血小板膜糖蛋白 GPⅡb/Ⅲa 复合物激活，活化的 GPⅡb/Ⅲa 是血小板膜上的纤维蛋白原受体，纤维蛋白原为二聚体可与两个相邻的 GPⅡb/Ⅲa 结合，产生"搭桥"作用，使血小板聚集。血小板发生粘附、聚集后，除有血小板微集物形成堵塞微血管外，还能进一步激活血小板的凝血活性，促进 DIC 的发生。

（四）其他促凝物质进入血液

一定量的羊水、转移的癌细胞或其他异物颗粒进入血液可以通过表面接触使 FⅫ活化，从而激活内源性凝血系统。急性坏死性胰腺炎时，大量胰蛋白酶进入血液，可激活凝血酶原，促进凝血酶的生成。蛇毒，如斑蝰蛇毒含有的两种促凝成分或在 Ca^{2+} 参与激活 FⅩ，或可加强 FV 的活性，从而促进 DIC 的发生；而锯鳞蝰蛇毒则可直接使凝血酶原变为凝血酶。抗原抗体反应也可以引起 DIC，这可能是抗原抗体复合物能激活因子Ⅻ或损伤血小板引起血小板聚集并释放促凝物质（如血小板因子等）所致。

综上所述，多数情况下，DIC 的病因可通过多种途径，引起 DIC 的发生、发展（图 8-1）。

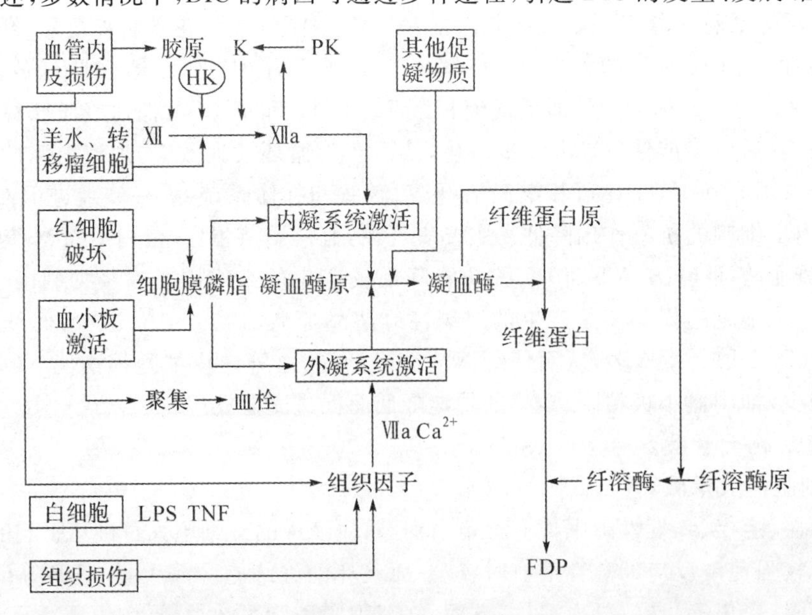

图 8-1 DIC 发生机制

第二节　影响弥散性血管内凝血发生发展的因素

一、单核吞噬细胞系统功能受损

单核吞噬细胞系统具有吞噬及清除血液中的凝血酶、纤维蛋白原、纤溶酶、纤维蛋白（原）降解产物（FDP）以及内毒素等物质的作用。当单核吞噬细胞系统功能严重障碍，或大量吞噬了细菌、病毒、坏死组织等其他物质，使其功能受“封闭”时，则由于上述促凝、纤溶等物质清除减少而促进 DIC 的发生。如全身性 Shwartzman 反应时，给家兔间隔 24h 静脉内各注射一次小剂量内毒素，第一次注射的内毒素使单核吞噬细胞系统功能“封闭”，但没有发生 DIC，第二次注射内毒素时则易引起 DIC。将具有“封闭”单核吞噬细胞系统作用但对机体无害的二氧化钍代替第一次注射的内毒素，同样在第二次注射内毒素后仍可发生 DIC。

二、肝功能严重障碍

正常的肝细胞不仅能合成某些抗凝物质，如蛋白 C、AT-Ⅲ以及纤溶酶原等，还可灭活 FⅨa、FⅩa、FⅪa 和凝血酶。肝功能严重障碍时，可使凝血、抗凝、纤溶过程失调。病毒、某些药物、抗原抗体复合物等，既可损害肝细胞，引起肝功能障碍，也可激活凝血因子，促进 DIC 的发生。此外，肝细胞大量坏死，可释放大量组织因子等，启动凝血系统，促进 DIC 的发生。

三、血液高凝状态

妊娠第三周开始，孕妇血液中血小板及多种凝血因子（Ⅰ、Ⅱ、Ⅴ、Ⅶ、Ⅸ、Ⅹ、Ⅻ等）逐渐增多，而 ATⅢ、t-PA、u-PA 则降低，来自胎盘的纤溶酶原激活物抑制物增多。随着妊娠时间的增加，孕妇血液逐渐趋向高凝状态，到妊娠末期最为明显。因此，产科意外（宫内死胎、胎盘早期剥离、羊水栓塞等）时，DIC 的发生率较高。

酸中毒时，由于血液 pH 降低，使肝素的抗凝活性减弱，而凝血因子的酶活性升高，并促进血小板的聚集，从而使血液处于高凝状态。此外，酸中毒还可直接损伤血管内皮细胞，启动凝血系统，引起 DIC 的发生。

四、微循环障碍

休克导致微循环严重障碍时，血流淤滞，甚至呈泥化状，红细胞发生聚集，血小板也发生粘附、聚集。加之，微循环严重障碍所致的缺血、缺氧，乃至酸中毒、血管内皮细胞损伤等，均有利于 DIC 的发生、发展。

巨大血管瘤时，由于微血管中血流缓慢，甚至出现涡流，以及伴有的内皮细胞损伤等，可促进 DIC 的发生、发展。

低血容量时，由于肝、肾血液灌流减少，使其清除凝血及纤溶产物功能降低，也是促进 DIC 发生、发展的因素。

五、其　他

不恰当地应用纤溶抑制剂如 6-氨基己酸等药物造成纤溶系统的过度抑制、血液黏度增高也会促进 DIC 的发生、发展。

第三节 弥散性血管内凝血的分期和分型

一、分 期

根据 DIC 病理生理特点及发展过程,典型的 DIC 可分为三期:

(一)高凝期

由于凝血系统被激活,血液中凝血酶生成增多,微循环中形成大量的微血栓,此时主要表现为血液的高凝状态。

(二)消耗性低凝期

大量凝血酶的产生和微血栓的形成,使凝血因子、血小板大量被消耗而减少,此时纤溶系统被继发性激活,患者有明显的出血倾向。

(三)继发性纤溶亢进期

在凝血酶及FⅫa 的作用下,纤溶系统激活,产生大量纤溶酶,进而水解纤维蛋白(原)形成 FDP,使纤溶和抗凝作用增强,故此期出血表现十分明显。

二、分 型

(一)按 DIC 发生快慢分型

1. 急性型

起病急,常在数小时或 1～2 天内发生。临床表现明显,常以休克和出血为主,病情迅速恶化,分期不明显,实验室检查结果明显异常。常见于各种严重的感染,特别是革兰阴性菌感染引起的败血症性休克、异型输血、严重创伤、急性移植排异反应等。

2. 慢性型

特点是病程长,由于机体有一定的代偿能力,且单核吞噬细胞系统的功能也较健全,使临床表现较轻或不明显,常以某脏器功能不全为主要表现,有时仅有实验室检查异常,尸检病理检查时始被发现。一定条件下,可转化为急性型。常见于恶性肿瘤、胶原病、慢性溶血性贫血等。

3. 亚急性型

特点是在数天内逐渐形成 DIC,其临床表现介于急性型与慢性型之间。常见于恶性肿瘤转移、宫内死胎等。

(二)按 DIC 代偿情况分型

在 DIC 发生、发展过程中,虽然凝血因子与血小板不断被消耗,但是肝脏合成凝血因子和骨髓生成血小板的能力也都相应增强,以代偿其消耗。根据凝血物质的消耗与代偿情况,可将 DIC 分为以下代偿型、失代偿型、过度代偿型。

1. 代偿型

凝血因子与血小板的消耗与生成间基本上保持平衡。实验室检查无明显异常。临床表现不明显或仅有轻度出血和血栓形成的症状,易被忽视。在一定条件下,可转化为失代偿型。常见于轻度 DIC。

2. 失代偿型

凝血因子和血小板的消耗超过生成。实验室检查发现血小板和纤维蛋白原等凝血因子均明显减少。患者出血、休克等表现明显。常见于急性型 DIC。

3. 过度代偿型

机体代偿功能较好，凝血因子和血小板的生成迅速，甚至超过消耗。可出现纤维蛋白原等凝血因子暂时性升高，出血或栓塞症状不明显。常见于慢性 DIC 或 DIC 恢复期。在致病因子的性质和强度发生改变时，也可转化为失代偿型 DIC。

第四节　弥散性血管内凝血时机体功能、代谢变化

DIC 的临床表现复杂多样，但主要表现是以出血及微血管中微血栓形成最为突出。

一、出　血

DIC 病人最初的临床表现为出血。可有多部位出血倾向，如皮肤瘀斑、紫癜；呕血、黑便；咯血、血尿、牙龈出血、鼻出血及阴道出血等。出血程度不一，严重者可同时多部位大量出血，轻者可只有伤口或注射部位渗血不止等。引起出血的机制可能与下列因素有关。

（一）凝血物质被消耗而减少

在 DIC 发生、发展过程中，各种凝血因子和血小板被大量消耗，特别是纤维蛋白原、凝血酶原、FⅤ、FⅧ、FⅩ等凝血因子和血小板明显减少，使凝血过程受阻，导致出血。

（二）纤溶系统的激活

DIC 的病因在启动凝血系统的同时，又通过 FⅫa、FⅫf、激肽释放酶和凝血酶的异常增多使纤溶系统激活。一些富含纤溶酶原激活物的器官（如子宫、前列腺、肺等）当其微血管内形成大量微血栓而发生变性坏死时，可释放大量纤溶酶原激活物，激活纤溶系统。血管内皮细胞受损、缺氧、应激等也皆可激活纤溶系统，导致大量纤溶酶生成。纤溶酶是活性较强的蛋白酶，除能使纤维蛋白（原）降解外，还能水解凝血因子，如 FⅤ、FⅧ、FⅫ、凝血酶原等，使凝血功能障碍，引起出血。

（三）纤维蛋白（原）降解产物的形成

凝血过程的激活以及继发性纤溶过程的启动使血中纤溶酶增多，血浆纤维蛋白（原）被降解。纤维蛋白原（Fbg）在纤溶酶作用下，可裂解出纤维肽 A（FPA）和纤维肽 B（FPB），余下为 X 片段。纤溶酶将 X 片段继续分解为 D 片段和 Y 片段。Y 片段可继续分解为 D 片段和 E 片段。纤维蛋白（Fbn）在纤溶酶作用下形成 X′、Y′、D、E′及各种二聚体、多聚体等片段及复合物。血浆纤维蛋白（原）在纤溶酶作用下产生的各种片段，统称为血浆纤维蛋白（原）降解产物（fibrin/fibrinogen degradation products，FDP/FgDP）。这些片段有明显的抗凝作用，如 X，Y，D 片段可抑制纤维蛋白单体聚合；Y、E 片段有抗凝血酶作用；此外，大部分 FDP 可降低血小板的粘附、聚集、释放等功能。因此，FDP 的形成可使患者出血倾向进一步加重。

临床上一般常用血浆鱼精蛋白副凝试验（plasma protamine paracoagulation test，3P 试验），作为诊断 DIC 的重要指标。此外，检测体内 D-二聚体（D-dinner，DD）的存在对判断 DIC

或继发性纤溶亢进也十分重要。

二、器官功能障碍

DIC时,由于全身微血管内广泛微血栓形成,微循环障碍可导致缺血性器官功能障碍,尸检时,常发现微血管内存在微血栓,典型的为纤维蛋白性血栓,但亦可为血小板血栓,其可以在局部形成,也可来自别处,从而阻塞微血管。在某些情况下,患者虽然有典型的DIC临床表现,但病理检查却未见阻塞性微血栓,这可能是由于继发性纤溶激活,使微血栓溶解,也可能是纤维蛋白微血栓尚未完全形成,只有在电镜下才能见到。

微血管中形成的微血栓,可阻塞相应部位的微循环血流,严重时可造成实质脏器的局灶性坏死。严重或持续过久的坏死性病变可导致受累脏器功能衰竭。累及脏器不同,可有不同的临床表现。如果微血栓在肾脏形成,则病变可累及入球小动脉或肾小球毛细血管,严重时出现双侧肾皮质坏死和急性肾功能衰竭,临床上表现为少尿、蛋白尿、血尿等。在肺部,可引起呼吸困难、肺出血,从而导致呼吸衰竭等。消化系统则可出现恶心、呕吐、腹泻、消化道出血等。肝脏受累时可出现黄疸及肝功能衰竭等。累及肾上腺时可引起皮质出血性坏死造成的急性肾上腺皮质功能衰竭,称华-佛氏综合征(Waterhouse-Friderichsen syndrome)。累及垂体坏死可导致席汉氏综合征(Sheehan's syndrome)。神经系统的病变可导致神志模糊,嗜睡、昏迷、惊厥等非特异症状,这可能是由微血管阻塞、蛛网膜下腔、脑皮质、脑干等多处出血所致。

三、休　克

急性DIC时常伴有休克,重度及晚期休克又可能促进DIC的发生,两者互为因果,形成恶性循环。DIC引起休克的机制主要包括以下方面:①由于微血管内大量微血栓形成,阻塞微循环,使回心血量明显减少。②广泛出血使血容量减少。③受累心肌损伤,使心输出量减少。④FⅫ的激活,可相继激活激肽系统、补体系统和纤溶系统,产生一些血管活性物质,如激肽、补体成分(C3a、C5a)。激肽能使微动脉和毛细血管前括约肌舒张,通透性增高,从而使外周阻力显著降低;C3a、C5a等则可使肥大细胞和嗜碱性粒细胞脱颗粒,从而通过释放组胺而发挥与激肽类似的作用,这是导致急性DIC时动脉血压下降的重要原因。⑤FDP的某些成分可增强组胺、激肽的作用,促进微血管舒张。

四、贫　血

DIC患者可伴有一种特殊类型的贫血,即微血管病性溶血性贫血(microangiopathic hemolytic anemia)。该贫血属溶血性贫血,其特征是:外周血涂片中可见一些形态特殊的变形红细胞,称为裂体细胞(schistocyte),外观呈盔甲形、星形、新月形等,统称其为红细胞碎片。由于这些碎片脆性高,故容易发生溶血。

DIC是产生红细胞碎片的主要原因。当早期微血管中有纤维蛋白性微血栓形成时,纤维蛋白丝在微血管腔内形成细网,当循环中的红细胞流过网孔时,常会粘着、滞留或挂在纤维蛋白丝上。这样由于血流的不断冲击,可引起红细胞破裂。在微血流通道受阻时,红细胞还可从微血管内皮细胞间的裂隙被"挤压"到血管外,这种机械损伤同样也可使红细胞扭曲、变形、破裂。某些DIC的病因(如内毒素等)也有可能使红细胞变形性降低,使其容易破裂(图8-2、8-3)。

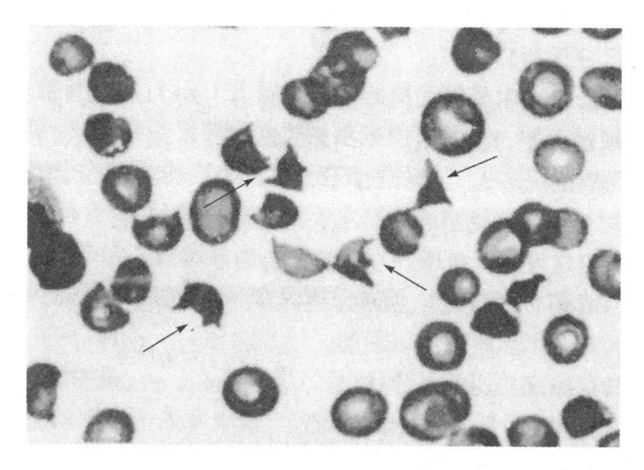

图 8-2　微血管病性溶血性贫血血片中的裂体细胞

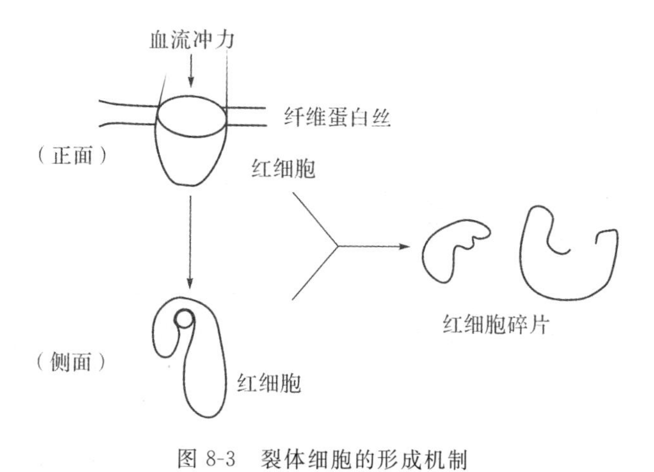

图 8-3　裂体细胞的形成机制

第五节　弥散性血管内凝血防治的病理生理学基础

一、防治原发病

预防和迅速去除引起 DIC 的病因是防治 DIC 的根本措施。以严重感染引起的 DIC 为例，及时有效地控制原发感染病灶，对 DIC 的防治起着决定性作用。若 DIC 程度不重，去除病因则可迅速恢复。

二、改善微循环

疏通被微血栓阻塞的微循环，增加其灌流量等，在防治 DIC 的发生、发展中具有重要作用。通常采用补充血容量，解除血管痉挛等措施。此外，也有人应用阿司匹林、双嘧达莫等抗血小板药，稳定血小板膜、减少 TXA_2 的生成，对抗血小板的粘附和聚集，对改善微循环也具有一定效果。

三、重新建立凝血和纤溶间的动态平衡

在DIC的高凝期和消耗性低凝期，常用肝素抗凝，同时应用AT-Ⅲ可增强肝素抗凝作用，但DIC后期伴有继发性纤溶亢进时慎用。在DIC恢复期可酌情输入新鲜全血、冰冻血浆，或补充凝血因子、血小板等。

（邱晓晓）

主要参考文献

1. 王建枝，殷莲华主编.病理生理学.第8版.北京：人民卫生出版社，2013.
2. 王万铁主编.病理生理学.第2版.浙江：浙江大学出版社，2010.
3. 张海鹏，吴立玲主编.病理生理学.北京：高等教育出版社，2009.
4. Arthur C, Guyton John E. Textbook of Medical Physiology. 11th ed. Philadelphia, Saunders, 2005.
5. Carol M. Pathophysiology: Concept of Altered Health States. 7th ed. Lippincott Williams & Wilkins,2005.

第九章

休　克

第一节　概　述

“休克”(shock)一词源于希腊文，原意为打击、震荡。自 1731 年法国医生 Le Dran 首次将“休克”一词用于描述患者因创伤引起的危重临床状态以来，对休克的认识和研究已有 200 多年的历史。

1895 年，Warren 对休克患者的临床表现作了经典的描述：面色苍白或发绀、四肢湿冷、脉搏细速、脉压缩小、尿量减少、神志淡漠和血压降低。这是从整体水平对休克临床表现最初的生动描述，临床称休克综合征(shock syndrome)，至今仍指导休克的临床诊断。随后 Crile 对休克进行了大量的实验研究，提出了“休克系由于血管运动中枢麻痹所致”的理论，为以后临床应用肾上腺素等血管收缩药物治疗休克奠定了理论基础。临床实践表明，使用缩血管升压药后，虽然血压回升，部分休克患者可能获救，但有些患者长时间大剂量应用缩血管药，病情非但没有逆转，反而恶化。

20 世纪，学者们对休克进行了系统的研究，一致认为“休克是循环功能急剧紊乱所致”，Lillehei 提出了休克的微循环障碍学说。根据这一学说，临床治疗休克强调补液结合应用血管舒张药改善微循环，使抢救休克患者的成功率有所提高。但一度曾因扩容不当，诱发或加重急性肺衰竭，即所谓“休克肺”(shock lung)，成为这一时期休克患者的首要死因。在此期间，Hardway 等则对微循环障碍与弥散性血管内凝血(disseminated intravascular coagulation，DIC)的关系进行了深入研究，提出了休克难治与发生 DIC 有关的概念。

20 世纪 80 年代以来，随着细胞、分子生物学的发展，学者们对休克的认识也深入到细胞和分子水平。越来越多的学者认为，休克指机体在严重失血、失液、感染、创伤等强烈致病因素的作用下，有效循环血量急剧减少，组织血液灌流量严重不足，引起组织细胞缺血、缺氧及各重要生命器官的功能、代谢障碍和结构损伤的病理过程。

第二节　休克的病因与分类

一、病　因

导致休克发生的病因很多，常见的有以下几种：

(一)失血与失液

1. 失血　大量失血可引起失血性休克(hemorrhagic shock)，见于创伤失血、食管静脉曲张出血、胃溃疡出血及产后大出血等。休克的发生与否取决于失血量和失血速度，一般15～20min内失血少于全身总血量的10%～15%时，机体可通过代偿使血压和组织灌流量保持基本正常；若短时间内失血超过总血量的20%，则超出了机体的代偿能力，即可引起休克；失血超过总血量的50%，往往导致迅速死亡。

2. 失液　剧烈呕吐、腹泻及肠梗阻、大汗淋漓等均可导致大量体液丢失，引起血容量与有效循环血量锐减。

(二)烧伤

大面积烧伤可伴有大量血浆渗出，导致体液丢失、有效循环血量减少，引起烧伤性休克(burn shock)。烧伤性休克早期主要与疼痛及低血容量有关，晚期因继发感染可发展为感染性休克。

(三)创伤

严重的创伤可导致创伤性休克(traumatic shock)，休克的发生不仅与大量失血有关，还和强烈的疼痛刺激及组织坏死有关。

(四)感染

严重的病原微生物感染，特别是革兰阴性细菌感染，易引起感染性休克(infective shock)。在革兰阴性细菌引起的休克中，细菌内毒素起重要作用。感染性休克常伴有败血症，故又称败血症休克。

(五)过敏

过敏体质者注射某些药物、血清制剂或疫苗后，甚至进食某些食物或接触花粉等物质后，可引起过敏性休克(anaphylactic shock)。这种休克属Ⅰ型变态反应，发病与IgE和抗原在肥大细胞表面结合，引起组胺和缓激肽大量释放入血，导致血管舒张、血管床容积增大，毛细血管通透性增加有关。

(六)强烈的神经刺激

强烈的神经刺激可导致神经源性休克(neurogenic shock)，见于剧烈疼痛、高位脊髓麻醉或损伤、中枢镇静药过量等。正常情况下，血管运动中枢不断发出冲动，经过传出的交感缩血管纤维到达全身小血管，维持血管的一定张力。神经源性休克时，由于血管运动中枢发生抑制或传出的交感缩血管纤维被阻断，小血管活动张力消失，血管舒张，血管床容积增大，引起有效循环血量相对不足，回心血量减少，血压下降。

(七)心功能障碍

大面积急性心肌梗死、急性心肌炎、心室壁瘤破裂、严重的心律失常(房颤、室颤)等心脏病变和心包填塞、肺栓塞、张力性气胸等影响血液回流和心脏射血功能的心外阻塞性病变，均可导致心排血量急剧减少、有效循环血量严重不足而引起心源性休克(cardiogenic shock)。

二、分 类

(一)按病因分类

按原因分类有助于及时认识并消除病因，是目前临床上常用的分类方法。可分为失血性休克、失液性休克、创伤性休克、烧伤性休克、感染性休克、过敏性休克、神经源性休克和心源性休克等。

(二)按始动环节分类

尽管导致休克的原因很多，但大多数休克的发生都存在有效循环血量减少这个共同发病学环节。而机体有效循环血量的维持，是由足够的血容量、正常的血管舒缩功能、正常心泵功能三个因素决定。各种病因均可通过这三个因素中的一个或几个来影响有效循环血量，使微循环功能障碍，导致组织灌流量减少而引起休克。因此，将血容量减少、血管床容量增加和心泵功能障碍这三个因素称为休克的三个始动环节。据此，将休克分成以下三类：

1. 低血容量性休克(hypovolemic shock)

由于血容量减少引起的休克称低血容量性休克。失血是最常见的原因，也可见于失液、烧伤等。大量体液丧失使血容量急剧减少，静脉回流不足，心排血量减少和血压下降，压力感受器的负反馈调节冲动减弱，引起交感神经兴奋，外周血管收缩，组织灌流量减少。低血容量性休克患者出现“三低一高”的典型临床表现，即中心静脉压(central venous pressure，CVP)、心排血量及动脉血压降低，而外周阻力增高。

2. 血管源性休克(vasogenic shock)

指由于外周血管扩张，血管床容量增加，大量血液淤滞在扩张的小血管内，使有效循环血量减少且分布异常，导致组织灌流量减少而引起的休克，又称低阻力性休克或分布异常性休克。机体的血管床容量很大，血管全部舒张开放时的容量，远远大于血液量。如肝毛细血管全部开放时，就能容下全身血量。正常时机体毛细血管仅有20%开放，80%处于关闭状态，毛细血管网中的血量仅占总血量的6%左右，并不会因血管床容量大于血液量而出现有效循环血量不足的现象；体内微血管的开放闭合交替进行，不会导致组织细胞缺血缺氧。某些感染性休克或过敏性休克时，内源性或外源性血管活性物质可使小血管特别是腹腔内脏小血管扩张，血管床容量明显增加，大量血液淤滞在扩张的小血管内，有效循环血量减少而导致微循环障碍。神经源性休克时，严重脑部、脊髓损伤或麻醉，以及创伤患者的剧痛等，可抑制交感缩血管功能，使动静脉血管张力难以维持，引起一过性血管扩张，使静脉血管容量明显增加，有效循环血量明显减少，血压下降。

3. 心源性休克

由于心脏泵血功能障碍，心排出量急剧减少，使有效循环血量下降所引起的休克，称心源性休克。其发生可因心脏内部(即心肌源性)的原因所致，见于心肌梗死、心肌病、严重的心律失常、瓣膜性心脏病及其他严重心脏病的晚期；也可因非心肌源性，即外部的原因引起，包括压力性或阻塞性的原因使心脏舒张期充盈减少，如急性心脏压塞或心脏射血受阻，如肺血管栓塞、肺动脉高压等。它们最终导致心排血量下降，不能维持正常的组织灌流；心排血量减少导致外周血管阻力失调也起一定的作用。

将病因和导致有效循环血量减少的起始环节结合起来进行分类，有助于临床诊断并针对发病学环节进行治疗。

第三节　休克的发展过程和发生机制

休克的发生机制至今尚未完全阐明。尽管休克的原始病因不同，但有效循环血量减少而致的微循环障碍是多数休克发生的共同基础。因此，根据微循环的改变可将休克分为三个阶段。下面以典型的失血性休克为例，对休克的发展过程和变化机制进行阐述（图 9-1）。

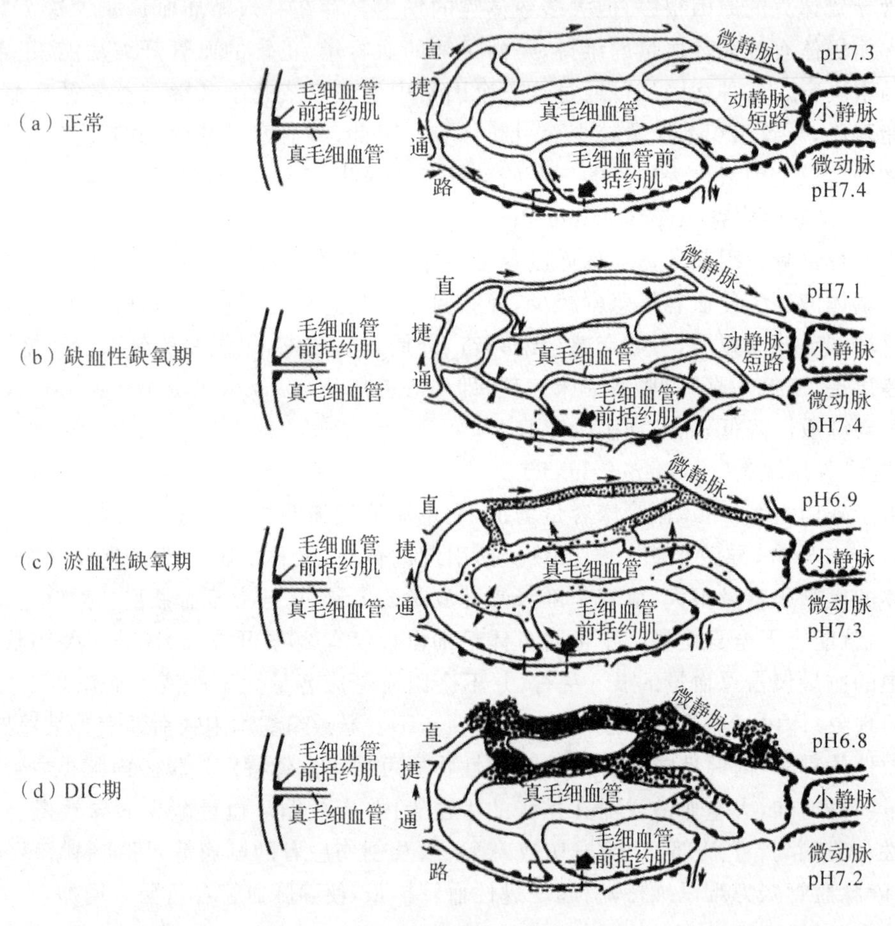

图 9-1　休克各期微循环变化示意图

一、休克代偿期

休克代偿期是休克发展过程的早期阶段，亦称休克早期。

（一）微循环的改变

主要改变有小血管收缩或痉挛，尤其是微动脉、后微动脉和毛细血管前括约肌收缩，使毛细血管前阻力增加，真毛细血管关闭，真毛细血管网血流量减少，血流速度减慢；血液通过直捷通路和开放的动-静脉吻合支回流，使组织灌流明显减少，出现少灌少流、灌少于流的情况，组织呈严重的缺血、缺氧状态，故此期又称微循环缺血性缺氧期。

（二）微循环改变的机制

主要与各种原因（如创伤、疼痛、失血、内毒素作用等）引起交感-肾上腺髓质系统强烈兴奋有关，儿茶酚胺（catecholamines，CAs）大量释放入血，可为正常时的几十甚至几百倍。皮肤、腹腔内脏和肾的小血管有丰富的交感缩血管纤维支配，α-肾上腺素受体的分布又占优势。在交感神经兴奋和儿茶酚胺增多时，这些脏器的微血管收缩，毛细血管前阻力明显升高，微循环灌流急剧减少；而β-肾上腺素受体受刺激则使动-静脉吻合支开放，使微循环非营养性血流增加，营养性血流减少，组织发生严重的缺血缺氧。

此外，休克代偿期体内产生的其他体液因子也参与缩血管作用。交感-肾上腺髓质系统的持续兴奋及血容量减少本身均可导致肾素-血管紧张素-醛固酮系统的活性加强，其中血管紧张素Ⅱ（angiotensinⅡ，AngⅡ）具有强烈的缩血管作用；血容量减少时，可通过左心房容量感受器引起神经垂体血管升压素（vasopressin，VP）的分泌增加，也能使内脏小血管收缩；休克早期血小板释放血栓素 A_2（thromboxane A_2，TXA_2）增多，TXA_2 具有强烈的缩血管作用。还有内皮素（ET）、白三烯类（LTs）等缩血管物质也相应增多。

（三）微循环改变的代偿意义

上述微循环的变化一方面引起皮肤、腹腔内脏和肾等器官局部缺血、缺氧，另一方面对机体却具有一定的代偿意义，主要表现为以下几个方面：

1. 有助于休克早期动脉血压的维持

本期休克患者的血压可轻度下降或不下降，有时甚至因代偿作用反而比正常略微升高。其机制有：①外周血管阻力增高：交感神经兴奋及多种缩血管物质增多使阻力血管收缩，提高外周阻力；②心排出量增加：儿茶酚胺通过心肌β受体使心肌收缩力增强、心率加快；③回心血量增加：静脉系统属于容量血管，可容纳总血量的60%～70%，肌性微静脉和小静脉收缩，肝脾储血库紧缩可迅速而短暂地减少血管床容量，增加回心血量，有利于维持动脉血压。这种代偿起到“自身输血”的作用，是休克时增加回心血量的“第一道防线”。由于微动脉、后微动脉和毛细血管前括约肌比微静脉对儿茶酚胺更为敏感，导致毛细血管前阻力大于后阻力，毛细血管中流体静压下降，促使组织液回流进入血管，起到“自身输液”的作用，这是休克时增加回心血量的“第二道防线”。

2. 有助于心脑血液供应的维持

不同器官的血管对儿茶酚胺反应不一致，皮肤、腹腔内脏和肾的血管α受体密度高，对儿茶酚胺比较敏感，收缩明显；而冠状动脉则以β受体为主，激活时引起冠状动脉舒张；脑动脉则主要受局部扩血管物质影响，只要血压不低于60mmHg，脑血管即可通过自身调节维持脑血流量的相对正常。故在微循环缺血性缺氧期，心、脑微血管灌流量能稳定在一定水平，其血流量能维持基本正常。因此，微循环反应的不均一性使减少了的血液重新分布，起“移缓救急”的作用，保证了主要生命器官心和脑的血液供应。

（四）主要临床表现

休克早期皮肤灌流显著减少，患者脸色苍白，四肢厥冷。因交感神经兴奋，使分布有肾上腺素能节后纤维的手掌、颜面等部位皮肤出汗（冷汗）。肾灌流减少而肾小管钠、水重吸收增强，导致尿量明显减少。交感神经兴奋使心率加快，脉搏每分钟可达100次以上，心肌收缩力增强使心音响亮。血压可骤降(如大失血),也可略降,甚至正常。因外周阻力明显升高,使舒张压升高,故脉压差常减小。由于血液重新分配,脑血流可以正常,早期休克患者,神志一般清楚。由于中枢神经系统兴奋性增高,患者常表现为焦虑、烦躁不安。

应该注意的是,该期微血管收缩虽然有减轻血压下降的代偿作用,但却引起某些内脏器官血液灌流不足,组织缺血、缺氧。大多数组织器官微循环障碍可发生在血压明显下降之前,因此,血压下降并不是判断早期休克的指标。

休克代偿期为休克的可逆期,应尽早消除休克动因,及时补充血容量,恢复循环血量,促使患者脱离危险,可防止休克进一步发展。由于此期无特异临床症状,常被延误而未能得到及时治疗。如果休克的动因未能及时去除,且未得到适当的救治,病情可继续发展到休克进展期。

二、休克进展期

休克进展期为休克的可逆性失代偿期,亦称休克中期。

(一)微循环的改变

主要特征是淤血。休克持续一定时间后,内脏微血管的自律运动现象首先消失,终末血管床对儿茶酚胺的反应性降低,同时微动脉和毛细血管前括约肌收缩也较前减轻,毛细血管开放数量增多,血液大量进入真毛细血管网。同时微静脉中血细胞和血小板粘附、聚集不断加重,造成微循环流出阻力增大,微循环血液灌多流少,毛细血管中血液淤滞。此期全身重要器官都处于严重低灌流状态,组织细胞出现严重的淤血性缺氧,故又称微循环淤血性缺氧期。

(二)微循环改变的机制

本期的发生与长时间微血管收缩和缺血、缺氧、酸中毒及多种体液因子的作用有关。

1. 酸中毒

缺氧引起组织氧分压下降、CO_2 和乳酸堆积。酸中毒导致血管平滑肌对儿茶酚胺的反应性降低,使微血管舒张。

2. 局部舒血管代谢产物增多

长期缺血、缺氧、酸中毒刺激肥大细胞释放组胺增多,ATP 的分解产物腺苷堆积,激肽类物质生成增多等,均可引起血管平滑肌舒张和毛细血管扩张。此外,细胞解体时释出 K^+ 增多,ATP 敏感的 K^+ 通道开放,K^+ 外流增加致使电压门控性 Ca^{2+} 通道抑制,Ca^{2+} 内流减少,引起血管反应性与收缩性降低,也是此期出现微血管扩张的重要原因之一。

3. 血液流变学的改变

休克进展期血液流速明显降低,特别是在血流缓慢的微静脉,红细胞更易聚集;加上组胺的作用使血管通透性增加,血浆外渗,血液黏度增高;灌流压下降,可导致白细胞滚动、贴壁、粘附于内皮细胞,嵌塞毛细血管或在微静脉附壁粘着,使血流受阻,毛细血管后阻力增加。这种粘附是通过粘附分子(adhesion molecules)介导的。粘附并激活的白细胞通过释放氧自由基和溶酶体酶使血管内皮细胞和其他组织细胞损伤,进一步引起微循环障碍及组织损伤。

4. 内毒素等的作用

除革兰阴性细菌感染所致的休克直接造成血中内毒素增多外,其他休克后期常有肠源性细菌和内毒素入血。内毒素可通过激活巨噬细胞,促进一氧化氮(NO)生成增多等途径引起血管平滑肌舒张,导致持续性低血压。

（三）微循环改变的后果

此时休克早期形成的代偿机制逐渐丧失，机体由代偿逐渐向失代偿发展，全身器官灌流进行性减少，相继出现重要脏器功能障碍，并形成恶性循环。

1．有效循环血量进行性减少

由于微循环流入端扩张，而流出端因血细胞粘附和聚集致血液流出阻力增大，毛细血管内流体静压升高，不仅组织液进入毛细血管的缓慢“自身输液”停止，反而有血浆渗出到组织间隙。毛细血管大量开放，血液在毛细血管中淤滞，使有效循环血量相对减少。由于组胺、激肽、前列腺素等的作用引起毛细血管通透性增高；由于酸性代谢产物、溶酶体水解产物的作用使组织间隙胶原蛋白的亲水性增加，均可促进血浆外渗，引起血液浓缩。静脉系统容量血管扩张，增大血管床容积，使回心血量减少，“自身输血”的效果丧失。不仅低血容量性休克因体液丢失使有效循环血量减少，其他休克在发展过程中都伴随有效循环血量减少。因而快速补充循环血量，是治疗休克的关键措施之一。

2．血流阻力进行性增大

血黏度和血细胞比容增高，血细胞粘附、聚集，甚至嵌塞在血流速度慢的微循环流出道，使血流阻力显著增大。

3．循环灌注压降低

小动脉和微动脉等阻力血管扩张，使外周阻力降低；有效循环血量减少；持续缺血使内毒素、H^+、K^+等多种抑制心肌收缩物质增多，造成心肌收缩和舒张功能障碍，导致血压进行性下降。

4．重要器官灌流量减少、功能障碍

由于有效循环血量进行性减少、血流阻力增大和微循环灌注压降低，加上微循环血管反应性降低，不能对重要器官血流进行调节，使广泛组织器官灌流进行性降低，发生代谢、功能障碍，出现典型的休克临床表现。

（四）主要临床表现

血压进行性下降，心、脑血管失去自身调节或血液重新分布中的优先保证，冠状动脉和脑血管灌流不足，出现心、脑功能障碍，心搏无力，心音低钝，患者神志淡漠甚至转入昏迷；肾血流量长时间严重不足，出现少尿甚至无尿，并伴有明显的尿质改变；因血流淤滞使皮肤出现发绀或不均匀淤血而出现花斑，皮肤发凉加重。

休克进展期机体由代偿向失代偿发展，失代偿初期经积极救治病情仍属可逆，故又称可逆性失代偿期。但若持续时间较长，则进入休克难治期。

三、休克难治期

此期亦称休克晚期，发生全身细胞、器官功能严重障碍和损伤，使休克治疗十分困难，有学者认为休克进入此期便不可逆，故又称不可逆期。

（一）微循环的改变

微循环淤滞更加严重，微血管平滑肌麻痹，对血管活性药物失去反应，并可能发生弥散性血管内凝血（DIC）。

1．微血管反应性显著下降

微血管舒张，微循环血流停止，不灌不流，组织得不到足够的氧气和营养物质供应，微血管平滑肌麻痹,对血管活性药物失去反应,所以又称微循环衰竭期。

2. 发生 DIC

约 1/3 的晚期休克患者发生 DIC,主要与下列因素有关:①血液高凝状态:休克进入淤血性缺氧期后,血液进一步浓缩,血细胞比容增大和纤维蛋白原浓度增加、红细胞聚集、血液黏滞度增高,血液处于高凝状态,加上血流速度显著减慢,酸中毒越来越严重,可能诱发 DIC。②凝血系统激活:特别是感染性休克时,病原微生物与毒素直接和(或)通过单核-巨噬细胞分泌促炎细胞因子,可刺激单核细胞和血管内皮细胞表达、释放组织因子(tissue factor,TF),从而激活凝血系统;严重的创伤性休克,组织因子入血,直接启动凝血过程。③单核-巨噬细胞系统功能下降:因缺血、内毒素的封闭作用及细胞因子的损伤作用,使单核-巨噬细胞系统清除凝血和促凝血物质能力降低。此时微循环有大量微血栓形成,随后由于凝血因子耗竭,纤溶活性亢进,可有明显出血。

应当指出,并非所有休克患者都一定发生 DIC,也就是说 DIC 并非休克的必经时期,但休克一旦合并 DIC 则必然难治。

目前认为,休克难治除与 DIC 的发生有关外,还与肠道严重缺血、缺氧,屏障和免疫功能降低,内毒素及肠道细菌入血作用于单核-巨噬细胞系统,引起全身炎症反应综合征(systemic inflammatory response syndrome,SIRS)有关。SIRS 指机体失控的自我持续放大和自我破坏的炎症。表现为播散性炎性细胞活化和炎症介质泛滥到血浆并在远隔部位引起全身性炎症。SIRS 时体内主要病理生理变化是全身高代谢状态,静息时全身耗氧量增加并伴有心排血量增加等高动力循环变化和多种炎症介质的失控性释放。SIRS 的主要临床表现包括:①体温>38℃或<36℃;②心率每分钟>90 次;③呼吸每分钟>20 次或 $PaCO_2$<32mmHg;④白细胞计数>12×10^9/L,或<4.0×10^9/L,或幼稚粒细胞>10%。活化的炎性细胞既可过度表达炎性介质并泛滥入血,引起炎症失控;又可过度表达抗炎介质引起代偿性抗炎反应综合征(compensatory anti-inflammatory response syndrome,CARS)。促炎介质与抗炎介质失衡及氧自由基和溶酶体酶的损伤作用导致内皮细胞和实质脏器细胞的损伤,以及多器官功能障碍。

(二)主要临床表现

该期会出现多个器官、系统衰竭的相应症状,表现为淤血期的症状进一步加重。静脉塌陷,造成静脉输液十分困难;若并发 DIC,则常有皮下斑状或点状出血;脉搏细弱而频速,甚至不能触及;由于微血管反应性降低,血压进行性下降,给予升压药也难以恢复;中心静脉压显著降低;由于微循环淤血不断加重和 DIC 的发生,使全身微循环灌流量严重不足,细胞受损乃至死亡,重要生命器官包括心、脑、肺、肾、肠等脏器出现功能障碍或衰竭。此时脑严重缺血,皮质发生重度抑制,患者常表现为感觉迟钝、反应性显著降低、嗜睡,甚至意识障碍。

第四节 休克时的细胞损伤与代谢障碍

严重微循环灌流障碍引起的缺血、缺氧和酸中毒等因素可造成细胞代谢障碍,甚至结构损伤。一些研究发现:①休克时细胞膜电位的变化发生在血压降低之前;②细胞功能恢复可促进微循环恢复;③器官微循环灌流恢复后,器官功能并不一定能恢复;④促进细胞代谢的药物可取得抗休克疗效。以上说明休克时的细胞损伤除可继发于微循环紊乱外，同时有些休克的原始动因如内毒素、感染和创伤可直接造成细胞损伤。因此，提出了休克发生的细胞机制和休克细胞(shock cell)的概念，认为细胞损伤是器官功能障碍的基础，对休克的认识逐步深入到细胞和分子水平。

一、细胞损伤

(一)细胞膜的变化

休克时细胞最早发生的主要改变是膜功能和结构的变化。损伤的原因有缺氧、ATP减少、高钾、酸中毒、溶酶体酶、自由基、炎症介质的作用等，损伤的后果是膜离子泵功能障碍，膜通透性增高，水、Na^{+}和Ca^{2+}内流，导致细胞内水肿，跨膜电位明显下降；细胞膜流动性下降；细胞膜上相关受体蛋白受损，受体的浓度和亲和力发生变化。

(二)线粒体的变化

线粒体是休克时最先发生变化的细胞器。休克时，线粒体首先发生功能损害，ATP合成减少，使细胞能量生成严重不足以至功能障碍。休克后期线粒体可发生肿胀、致密结构和嵴消失等形态改变，钙盐沉积，最后崩解破坏。线粒体损伤后，导致呼吸链与氧化磷酸化障碍，能量物质进一步减少，致使细胞死亡。

(三)溶酶体的变化

休克时缺血、缺氧和酸中毒引起溶酶体酶释放。休克时血浆中增多的溶酶体酶主要来自缺血的肠道、肝、胰腺等器官。溶酶体酶包括酸性蛋白酶(组织蛋白酶)、中性蛋白酶(胶原酶和弹性蛋白酶)和β葡萄糖醛酸酶等，其主要危害是引起细胞自溶，消化基底膜，激活激肽系统，分解胰腺蛋白质形成心肌抑制因子(myocardial depressant factor，MDF)等。除酶性成分外，溶酶体的非酶性成分可引起肥大细胞脱颗粒、释放组胺，增加毛细血管通透性和吸引白细胞。溶酶体的变化在休克的发生、发展中起重要作用(图9-2)。

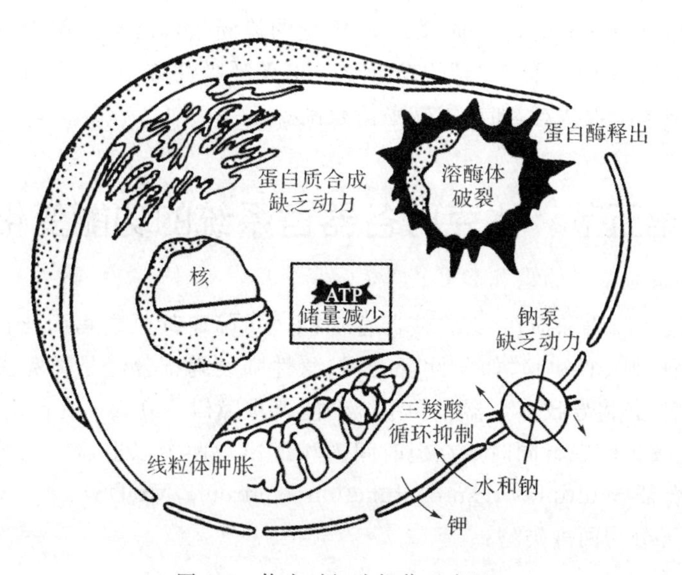

图9-2　休克时细胞损伤示意图

（四）细胞死亡

休克时细胞损伤最终可导致细胞死亡，其形式包括坏死和凋亡。休克原发致病因素的直接损伤，或休克发展过程中所出现的缺血缺氧、酸中毒、代谢障碍、能量生成减少、溶酶体酶释放、炎症介质产生等，均可导致细胞凋亡或坏死。细胞坏死和凋亡是休克时器官功能障碍和衰竭的病理基础。

二、代谢障碍

（一）物质代谢的变化

休克时，一方面因强烈的应激反应，使分解代谢显著增强，另一方面由于微循环严重障碍，组织低灌流和细胞缺氧，使氧化代谢障碍。休克时代谢变化总的趋势为组织细胞供氧减少的同时，用氧明显障碍，糖酵解加强，脂肪和蛋白质分解增加，合成减少。表现为一过性的高血糖和糖尿，血中游离脂肪酸和酮体增多；蛋白质分解增加，使血清尿素氮水平增高，尿氮排泄增多，出现负氮平衡。

（二）水、电解质、酸碱平衡紊乱

休克时由于ATP供应不足，细胞膜上的钠泵（Na^+-K^+-ATP酶）运转失灵，因而细胞内Na^+增多，细胞外K^+增多，导致细胞水肿和高钾血症。

细胞无氧酵解增强使乳酸生成增多，同时脂肪的不全氧化产物也大量堆积；而肝功能障碍使转化乳酸等代谢产物能力降低，体内乳酸等酸性代谢产物堆积；肾因低灌流使其调节酸碱平衡能力受限，代谢产物不能及时清除，因此，发生代谢性酸中毒。酸中毒通过多种途径加重休克的发展，成为休克恶化的重要因素之一。如H^+和Ca^{2+}竞争引起心肌收缩力下降、血管平滑肌对儿茶酚胺的反应性降低，使心排出量和血压不易回升；酸中毒还可导致和加重高钾血症，促进DIC的发生，加重休克时微循环紊乱和器官功能障碍，使患者预后不良。

休克早期由于创伤、出血、感染等刺激引起呼吸加快，通气增多，可导致呼吸性碱中毒。它发生于血压下降和血中乳酸增高之前，为早期休克的诊断指标之一。碱中毒可减少脑血流和影响心功能。休克后期由于“休克肺”的发生还可出现呼吸性酸中毒，它与代谢性酸中毒一起使体内处于混合型酸中毒状态，加重酸碱平衡紊乱。

第五节　休克时各器官系统的功能变化

严重的细胞代谢障碍和损伤，必将使器官功能严重障碍甚至衰竭而死亡。休克过程中最易受累的器官为肾、肺、心和脑，如急性肾衰竭、急性肺衰竭都曾经是休克患者的主要死亡原因。严重休克后期，必将导致多个器官和系统功能严重障碍与衰竭。在严重创伤、感染和休克时，原无器官功能障碍的患者同时或在短时间内相继出现两个以上器官系统的功能障碍称多器官功能障碍综合征（multiple organ dysfunction syndrome，MODS）。

MODS一般可分为两种类型：

1. 单相速发型

由损伤因子直接引起，一般在休克复苏后12～36h内同时或相继出现两个以上器官系统的功能障碍。该型常发生于原发损伤较重的病例，病情发展较快，病变的进程只有一个时相，器官功能损伤只有一个高峰，故又称原发型或一次打击型。

2. 双相迟发型

第一个器官功能障碍高峰经治疗后在1～2天内缓解，器官功能有所恢复，但3～5天后又常因感染、炎症等第二次打击发生多器官功能障碍和(或)衰竭。第一次打击可能较轻且可以恢复；而第二次打击常严重失控，其病情较重，可能有致死的危险。病程中出现两个高峰，呈双相，又称继发型或二次打击型。目前认为MODS的发生主要与器官微循环灌注障碍、高代谢状态、缺血-再灌注损伤和全身炎症反应失控等因素有关。MODS患者机体的内环境严重紊乱，必须靠临床干预才能维持，如能得到及时救治，MODS可能逆转，但如未能得到有效控制，病情进一步加重，则可发展成多系统器官衰竭(multiple system organ failure, MSOF)。

现将机体主要器官系统最常发生的功能障碍简述如下：

一、肺功能障碍

呼吸功能障碍发生率较高，据统计高达83%～100%。肺之所以特别容易受损，至少有三个方面的原因：①肺是全身血液的滤过器，从全身组织流出的代谢产物、活性物质及血中的异物都要经过甚至被阻留在肺；②血中活化的中性粒细胞也都要流经肺的小血管，在此可与内皮细胞粘附；③肺富含巨噬细胞，SIRS时可被激活，产生TNFα等促炎介质，引起炎症反应。

休克早期由于创伤、出血、感染等刺激使呼吸中枢兴奋，呼吸加快，通气过度，可出现低碳酸血症和呼吸性碱中毒。休克进一步发展时，交感-肾上腺髓质系统的兴奋及其他缩血管物质的作用使肺血管阻力升高。严重休克患者晚期，经复苏治疗在脉搏、血压和尿量都趋向平稳以后，仍可发生急性呼吸衰竭，称“休克肺”，属于急性呼吸窘迫综合征(acute respiratory distress syndrome，ARDS)。

肺部主要病理变化包括肺内DIC、肺水肿、肺不张和透明膜形成等使肺泡弥散障碍、肺泡通气/血流比例失调和部分肺泡通气减少，引起进行性低氧血症和呼吸困难，从而导致急性呼吸衰竭甚至死亡。

二、肾功能障碍

肾是休克时最易受损伤的器官之一，各型休克常伴发急性肾功能衰竭，称“休克肾”。临床表现为少尿、无尿，同时伴有高钾血症、代谢性酸中毒和氮质血症。肾功能严重障碍加重内环境的紊乱，使休克进一步恶化。

休克初期发生的急性肾功能衰竭，以肾灌流不足、肾小球滤过减少为主要原因。及时恢复有效循环血量，肾灌流得以恢复，肾功能即立刻恢复，称功能性肾衰竭(functional renal failure)；如果休克持续时间延长，或不恰当地长时间大剂量应用缩血管药，病情继续发展可出现急性肾小管坏死(acute tubular necrosis，ATN)，其机制既与肾持续缺血有关，及肾毒素(包括药物、血红蛋白、肌红蛋白)的作用，也与中性粒细胞活化后释放氧自由基及肾微血栓形成有关。此时即使通过治疗使肾血流量恢复正常，肾功能在短期内也难以恢复，只有在肾小管上皮修复再生后肾功能才能恢复，称器质性肾衰竭(parenchymal renal failure)。

三、胃肠道功能障碍

主要有胃黏膜损害、肠缺血和应激性溃疡(stress ulcer)。临床表现为腹痛、消化不良、呕血和黑便等。

由于休克早期即有腹腔内脏血管收缩，胃肠道血流量大为减少。胃肠道缺血、缺氧、淤血和DIC形成，导致肠黏膜变性、坏死，黏膜糜烂，形成应激性溃疡。在很多急性创伤、脑外伤和大面积烧伤患者中，内镜通常证实有急性糜烂性胃炎或应激性溃疡存在。应激性溃疡多发生在胃近端，溃疡形成与消化液反流引起自身消化以及缺血-再灌注损伤有关。病变早期只有黏膜表层损伤，如损伤穿透到黏膜下层甚至破坏血管，可引起溃疡出血。

肠道缺血和淤血使肠黏膜受损，消化道功能紊乱，屏障保护功能减弱，大量内毒素甚至细菌经肠道和门脉系统入血，发生内毒素血症和肠源性败血症，这是休克晚期发生SIRS、MODS以至MSOF的主要原因之一。

四、心功能障碍

休克患者心功能障碍的发生率较低，因为除心源性休克伴有原发性心功能障碍外，其他类型的休克（非心源性休克）早期，由于机体的代偿，能够维持冠状动脉血流量，心功能一般不会受到明显影响。但随着休克的发展，血压进行性降低，使冠状动脉血流量减少，心肌缺血、缺氧，加上其他因素的影响，引起心功能障碍，有可能发生急性心力衰竭。休克持续时间越久，心功能障碍也越严重。

非心源性休克发展到一定阶段发生心功能障碍的机制主要有：①冠状动脉血流量减少：由于休克时血压降低及心率加快所引起的心室舒张期缩短，可使冠状动脉灌注量减少和心肌供血不足，同时交感-肾上腺髓质系统兴奋引起心率加快和心肌收缩力增强，导致心肌耗氧量增加，更加重了心肌缺氧；②电解质与酸碱平衡紊乱：如高血钾、酸中毒等使心肌收缩力减弱；③休克时炎症介质增多，TNF等可损伤心肌细胞；④心肌内DIC：心肌内DIC影响心肌的营养血流，发生局灶性坏死和心内膜下出血，使心肌受损；⑤细菌感染或出现肠源性内毒素血症时，内毒素也可直接或间接损伤心肌细胞，加重心功能障碍。

五、脑功能障碍

休克早期，由于血液重分布和脑循环的自身调节，可保证脑的血液供应，因而患者神志清醒，除了因应激引起烦躁不安外，没有明显的脑功能障碍表现。随着休克的进展，休克晚期血压进行性下降和严重的血液流变学变化，引起脑的血液供应逐渐减少。当平均动脉压低于50mmHg时，脑组织出现严重的缺血、缺氧。再加上发生DIC，使脑循环障碍加重，能量生成不足，乳酸等有害代谢物积聚，脑细胞离子转运紊乱，导致一系列的脑细胞功能障碍。此时患者神志淡漠、反应迟钝、嗜睡，甚至昏迷。缺血、缺氧还使脑血管壁通透性增高，引起脑水肿和颅内压升高，严重者形成脑疝，压迫延髓生命中枢，可导致患者死亡。

六、肝功能障碍

肝功能障碍主要表现为黄疸和肝功能不全，由创伤和全身感染引起者多见。其发生率很高，这与肝的解剖部位和组织学特征有关：由肠道移位、吸收入血的细菌及毒素，首先作用于肝。肝的巨噬细胞，即Kupffer细胞占全身组织巨噬细胞的80%～90%，休克早期，Kupffer细胞被激活并释放大量细胞因子，成为促进全身微循环功能紊乱的重要原因之一。

七、凝血-纤溶系统功能障碍

出现凝血-抗凝血平衡紊乱，部分患者有DIC形成的证据。开始时血液高凝，通常不易察觉而漏诊。以后由于凝血因子大量消耗，继发性纤溶亢进的发生，患者可有较为明显和难以纠正的出血或出血倾向。血液检查可见血小板计数进行性下降，凝血时间、凝血酶原时间和部分凝血活酶时间均延长，纤维蛋白原减少，并有纤维蛋白(原)降解产物增加。

八、免疫系统功能障碍

休克患者的免疫功能受到广泛影响，一方面抗感染的免疫防御功能受到抑制，使机体易于继发感染；另一方面炎症介质的过度释放则可能对机体造成进一步的损害。休克患者血浆补体水平有明显变化，主要表现为C3a和C5a升高，两者均可影响微血管通透性，激活白细胞与组织细胞。革兰阴性细菌产生的内毒素具有抗原性，能形成免疫复合物激活补体，产生一系列血管活性物质。部分MODS患者由于过度表达IL-4、IL-10和IL-13等抗炎介质，使免疫系统处于全面抑制状态。此时体内中性粒细胞的吞噬和杀菌功能低下，单核巨噬细胞功能受抑制，外周血淋巴细胞数减少，B细胞分泌抗体的能力减弱，特异性免疫功能降低，炎症反应失控而无法局限化，因此，感染容易扩散，引起菌血症和败血症，十分难治，甚至死亡。

应该指出的是，上述各器官系统的功能障碍在休克患者均可单独或同时发生。MODS在发病过程中，多个系统器官功能变化的出现与各系统器官功能间的相互联系和相互作用是分不开的。它们之间可以相互影响，有密切的因果关系，从而形成恶性循环。例如，肺功能障碍发生后由于患者肺血管阻力增加，右心负荷增大，引起右心衰竭，PaO_2急剧降低，酸碱平衡紊乱，全身组织、细胞发生缺氧和酸中毒，从而导致多系统器官功能障碍；如果致病因素使肝首先受损，则占全身单核巨噬细胞系统功能85%的肝Kupffer细胞吞噬、清除有毒物质的功能降低，来自肠道的细菌、毒素和微聚物等可大量滞留在肺，导致ARDS的发生。肺的清除功能受损，细菌和微聚物又可经体循环到达全身，造成其他系统和器官的功能障碍。

第六节 休克防治的病理生理学基础

近年来，随着学者们对休克本质的认识不断深入，新的治疗技术和药物不断出现，为临床上治疗休克等危重病提供了新的手段和方法。然而休克是一个非常复杂的病理生理过程，没有哪种单一药物或治疗措施能起立竿见影的疗效，休克的防治必须在去除病因的前提下采取综合措施，支持生命器官的血液灌流和防止细胞损害。

一、病因学防治

积极防治引起休克的原发病，去除休克的原始动因，如止血、镇痛，抗过敏，控制感染，防止和治疗败血症，正确及时使用有效的抗生素。

二、发病学治疗

(一)纠正酸中毒

休克时缺血和缺氧必然导致乳酸血症性酸中毒,酸中毒还可导致高血钾。临床应根据酸中毒的程度及时补充碱性成分和纠正酸中毒。否则,由于酸中毒时 H^+ 和 Ca^{2+} 的竞争作用,将直接影响血管活性药物的疗效,也影响心肌收缩力。

(二)扩充血容量

各种休克都存在有效循环血量绝对或相对不足,最终导致组织灌流量减少。除心源性休克外,补充血容量是提高心排血量和改善组织灌流的基本措施。

临床上输液原则是“需多少,补多少”。特别在低血容量性休克进展期,微循环淤血,血浆外渗,补液量应大于失液量。感染性休克和过敏性休克时虽然无明显的失液,但由于血管床容量扩大,有效循环血量也显著减少,因此,输液强调“及时和尽早”,并且充分扩容。但应该指出的是,充分扩容不等于超量补液,输液过多、过快会导致肺水肿。扩容时必须正确估计补液的总量,量需而入。动态观察静脉充盈程度、尿量、血压和脉搏等,可作为监控输液量多少的参考指标。有条件时应动态监测肺动脉楔压(pulmonary artery wedge pressure,PAWP)和中心静脉压(central venous pressure,CVP),可更精确地反映进入左右心的血量和功能,指导输液。一般 PAWP 应控制在 10mmHg 左右,CVP 不高于 $12cmH_2O$。

此外,休克时有血液流变学紊乱,在补充血容量的同时,要考虑输血和输液的比例以纠正血液浓缩、黏度增高等变化。可参考血细胞比容的变化,选择全血、胶体或晶体溶液,将血细胞比容控制在 35%～40%的范围。

(三)合理应用血管活性药物

血管活性药物包括缩血管药物和扩血管药物。选用血管活性药物的目的是提高微循环血液灌流量,不能单纯追求升高血压而长时间大量使用缩血管药,以致灌流量明显下降。一般说来,休克早期宜选择性地舒张微血管,以缓解微血管因过度代偿而出现强烈收缩。但扩血管药可使血压出现一过性降低,因此必须在充分扩容的基础上使用;休克后期可选用缩血管药,特别对肌性小静脉或微静脉起轻度选择性收缩作用,以防止容量血管过度扩张。对于特殊类型的休克,如过敏性休克和神经源性休克,使用缩血管药显然是最佳选择。总之,要针对不同情况合理配合使用血管活性药物,使之起到相辅相成的作用。此外,血管活性药物必须在纠正酸中毒的基础上使用。

(四)防治细胞损伤

对细胞功能的防护应予以足够重视。休克时细胞损伤有的是某些休克动因如内毒素直接作用于细胞引起的原发性变化,有的是继发于微循环障碍。改善微循环是防止细胞损伤的措施之一。另外,还可用增加溶酶体膜稳定性、抑制蛋白酶活性和补充 ATP 的方法保护细胞功能,防治细胞损害。

应该指出的是,临床应用皮质激素治疗败血症及败血症休克有一定疗效。以往有学者认为是由于皮质激素有稳膜作用。目前认为,可能与糖皮质激素可上调抑制性 κB(inhibitory kappa B,IκB)水平,阻断核因子 κB(nuclear factor kappa B,NFκB)核移位,从而抑制细胞因子的合成和表达有关。

（五）拮抗体液因子

多种体液因子参与休克的发病，理论上可以通过抑制体液因子的合成、阻断体液因子的受体、拮抗体液因子的效应等方式来减弱某种体液因子的作用，如皮质激素抑制 NFκB 的核移位；吲哚美辛等非类固醇抗炎药抑制环氧合酶，减少前列腺素的生成；纳洛酮拮抗内啡肽；卡托普利（captopril）等拮抗肾素-血管紧张素系统；抑肽酶减少激肽的生成；TNFα 单克隆抗体等在休克动物模型的实验性治疗中已显示有一定的抗休克作用。

然而，临床上体液因子的变化难以实时监测，且重症休克往往是多种体液因子共同作用的结果。因此，仅仅针对某一种体液因子的拮抗措施在休克治疗上的意义极为有限，未能在临床推广。

（六）防治器官功能障碍与衰竭

MODS 重在预防，必须在去除病因的前提下进行综合治疗，最大限度地保护各器官系统功能，切断可能存在的恶性循环。应预防 DIC 及缺血-再灌注损伤的出现，必要时可酌情使用细胞保护剂、小分子抗氧化剂及自由基清除剂。一旦发生 MODS，除采取一般的治疗措施外，还应针对不同器官功能障碍采取不同的治疗措施。如出现急性心力衰竭，除减少和停止补液外，尚应及时强心、利尿，并适当降低心脏的前、后负荷；如出现 ARDS，则正压给氧，改善呼吸功能；如出现肾衰竭，应尽早利尿和进行透析，以防止出现多系统器官功能衰竭。

三、营养与代谢支持

对一般患者，应行营养支持，确保热量平衡；对危重患者，则应进行代谢支持治疗，确保正氮平衡。

针对体内出现的高代谢状态，应提高患者蛋白质和氨基酸摄入量，尤其是提高缬氨酸等支链氨基酸的比例。其治疗机制主要是增加血中支链氨基酸浓度，促使肝利用几种氨基酸混合物合成蛋白质，并借支链氨基酸与芳香族氨基酸、含硫氨基酸间的竞争，减少芳香族氨基酸和含硫氨基酸对器官的损害。

为维持和保护肠黏膜的屏障功能，患者应缩短禁食时间，鼓励尽可能及早经口摄食。

（金可可）

主要参考文献

1. 王建枝，殷莲华主编. 病理生理学. 第 8 版. 北京：人民卫生出版社，2013.
2. 吴立玲主编. 病理生理学. 北京：北京大学医学出版社，2003.
3. 李桂源主编. 病理生理学. 北京：人民卫生出版社，2010.
4. 罗正曜主编. 休克学. 天津：天津科学技术出版社，2001.
5. Landgarten MJ, Kumar A, Parrillo JE. Cardiovascular dysfunction in sepsis and septic shock.. Curr Treat Options Cardiovasc Med. 2000,2 (5) :451-459.

第十章

缺血-再灌注损伤

随着现代医疗在休克、溶栓治疗、心脏外科体外循环、心肺脑复苏、断肢再植、器官移植等进展，使得缺血组织器官的血液循环重建，功能得到恢复。接受如上治疗的患者多数情况得以好转或康复；但有时缺血后再灌注，不仅未能使组织、器官功能恢复，反而加重组织、器官的功能障碍和结构损伤。这种在缺血基础上恢复血流后组织损伤反而加重，甚至发生不可逆性损伤的现象称为缺血-再灌注损伤(ischemia-reperfusion injury, IRI)。现已证实，心、脑、肝、肾、肺、胃肠道、肢体及皮肤等多种组织器官都存在缺血-再灌注损伤的现象。

第一节　缺血-再灌注损伤的原因及条件

凡是在组织器官缺血基础上的血液再灌注都可能引起缺血-再灌注损伤。但是，并非所有缺血的器官在血液恢复后都会发生缺血-再灌注损伤，许多因素可以影响其发生、发展的严重程度。

一、常见的原因

1. 组织器官缺血后恢复血液供应，如休克时微循环的疏通、断肢再植和器官移植等。
2. 某些新的医疗技术的应用，如冠脉搭桥术、经皮腔内冠脉血管成形术以及溶栓疗法等。
3. 体外循环条件下的心脏手术，心、肺、脑复苏等。

二、常见的条件

(一)缺血时间

再灌注损伤与缺血时间有依赖关系。缺血时间短，恢复血供应后可无明显的再灌注损伤，因为所有器官对缺血都具有不同程度的耐受力。缺血时间长，恢复血供则易导致再灌注损伤。若因缺血时间过长，导致缺血器官不可逆性损伤，甚至坏死，则观察不到再灌注损伤。另外，不同器官发生再灌注损伤所需的缺血时间不同，如犬冠状动脉一般为 15～45min，肝脏一般为 45min(部分肝血流阻断)，肾脏一般为 60min，小肠大约为 60min，骨骼肌甚至为 4h。不同动物再灌注损伤所需的缺血时间也不同，如小动物相对较短，大动物相对较长。

（二）缺血程度

缺血后侧支循环容易形成者，可因缩短缺血时间和减轻缺血程度，不易发生再灌注损伤。可见，尽早实施缺血器官的再灌注具有重要的临床意义。此外，需氧程度高的组织也易发生再灌注损伤，如心、脑等。

（三）再灌注的条件

研究发现，再灌注时的压力大小、灌注液的温度、pH 值以及电解质的浓度都与再灌注损伤密切相关。再灌注压力愈高，造成的再灌注损伤愈严重；适当降低灌注液的温度、pH 值，则能减轻再灌注损伤；减少灌注液中的 Ca^{2+}、Na^{+} 含量，或适当增加 K^{+}、Mg^{2+} 含量，有利于减轻再灌注损伤。

第二节　缺血-再灌注损伤的发生机制

缺血-再灌注损伤的发生机制尚未彻底阐明。目前认为自由基的作用、细胞内钙超载和白细胞的激活是缺血-再灌注损伤的重要发病学环节。

一、自由基的作用

（一）自由基的概念

自由基(free radical)是外层电子轨道上含有单个不配对电子的原子、原子团和分子的总称。由氧诱发的自由基称为氧自由基（oxygen free radical，OFR）。自由基的种类很多，可分为：

1. 非脂性自由基

主要指氧自由基，如超氧阴离子（O_2^-，单电子还原）、羟自由基（OH· ，三电子还原）。

2. 脂性自由基

指氧自由基与多价不饱和脂肪酸作用后生成的中间代谢产物，如烷自由基（L·）、烷氧自由基（LO·），烷过氧自由基（LOO·）等。

3. 活性氧

指单线态氧（$^1O_2$）和过氧化氢（H_2O_2，双电子还原）。活性氧（active oxygen species，ROS）不属于自由基，但因其氧化作用很强，故常与氧自由基一并讨论。

4. 其他自由基

如氯自由基（Cl·）、甲基自由基（CH_3 ·）、一氧化氮自由基（NO·）等。特别值得一提的是NO·，它是一种气体自由基，本身是一种弱氧化剂，与 O_2^-反应后生成过氧亚硝基阴离子（$ONOO^-$），虽不是自由基，却在偏酸条件下极易自发分解生成 NO· 和 OH·，具有很强的氧化能力而产生损伤效应。

自由基的化学性质极为活泼，易于失去电子（氧化）或夺取电子（还原），特别是其氧化作用强，故具有强烈的引发脂质过氧化作用。

（二）自由基的代谢

氧分子还原能力有限，反应活性也较低，所以氧在基态情况下是一种相对较弱的氧化剂。在生理情况下，氧通常是通过细胞色素氧化酶系统接受 4 个电子还原成水，同时释放能量，但也有1%～2%的氧接受一个电子生成O_2^-，再接受一个电子生成H_2O_2，或再接受一个电子生成OH·，活性氧生成的反应式为：

$$O_2 \xrightarrow{e^-} O_2^- \xrightarrow{e^-+2H^+} H_2O_2 \xrightarrow{e^-+H^+} OH\cdot \xrightarrow{e^-+H^+} H_2O$$
$$(H_2O_2 \rightarrow H_2O)$$

另外，在血红蛋白、肌红蛋白、儿茶酚胺及黄嘌呤氧化酶等氧化过程中也可生成O_2^-。O_2^-可在Fe^{2+}或Cu^{2+}的催化下与H_2O_2反应生成OH·，这种由金属离子催化的反应称为Fenton反应。生理情况下，体内两大抗氧化防御系统(酶性抗氧化剂和非酶性抗氧化剂)可以及时清除它们，所以对机体并无有害影响。在病理条件下，由于活性氧产生过多或抗氧化酶类活性下降，则可引发氧化应激(oxidative stress)反应损伤细胞，进而使细胞死亡。

(三)缺血-再灌注导致自由基生成增多的机制

1. 黄嘌呤氧化酶形成增多

黄嘌呤氧化酶(xanthine oxidase, XO)的前身是黄嘌呤脱氢酶(xanthine dehydrogenase, XD)，这两种酶主要存在于毛细血管内皮细胞内。正常时只有10%以XO的形式存在，90%为XD。缺血时，一方面由于ATP减少，膜泵功能障碍，Ca^{2+}进入细胞激活Ca^{2+}依赖性蛋白水解酶使XD大量转变为XO；另一方面因缺血导致氧分压降低，ATP依次降解为ADP、AMP和次黄嘌呤，以致缺血组织内次黄嘌呤大量堆积。再灌注时，大量氧分子随血液进入缺血组织，黄嘌呤氧化酶催化次黄嘌呤转变为黄嘌呤并进而催化黄嘌呤转变为尿酸的两步反应中都同时以分子氧为电子接受体，从而产生大量的O_2^-和H_2O_2，后者再在金属离子参与下形成更为活跃的OH·。因此，再灌注时组织内，O_2^-、OH·和H_2O_2等活性氧大量增加(图10-1)。

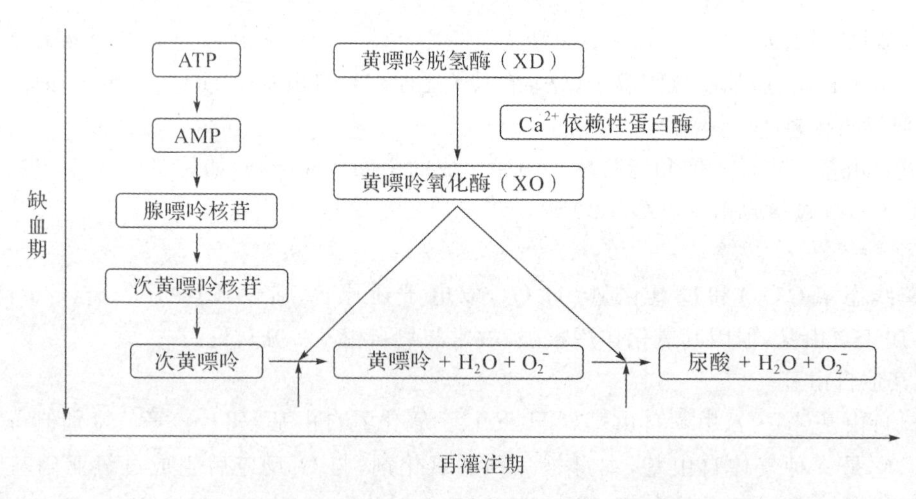

图10-1 黄嘌呤氧化酶在自由基生成增多中的作用

但有研究报道，人、猪及兔体内的黄嘌呤氧化酶含量较低，再灌注期间不足以引起大量活性氧的生成，表明缺血-再灌注时还有其他途径参与自由基的生成。

2. 中性粒细胞聚集及激活

中性粒细胞(neutrophils)在吞噬活动时耗氧量显著增加，所摄取的氧分子绝大部分经细胞内NADPH氧化酶和NADH氧化酶的催化，接受电子形成氧自由基，用以杀灭病原微生物。

$$HADPH + 2O_2 \xrightarrow{\text{NADPH 氧化酶}} 2O_2^{-} + NADP^{+} + H^{+}$$

$$HADPH + 2O_2 \xrightarrow{\text{NADH 氧化酶}} 2O_2^{-} + NAD^{+} + H^{+}$$

如果氧自由基生成过多或机体清除自由基的酶系统活性不足或抗氧化剂不足时，中性粒细胞形成的氧自由基就可损害组织细胞。缺血-再灌注时，由黄嘌呤氧化酶的作用所产生的自由基起着原发的、主要的作用，这些自由基作用于细胞膜后产生的物质如白三烯（leukotriene，LT）以及补体系统激活产生的 C_3 片段等，具有很强的趋化活性，可引起大量中性粒细胞聚集并激活。尤其再灌注期间组织重新获得 O_2，激活的中性粒细胞耗氧量显著增加，产生大量氧自由基，即呼吸爆发（respiratory burst）或氧爆发（oxygen burst），而进一步造成组织细胞的损伤。

3. 线粒体膜损伤

线粒体是细胞氧化磷酸化反应的主要场所。缺氧时细胞内氧分压降低及 ATP 生成减少，Ca^{2+} 进入线粒体增多，线粒体氧化磷酸化功能障碍，细胞色素氧化酶系统功能失调，电子传递链受损，以致进入细胞内的氧经单电子还原而形成的氧自由基增多。此外，线粒体内增多的 Ca^{2+} 可使线粒体内特有的锰-超氧化物歧化酶（Mn-SOD）活性降低，对自由基的清除能力减弱，进而使自由基水平升高。

4. 儿茶酚胺自氧化增加

在各种应激包括缺氧的条件下，交感-肾上腺髓质系统可分泌大量的儿茶酚胺，具有重要的代偿调节作用。但过多的儿茶酚胺，尤其是它的氧化产物，往往成为对机体作用的有害因素。实验证明，大量的异丙肾上腺素、去甲肾上腺素、肾上腺素均能引起组织细胞损伤。已证明，造成细胞损害的是儿茶酚胺的氧化产物，而非儿茶酚胺本身。因为儿茶酚胺的氧化能产生具有细胞毒性的氧自由基，如肾上腺素代谢产生肾上腺素红的过程中有 O_2^{-} 产生。

（四）自由基引起缺血-再灌注损伤的机制

自由基性质极为活泼，一旦形成，即可经其中间代谢产物不断生成新的自由基，形成连锁反应。自由基可与各种细胞成分，如膜磷脂、蛋白质、核酸等发生反应，造成细胞结构损伤和功能代谢障碍（图 10-2）。

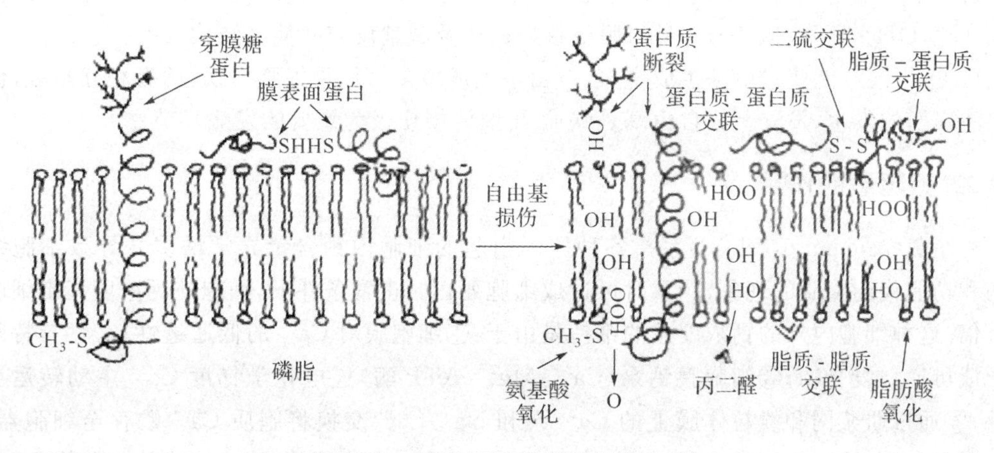

图 10-2　自由基对生物膜的损伤作用

1. 膜脂质过氧化增强

膜脂质微环境的稳定是保证膜结构完整和膜蛋白功能正常的基本条件，而膜损伤是自由基损伤细胞的早期表现。自由基与膜脂质不饱和脂肪酸作用引发脂质过氧化(lipid peroxidation)反应，使膜结构受损、功能障碍。表现为：

(1)破坏膜的正常结构　脂质过氧化使膜不饱和脂肪酸减少，以致不饱和脂肪酸/蛋白质的比例失调；细胞膜及细胞器膜如线粒体、溶酶体等液态性、流动性降低及通透性升高，可使细胞外 Ca^{2+} 内流增加。

(2)促进自由基及其他生物活性物质的生成　膜脂质过氧化可激活磷脂酶 C 和磷脂酶 D，进一步分解膜磷脂，催化花生四烯酸代谢反应；在增加自由基生成和增强脂质过氧化的同时，形成多种生物活性物质如前列腺素、血栓素 A_2(TXA_2)、LT 等，促进再灌注损伤。

(3)改变血管的正常功能　OH· 可促进白细胞粘附到血管壁，生成趋化因子和白细胞激活因子；O_2^- 可灭活一氧化氮，影响血管舒缩反应；自由基可促进组织因子的生成和释放，加重 DIC。

(4)减少 ATP 生成　线粒体膜脂质过氧化导致线粒体功能抑制，ATP 生成减少，细胞能量代谢障碍加重。

2. 蛋白质功能抑制

自由基对细胞蛋白质功能的抑制包括直接和间接两方面。

(1)直接抑制作用　在自由基作用下，细胞结构蛋白和酶的巯基氧化形成二硫键；氨基酸残基氧化，胞质及膜蛋白和某些酶交联形成二聚体或更大的聚合物，直接损伤蛋白质的功能。例如，膜离子通道蛋白的抑制与膜磷脂微环境的改变共同导致跨膜离子梯度异常；肌纤维蛋白的损伤引起心肌收缩力减弱；肌浆网钙运蛋白的受损可导致钙调节功能异常。

(2)间接抑制作用　脂质过氧化可使膜脂质发生交联、聚合，从而间接抑制钙泵、钠泵及 Na^+/Ca^{2+} 交换系统等的功能，导致胞质 Na^+、Ca^{2+} 浓度升高，造成细胞肿胀、Ca^{2+} 超载；另外，脂质过氧化可抑制膜受体、G 蛋白与效应器的耦联，引起细胞信号转导功能障碍。

3. 核酸及染色体破坏

自由基对细胞的毒性作用主要表现为染色体畸变、核酸碱基改变或 DNA 断裂。这种作用 80% 为 OH· 所致，因 OH· 易与脱氧核糖核酸及碱基反应并使其结构改变。

可见，再灌注能使自由基生成增多，自由基生成增多可加重细胞损伤，两者相互影响，促进再灌注损伤的发生、发展。故自由基是缺血-再灌注损伤极为重要的发病环节。

二、钙超载的作用

钙超载(calcium overload)系指各种原因引起的细胞内钙含量异常增多并导致细胞结构损伤和功能代谢障碍的现象，严重时可造成细胞死亡。正常条件下，细胞外钙浓度高出细胞内约万倍，这种细胞内外的钙浓度差的维持是由于：①细胞膜对 Ca^{2+} 的低通透性；②钙与特殊配基形成可逆性复合物；③细胞膜钙泵(Ca^{2+}-Mg^{2+}-ATP 酶)逆电化学梯度 Ca^{2+} 主动转运至细胞外；④通过肌浆网和线粒体膜上的 Ca^{2+} 泵和 Na^+-Ca^{2+} 交换将胞质 Ca^{2+} 贮存至细胞器内；⑤通过细胞膜 Na^+-Ca^{2+} 交换，将胞质 Ca^{2+} 转运到细胞外等(图 10-3)。再灌注损伤发生时，再灌注区细胞内有过量 Ca^{2+} 积聚，而且 Ca^{2+} 浓度升高的程度往往与细胞受损的程度成正相关。

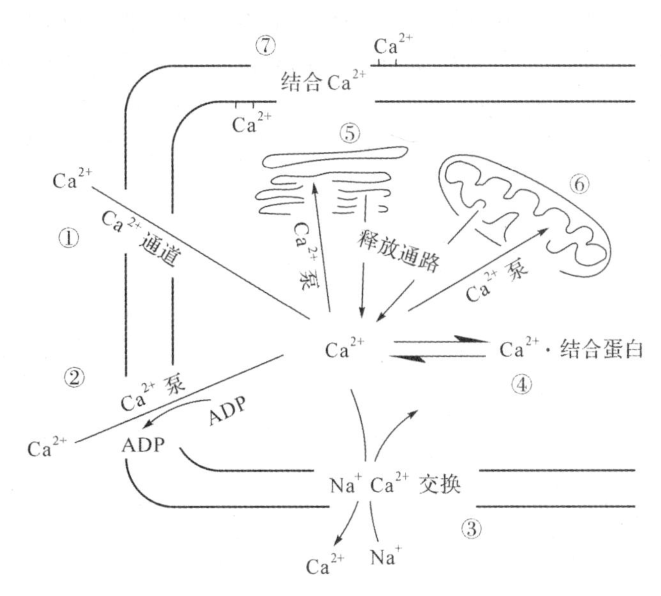

图 10-3　细胞 Ca^{2+} 转运模式图

(一)缺血-再灌注导致钙超载的机制

实验研究表明，缺血-再灌注过程中细胞内钙超载主要发生在再灌注期，且主要原因是钙内流增加，而不是钙外流减少。再灌注时钙超载的发生机制目前尚未完全清楚，可能与下列因素有关。

1. Na^{+}-Ca^{2+}交换异常

Na^{+}/Ca^{2+}交换蛋白(Na^{+}/Ca^{2+} protein)是心肌细胞膜钙转运蛋白之一，在跨膜 Na^{+}、Ca^{2+}梯度和膜电位驱动下对细胞内外 Na^{+}、Ca^{2+}进行双向转运，交换比例为 3 Na^{+} ∶ 1 Ca^{2+}。生理条件下，Na^{+}/Ca^{2+}交换蛋白则以正向转运的方式将细胞内 Ca^{2+}转移至细胞外，与肌浆网和细胞膜钙泵共同维持细胞静息状态时的低钙水平。病理条件下，如细胞内 Na^{+}明显升高或膜正电位等，Na^{+}/Ca^{2+}交换蛋白则以反向转运的方式将细胞内 Na^{+}排出，细胞外 Ca^{2+}转入细胞。现已证实，Na^{+}/Ca^{2+}交换蛋白的反向运转增强是导致缺血再灌注时 Ca^{2+}超载的主要途径。

(1)直接激活细胞内高 Na^{+}的作用　缺血时 ATP 生成减少，导致钠泵活性降低，细胞内 Na^{+}含量明显升高。再灌注时缺血细胞重新获得氧及营养物质供应，细胞内高 Na^{+}除激活钠泵外，还迅速激活 Na^{+}/Ca^{2+}交换蛋白，以反向转运的方式加速 Na^{+}向细胞外转运，同时将大量 Ca^{2+}运入胞质，从而导致细胞内 Ca^{2+}浓度增加引起细胞损伤。

(2)间接激活细胞内高 H^{+}的作用　缺血时，由于无氧代谢增强使 H^{+}生成增多，组织间液和细胞内酸中毒，pH 降低。再灌注时，组织间液 H^{+}浓度迅速下降，而细胞内 H^{+}浓度仍然很高，细胞内外形成显著的 pH 梯度差，由此激活细胞膜的 H^{+}-Na^{+}交换蛋白，促进细胞内 H^{+}排出，细胞外 Na^{+}内流，细胞内 Na^{+}增加。再灌注后，由于恢复了能量供应和 pH 值，从而又促进 Na^{+}-Ca^{2+}交换，引起胞外 Ca^{2+}大量内流，加重细胞内钙超载。

2. 蛋白激酶 C(PKC)激活

组织缺血、再灌注时，内源性儿茶酚胺释放增加，一方面作用于 α_1 肾上腺素能受体，激活

G 蛋白-磷脂酶 C(PLC)介导的细胞信号转导通路,促进磷脂酰肌醇(PIP_2)分解,生成三磷酸肌醇(IP_3)和甘油二酯(DG)。其中 IP_3 促进肌浆网释放 Ca^{2+};DG 经激活 PKC 促进 H^+-Na^+ 交换,进而增加 Na^+-Ca^{2+} 交换,促进胞外 Ca^{2+} 内流,共同使胞质 Ca^{2+} 浓度升高。另一方面儿茶酚胺作用于β肾上腺素能受体,通过激活腺苷酸环化酶增加 L 型钙通道的开放,从而促进胞外 Ca^{2+} 内流,进一步加重细胞内钙超载(图 10-4)。

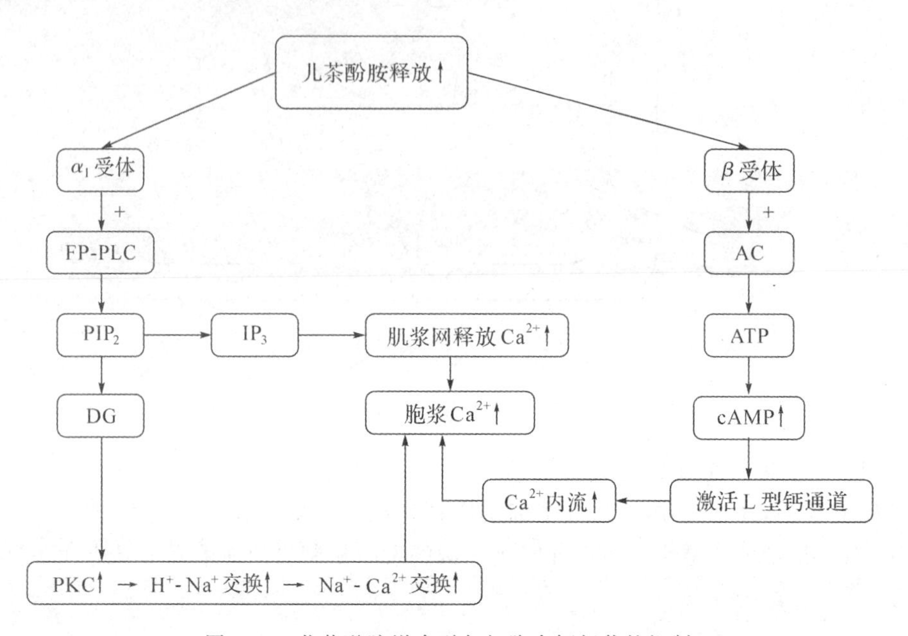

图 10-4　儿茶酚胺增多引起细胞内钙超载的机制

3．生物膜损伤

细胞膜和细胞内膜性结构是维持细胞内、外以及细胞内各间区离子平衡的重要结构。生物膜损伤可使其通透性增强,细胞外 Ca^{2+} 顺浓度差进入细胞,或使细胞内 Ca^{2+} 分布异常,加重细胞功能紊乱与结构破坏。

(1)细胞膜损伤　正常情况下,细胞膜外板多糖包被由 Ca^{2+} 紧密连接在一起。再灌注时细胞膜损伤的机制是:①缺血造成细胞膜正常结构的破坏,使细胞膜对 Ca^{2+} 通透性增强;②再灌注时生成大量的自由基,使细胞膜的脂质过氧化,加重膜结构的破坏;③细胞内 Ca^{2+} 增加激活磷脂酶,使膜磷脂降解,进一步增加细胞膜对 Ca^{2+} 的通透性,共同促使胞质 Ca^{2+} 浓度升高。

(2)线粒体膜损伤　正常时线粒体内 Ca^{2+} 含量为胞质的 500 倍,因此将线粒体称之为细胞的"钙库"。缺血-再灌注时,线粒体膜损伤的机制是:①由于细胞膜损伤,膜功能障碍,Ca^{2+} 内流增多,大量钙盐沉积于线粒体,可造成呼吸链中断、氧化磷酸化障碍;②再灌注使线粒体渗透性转导孔(mitochondrial permeability transition pore, mPTP)开放,这使得线粒体呼吸功能抑制,又导致细胞色素 C(Cyt C)释放及凋亡蛋白酶激活,启动细胞凋亡途径;③自由基的损伤及膜磷脂的降解可使线粒体膜受损,抑制氧化磷酸化,使 ATP 生成进一步减少,进而又加重膜损伤。

(3)溶酶体膜损伤　溶酶体含有多种水解酶,如酸性磷酸酶、组织蛋白酶、核糖核酸酶等,一旦被释放便处于激活状态。溶酶体膜损伤的机制:①严重缺血时,溶酶体膜破裂,溶酶体内蛋白水解酶逸出引起细胞自溶;②钙超载可激活磷脂酶,分解膜磷脂,使溶酶体膜的稳定性降低，通透性增高；③溶酶体酶进入血液循环可破坏多种组织，造成广泛的细胞损伤。

(4)肌浆网膜损伤　肌浆网钙摄取是水解 ATP 的主动转运过程。自由基的作用及膜磷脂的降解可造成肌浆网膜损伤，使其钙泵功能障碍，对 Ca^{2+} 摄取减少，引起胞质 Ca^{2+} 浓度升高。

在缺血期间细胞内 Ca^{2+} 开始增高，再灌注时又通过上述机制，既可加重细胞 Ca^{2+} 转运障碍，又随血流运送来大量 Ca^{2+}，使细胞内 Ca^{2+} 增多，最终导致钙超载。

(二)钙超载导致缺血-再灌注损伤的机制

细胞内钙超载引起再灌注损伤的机制目前尚未完全阐明，可能与下列因素有关。

1. 细胞膜损伤

细胞内 Ca^{2+} 增加可激活磷脂酶类，促使膜磷脂降解，造成细胞膜结构受损。由于膜磷脂降解产物花生四烯酸、溶血磷脂增多，可加重细胞功能紊乱。

钙超载既是缺血-再灌注的结果，又是缺血-再灌注细胞损伤的原因。细胞内 Ca^{2+} 聚积不仅激活磷脂酶，使膜磷脂降解，又进一步增加细胞膜对 Ca^{2+} 的通透性，促进膜损伤。

2. 线粒体膜损伤

聚集于胞质内的 Ca^{2+} 被线粒体摄取时可消耗大量 ATP，同时进入线粒体的 Ca^{2+} 与含磷酸根的化合物结合，形成不溶性磷酸钙，既干扰线粒体的氧化磷酸化，使 ATP 生成减少，又损伤线粒体膜而加重细胞能量代谢障碍。

3. 蛋白酶激活

细胞内 Ca^{2+} 增多可增强钙依赖性蛋白酶活性，从而促使黄嘌呤脱氢酶转变为黄嘌呤氧化酶，使氧自由基生成增多。如激活蛋白酶，促进细胞膜和结构蛋白分解；激活核酶，引起染色体的损伤。

4. 加重酸中毒

细胞内 Ca^{2+} 浓度升高可激活某些 ATP 酶，导致细胞高能磷酸盐水解，释放出大量 H^+，加重细胞内酸中毒。

此外，在心肌缺血-再灌注期间，细胞内钙超载尚可引起心肌纤维过度收缩；并通过心肌动作电位后延迟后除极的形成引发再灌注性心律失常，共同促使心肌缺血-再灌注损伤的发生。

三、白细胞的作用

研究表明，白细胞聚集、激活介导的微血管损伤在脏器缺血-再灌注损伤的发生中起重要作用。

(一)缺血-再灌注时白细胞增多的机制

实验研究和临床观察证明：缺血-再灌注时，白细胞(主要是中性粒细胞)明显增加。以犬心肌缺血为例，再灌注仅 5min，心内膜中性粒细胞即增加 25%，而缺血较轻的组织白细胞聚集较少。组织缺血-再灌注时白细胞浸润增加的机制尚未十分清楚。可能是：

1. 粘附分子生成增多

粘附分子(adhesion molecule)，又称细胞粘附分子，指由细胞合成的、可促进细胞与细胞之间、细胞与细胞外基质之间粘附的一类大分子物质的总称(如整合素、选择素、细胞间粘附分子、血管细胞粘附分子等)，在维持细胞结构完整和细胞信号转导中起重要作用。缺血和再灌注时中性粒细胞和血管内皮细胞的多种粘附分子表达增强，引起中性粒细胞与受损血管内皮细胞之间的广泛粘附、聚集。临床观察发现,体外循环手术后,患者血管内皮细胞选择素、细胞间粘附分子的表达增强;经皮腔内冠脉血管成形术患者再灌注后中性粒细胞整合素的表达增加,并与球囊扩张持续时间呈明显正相关。

2. 趋化因子生成增多

组织损伤时,细胞膜磷脂降解,花生四烯酸代谢产物如LT、血小板活化因子(PAF)、补体及激肽等增多,此类物质均具有很强的趋化作用,因而能吸引大量白细胞进入组织或粘附于血管内皮。同时,中性粒细胞与血管内皮细胞本身也可释放许多具有趋化作用的炎性介质,如LTB_4使微循环中白细胞进一步增加。

(二)白细胞介导缺血-再灌注损伤的机制

1. 微血管损伤

缺血-再灌注时,激活的白细胞释放自由基和溶酶体酶,可损伤内皮细胞,促进细胞的损伤。激活的中性粒细胞与血管内皮细胞之间的相互作用,是造成微血管损伤的决定因素。

(1)微血管血液流变学改变　正常情况下,血管内皮细胞与血液中流动的中性粒细胞的相互排斥作用,是保证微血管血液灌流的重要条件。实验表明,白细胞的流变学和形态学特点与微血管血流阻塞有密切关系,其机制主要包括:①与红细胞相比,白细胞体积大,变形能力弱;②在粘附分子参与下,白细胞容易粘附在血管内皮细胞上,而且不易分离,极易嵌顿、堵塞微循环血管;③加之内皮损伤、血小板粘附、微血栓形成和组织水肿等,更易形成无复流现象(noreflow phenomenon)。缺血-再灌注时中性粒细胞激活及其致炎细胞因子的释放是引起无复流现象的病理生理学基础。

(2)微血管口径的改变　再灌注时,血管内皮细胞肿胀,可导致管腔狭窄,使血流灌流减少,其机制主要包括:①缩血管物质增多:激活的中性粒细胞和血管内皮细胞可释放大量缩血管物质,如内皮素、TXA_2、血管紧张素Ⅱ等使微血管收缩而使口径缩小;②扩血管物质减少:由于血管内皮细胞受损,以致扩血管物质,如一氧化氮、前列环素(PGI_2)等的合成与释放减少,导致微血管舒张障碍而使口径变小;③微血栓形成:血管内皮细胞受损使PGI_2生成减少,而儿茶酚胺等因素可刺激血小板使TXA_2合成增多,从而促使血栓形成和血管堵塞。血管内皮细胞肿胀使微血管受压,也可促进无复流现象的发生,并加重细胞的缺血性损伤。

(3)微血管通透性增高　微血管通透性增高既能引发组织水肿,又可导致血液浓缩,有助于形成无复流现象。动物实验显示,水肿组织的含水量及血细胞比容与白细胞密度成正相关。由此表明,缺血及再灌注时微血管通透性的增高可能与白细胞释放的某些炎性介质有关,而中性粒细胞自血管内游出并释放细胞因子又使微血管通透性进一步增高。

2. 细胞损伤

激活的中性粒细胞与血管内皮细胞可释放大量的致炎物质,如自由基、蛋白酶、溶酶体酶等,不但改变了自身的结构和功能,而且造成周围组织细胞损伤。如血管内皮细胞和中性粒细胞表面的粘附分子暴露,两者的亲和力增强,可促使中性粒细胞穿过血管壁趋化游走使白细胞浸润进一步加重。氧自由基可使细胞内蛋白质交联,使蛋白质结构改变并丧失活性;还可引起核酸碱基改变或DNA断裂,使整个细胞丧失功能。

综上所述,缺血-再灌注损伤发生的基本机制,主要是自由基、细胞内钙超载及白细胞的共同作用,其中细胞内钙超载是细胞不可逆性损伤的共同通路;而细胞膜损伤则是不同机制相互作用引起的共同的病理改变。在缺血-再灌注损伤机制的各种学说中,均与自由基的作用有关，因此大量自由基生成即使不是再灌注损伤的唯一发病因素，至少也是十分重要的发病环节。中性粒细胞与血管内皮细胞之间的相互作用，在缺血-再灌注损伤的发生发展中的作用越来越受到关注。

第三节　缺血-再灌注损伤时器官的功能、代谢变化

缺血-再灌注损伤表现为再灌注组织器官的代谢紊乱、功能障碍及结构损伤等变化。损伤的程度因缺血程度、再灌注时的条件及组织器官的不同而异。研究发现，机体内许多器官如心、脑、肾、肝、肺、胃肠、肢体和皮肤都可发生缺血-再灌注损伤，其中对心脏的再灌注损伤研究最多。

一、心肌缺血-再灌注损伤的变化

心肌的缺血-再灌注损伤最为常见，对其研究最多。心肌缺血-再灌注损伤时，其功能、代谢和结构均发生明显变化。

（一）心功能变化

1. 心肌舒缩功能降低

心室舒张末期压力（VEDP）增大，心室收缩峰压（VLSP）降低以及左心室内压上升与下降的最大速率（$\pm dp/dt_{max}$）降低。这种缺血心肌在恢复血液灌注后一段时间内出现可逆性舒缩功能降低的现象，称之为心肌顿抑（myocardial stunning）。其与心肌梗死引起的收缩功能异常不同，此时心肌并未发生坏死，其损伤仍处于可逆阶段（形态改变以肿胀为主），经过数天或数周的抗损伤或修复后收缩及舒张功能最终可以完全恢复正常。目前认为，心肌顿抑是心肌缺血-再灌注损伤的表现形式之一，自由基爆发性生成和细胞内钙超载是心肌顿抑的主要发生机制（图 10-5）。

2. 再灌注性心律失常

缺血心肌再灌注过程中出现的心律失常，称为再灌注性心律失常（reperfusion arrhythmia）。其特点表现为：①再灌区功能上可恢复的心肌细胞越多，心律失常的发生率越高。②缺血心肌数量多、缺血程度重、再灌注速度快，心律失常的发生率就高。③心律失常以室性心律失常居多，如室性心动过速和心室纤颤等。其发生的可能机制：

（1）再灌注心肌之间动作电位时程的不均一性　实验研究发现，再灌注的最初 30s，心肌动作电位迅速恢复，但缺血区心肌与正常区心肌动作电位的恢复有明显不同，即使是缺血细胞，动作电位的恢复也不相同。有的幅度高，持续时间长；有的幅度低，持续时间短。再灌注心肌之间动作电位时程的不均一性增强了心肌兴奋折返，可能是导致心律失常的主要原因。

（2）钙超载　研究证实，再灌注时细胞内高 Na^+ 激活 Na^+/Ca^{2+} 交换蛋白进行反向转运，使动作电位平台期进入细胞内的 Ca^{2+} 增加，出现一过性内向电流，在心肌动作电位后形成短暂除极，即延迟后除极，可造成传导减慢，触发多种心律失常。

（3）自由基增多　近年研究证明，再灌注性心律失常与自由基密切相关，其作用机制为：①导致心肌细胞损伤、ATP 生成减少、ATP 敏感性钾离子通道（ATP-sensitive potassium channel，K_{ATP}）激活等心肌电生理特性的改变，促进心律失常的发生；②再灌注时被冲出的儿

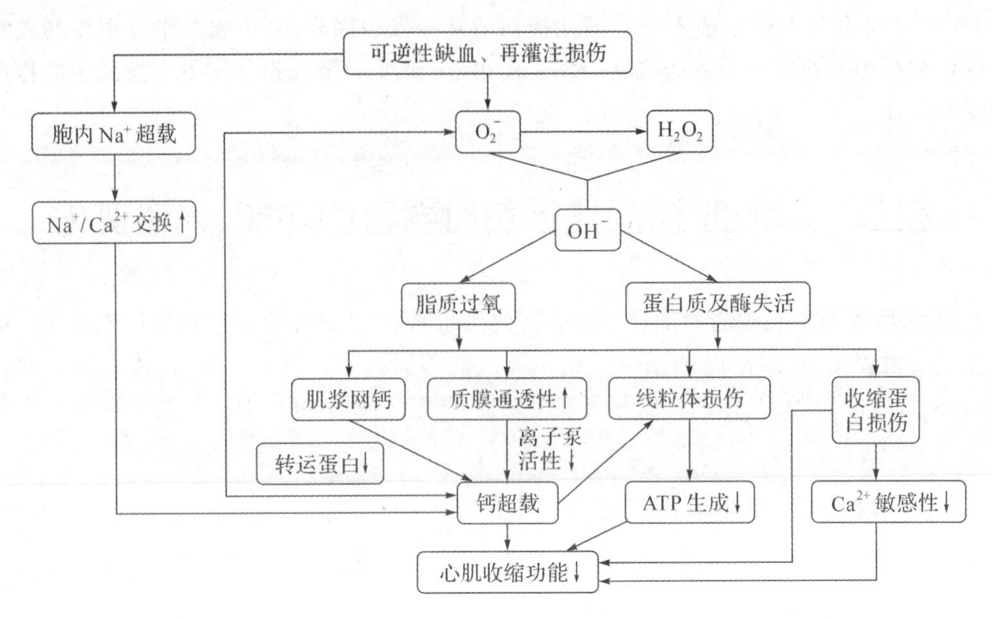

图 10-5 心肌顿抑的发生机制

茶酚胺刺激 α 受体，可提高心肌细胞的自律性；③再灌注时积聚在细胞外的 K^+、乳酸等代谢产物被冲走，也可暂时性影响心肌的电生理特性，而促使心律失常的发生。

(4)纤颤阈降低 近年来研究证明，再灌注可使纤颤阈降低，易致严重心律失常。由于 L-精氨酸可明显减少再灌注性心律失常的发生，故认为再灌注性心律失常可能与体内一氧化氮水平下降有关系。

(二)心肌能量代谢变化

缺血时，心肌 ATP、尤其是磷酸肌酸含量迅速降低。由于 ATP 降解，使 ADP 和 AMP 含量升高。而腺苷酸进一步降解为核苷类(腺苷、肌苷)及碱基(次黄嘌呤等)，心肌中这些非磷酸化嘌呤物质可增加百倍，若进入血液循环，局部 ADP、AMP 则迅速下降。如缺血损伤较轻，心肌获得 O_2 和代谢底物供应后，心肌高能磷酸化合物含量可较快恢复正常。若缺血损伤重，再灌注后心肌高能磷酸化合物含量不仅不回升，反而可能进一步降低。这是因为再灌注时自由基和钙超载等对线粒体的损伤使心肌能量合成减少；加之再灌注血流的冲洗，核苷类物质含量下降，以致合成高能磷酸化合物的底物不足。

(三)心肌结构变化

再灌注损伤心肌的结构变化与单纯缺血心肌的变化性质基本相同，但程度更为严重。基底膜部分缺失，质膜破坏膜损伤迅速扩展到整个细胞使肌原纤维结构破坏(出现严重收缩带、肌丝断裂、溶解)，线粒体损伤(极度肿胀、嵴断裂、溶解，空泡形成、基质内致密物增多)，表明再灌注引起了快速的结构破坏过程，既破坏膜磷脂，也破坏蛋白质大分子及肌原纤维。当然，再灌注还可造成不可逆性损伤，出现心肌坏死。

二、脑缺血-再灌注损伤的变化

脑是对缺氧最敏感的器官，它的活动主要依靠葡萄糖有氧氧化提供能量，因此一旦缺血时间较长，即可引起严重的不可逆性损伤。

（一）脑能量代谢以及组织形态学的改变

脑缺血后，ATP、磷酸肌酸、葡萄糖、糖原等均在短时间内减少，乳酸在短时间内明显增加。脑是一个富含磷脂的器官，再灌注后 cAMP 含量上升可激活磷脂酶，使膜结构中磷脂降解，游离脂肪酸生成增多，而 cGMP 含量则进一步下降。再灌注生成的大量自由基一方面可直接同膜中的不饱和脂肪酸发生反应；另一方面还可同游离脂肪酸反应，生成大量的脂质过氧化物，提示再灌注时脑发生了较强的脂质过氧化反应。

脑组织形态学最明显的改变是脑水肿和脑细胞坏死。其发生是由于缺血-再灌注时大量脂质过氧化物在脑组织中生成，使脑细胞膜结构破坏和钠泵功能障碍的结果。而线粒体及内质网应激则是细胞损伤的重要靶点，其发生机制的研究也备受关注。近年的研究证实，缺血、缺氧、再灌注除导致神经元坏死、凋亡（apoptosis）外，还可引起一种以细胞肿胀、体积增大、胞质空泡化、内质网扩张、线粒体肿胀、嵴破坏及消失为主要特点的死亡方式，即胀亡（oncosis）。

（二）缺血-再灌注引起脑损伤的机制

1. 兴奋性氨基酸毒作用

兴奋性氨基酸系指中枢神经系统中兴奋性突触的主要神经递质，主要包括谷氨酸和天门冬氨酸。实验研究证明，脑缺血-再灌注损伤时，脑组织内神经递质性氨基酸代谢发生明显改变，主要机制为：①缺血-再灌注时，突触前谷氨酸等释放增多和（或）再摄取减少，导致突触后兴奋性氨基酸受体的过度刺激；②谷氨酸与其受体 α-氨基-3-羟基-甲基恶丙酸（AMPA）结合，可使钠和水内流，导致神经元急性肿胀；③当谷氨酸与其另一种受体 N-甲基-D-门冬氨酸（NMDA）结合时，可促使细胞外 Ca^{2+} 大量内流，导致细胞内钙超载。

2. 自由基的作用

再灌注后，由于供氧得到改善，提供了生成自由基的原料，而血液中清除自由基的物质尚未生成，致使自由基呈爆发性增加。自由基与细胞膜上的酶、受体及其他成分结合，影响细胞膜的结构、功能和抗原特异性，加之不饱和脂肪酸的过氧化产物丙二醛可使细胞膜通透性增加，导致细胞进一步损伤，加重脑水肿、颅高压。

3. 钙超载作用

钙超载激活多种蛋白酶可降解细胞骨架；磷脂酶可产生氧自由基，激活一氧化氮合酶促进一氧化氮生成，造成细胞膜和线粒体损伤，最终导致细胞破坏。

三、其他器官缺血-再灌注损伤的变化

（一）肾缺血-再灌注损伤的变化

肾缺血-再灌注时，血清肌酐浓度明显增高，表明肾功能严重受损。再灌注时肾组织损伤较单纯缺血明显加重，表现为线粒体高度肿胀、变形、嵴减少，排列紊乱，甚至崩解，空泡形成等，再灌注激活 TNF 转录因子，TNF 和受体结合可激活 NF-κB，后者上调 TNF 和其他致炎因子表达，形成炎症反应正反馈。由于 TNF 能诱导肾细胞凋亡，引起肾小球纤维蛋白沉积、细胞浸润和血管收缩，导致肾小球滤过率降低。

（二）肺缺血-再灌注损伤的变化

肺缺血-再灌注期间，光镜下可见：肺不张伴不同程度肺气肿，肺间质增宽、水肿，炎症细胞浸润，肺泡内较多红细胞渗出。电镜下观察到：肺内毛细血管内皮细胞肿胀，核染色质聚集并靠核膜周边分布，胞核固缩倾向，核间隙增大：Ⅰ型肺泡上皮细胞内吞饮小泡较少；Ⅱ型肺泡上

皮细胞表面微绒毛减少,线粒体肿胀,板层小体稀少,出现较多空泡;肺泡隔水肿,肺泡隔及毛细血管内炎症细胞附壁,以中性粒细胞为主,其与黄嘌呤氧化酶产生的氧自由基,是引起肺缺血-再灌注损伤的主要介质;而内皮细胞收缩机制的激活,是肺微血管通透性增加的共同通路。

(三)肝缺血-再灌注损伤的变化

肝移植和阻断血管的肝脏切除术等,可发生肝缺血-再灌注损伤。此时,血清谷氨酸氨基转移酶(谷丙转氨酶)、天冬氨酸氨基转移酶(谷草转氨酶)及乳酸脱氢酶活性明显增高,表明肝功能严重受损。再灌注时肝组织损伤较单纯缺血明显加重,主要表现为:光镜下,肝细胞肿胀、脂肪变性、空泡变性及点状坏死。电镜下,线粒体高度肿胀、变形、嵴减少、排列紊乱,甚至崩解、空泡形成等;内质网明显扩张;毛细胆管内微绒毛稀少等。

(四)肠缺血-再灌注损伤的变化

肠套叠、血管外科手术和失液性休克等,可伴有胃肠道缺血-再灌注损伤,其特征为黏膜损伤和屏障功能障碍,表现为广泛上皮与绒毛分离,上皮坏死,大量中性粒细胞浸润,固有层破损,出血及溃疡形成。小肠缺血时,液体通过毛细血管滤出而形成间质水肿;缺血后再灌注时,肠壁毛细血管通透性更加升高,肠黏膜损伤加重,并出现广泛上皮和绒毛分离,上皮坏死,肠壁出血及溃疡形成。

第四节　缺血-再灌注损伤防治的病理生理学基础

缺血-再灌注损伤的发生机制目前尚不十分清楚,故再灌注损伤的防治尚处于实验研究和临床观察阶段。目前认为,缺血-再灌注损伤的防治应从以下几个方面着手。

一、尽早恢复血流与控制再灌注条件

针对缺血原因,采取有效措施,尽可能在再灌注损伤发生的缺血时间以前恢复血流,减轻缺血性损伤,而补充糖酵解底物如磷酸己糖有保护缺血组织的作用;外源性 ATP 可使细胞膜蛋白磷酸化,有利于细胞膜功能恢复,避免严重的再灌注损伤。低压、低流灌注可避免原缺血组织中氧和液体量急剧增高而产生大量自由基及引起组织水肿;适当低温灌注有助于降低缺血组织代谢率,减少耗氧量和代谢产物的堆积;低钙液灌注可减轻因钙超载所致的细胞损伤;低钠液灌注有利于细胞肿胀的减轻;高钾液灌注能减轻因再灌注引起的原缺血组织大量钾的丢失程度。

二、清除自由基与减轻钙超载

自由基清除剂主要有 SOD、过氧化氢酶(catalase, CAT)、谷胱甘肽过氧化物酶(glutathione peroxidase, GSH-PX)及铜蓝蛋白(ceruloplasmin)等。哺乳类细胞含有两种 SOD,即胞质和血浆中的铜(Cu)/锌(Zn)-SOD 和线粒体中的 Mn-SOD。SOD 在各种组织中的活性可有较大差异,以肝、肾、脾等脏器中含量较高。其主要功能是通过歧化反应清除 H_2O_2 和 OH·的前身,从而保护细胞免受毒性氧自由基的损伤。实验证明,黄嘌呤氧化酶抑制剂——别嘌醇及 OH·清除剂——二甲基亚砜(DMSO)等物质,也可减少自由基的生成和加快自由基的清除,显著降低缺血-再灌注中的组织细胞损伤。

三、细胞保护剂与细胞抑制剂的应用

有学者提出了细胞保护的概念，即某些因素或药物，不是通过改变器官组织的血流量，而是直接增强组织、细胞对内环境紊乱的耐受力而起细胞保护作用。许多内、外源性细胞保护剂应用于缺血-再灌注损伤，收到了良好的效果，如牛磺酸、金属硫蛋白等，具有抗脂质过氧化、调节 Ca^{2+} 及溶酶体膜的作用。然而，采用非甾体抗炎药物、脂氧化酶和环氧化酶抑制剂、前列环素及抑制中性粒细胞粘附的单克隆抗体均具有减轻缺血-再灌注损伤的作用。

四、缺血预适应与缺血后适应的应用

缺血预适应(preconditioning)即短暂、间歇地阻断犬的冠状动脉，可以减轻因长时间心肌缺血所造成的心肌组织损伤以及心肌梗死的范围。然而，由于缺血为一种不可预知的因素，因此缺血预适应在临床实践中的应用受到限制。心肌梗死病人血液循环重建后的头几分钟多次阻塞、再灌注，便可获得与缺血预适应相同的效果，即“缺血后适应(postconditioning)”。更具有临床应用价值。

（王方岩）

主要参考文献

1. 王建枝，殷莲华主编. 病理生理学. 第 8 版. 北京：人民卫生出版社，2013.
2. 王万铁主编. 病理生理学. 杭州：浙江大学出版社，2009.

第十一章 心功能不全

生理条件下，血液在血管中周而复始地循环流动，不断给组织、细胞提供代谢所需的氧气和营养物质并及时带走各种代谢产物，使机体新陈代谢不断进行，生命得以维持。血液循环的动力来自心脏协调地收缩和舒张，心脏的这种活动犹如水泵一样，故也称心泵功能。心功能不全(cardiac insufficiency)是指在各种致病因素作用下，心脏的收缩和(或)舒张功能发生障碍，使心室泵血量和(或)充盈功能低下，以至于不能满足组织代谢需要的病理生理过程，在临床上表现为呼吸困难、水肿及静脉压升高等静脉淤血和心排血量减少的综合征。

心功能不全包括代偿阶段和失代偿阶段，心力衰竭(heart failure)属于心功能不全的失代偿阶段，因而患者出现明显地临床症状和体征；而心功能不全的代偿阶段是否出现临床症状和体征则取决于机体代偿的程度，如果代偿是完全的，病人可不出现明显的症状和体征；但两个阶段在发病学上的本质则是相同的。部分患者由于钠、水潴留和血容量增加，出现心腔扩大，静脉淤血及组织水肿的表现，称为充血性心力衰竭(congestive heart failure)。心力衰竭可归因于心脏本身舒缩功能障碍，也可由心脏负荷过重所致。无论何种病因，一旦导致心泵功能下降，机体将会动员各种代偿机制尽可能维持循环“稳态”，直至失代偿而发生心力衰竭。

随着高血压和冠心病等心血管疾病发病率的上升以及人口老龄化，心功能不全的患病率正在逐年增加。据世界卫生组织预测，至 2020 年以心力衰竭及脑卒中为代表的心、脑血管病将成为全球第一位的致死和致残原因，心力衰竭的防治已成为关系人类健康的重要公共卫生问题。

第一节 心功能不全的病因与诱因

一、心功能不全的病因

心功能不全是多种循环系统及非循环系统疾病发展到终末阶段的共同结果，主要病因可以归纳为原发性心肌舒缩功能障碍、心脏负荷过重和心室舒张及充盈受限(表 11-1)。

表 11-1　常见心力衰竭的病因

心肌舒缩功能障碍	心室前负荷过重	心室后负荷过重	心室舒张及充盈受限
心肌缺血或梗死	瓣膜关闭不全	高血压	左心室肥厚
心肌炎	房室间隔缺损	主动脉瓣膜狭窄	限制性心肌病
心肌纤维化	动-静脉瘘	主动脉缩窄	心室纤维化
心肌中毒	甲亢	肺动脉高压	
$VitB_1$ 缺乏		肺源性心脏病	
缺血、缺氧			

(一)原发性心肌舒缩功能障碍

心肌收缩性是指不依赖于心脏前负荷与后负荷变化的心肌本身的收缩特性，主要受神经-体液因素的调节，如交感神经、儿茶酚胺、电解质(特别是 Ca^{2+}、K^{+})及某些药物均可通过改变心肌收缩性来调节心肌收缩的强度和速度。

1. 心肌结构受损

心肌结构受损常见于心肌炎、心肌梗死、心肌病和心肌纤维化等。由于心肌细胞发生变性、坏死及组织纤维化，心肌的收缩力降低，从而导致心力衰竭。

2. 心肌能量代谢障碍

心脏要保持其正常的泵功能，必须有充足的 ATP 供应。患有冠心病、重度贫血、低血压时，心肌供血、供氧绝对或相对不足，心肌能量生成障碍，均可导致心肌收缩力逐渐减弱。维生素 B_1 是丙酮酸脱羧酶辅酶的成分，当体内含量不足时，心肌细胞 ATP 生成减少，抑制心肌的收缩性。

(二)心脏负荷过重

1. 压力负荷(pressure load)过大

压力负荷又称后负荷，指心脏在射血时所要克服的阻力负荷。测量左心收缩期室壁张力可以准确反映左心后负荷的大小，但通常用动脉血压来代替。左心压力负荷过大主要见于高血压、主动脉缩窄和主动脉瓣狭窄等；而右心压力负荷过大主要见于肺动脉高压、肺动脉瓣狭窄等。慢性阻塞性肺疾病时肺循环阻力增大，久之因右心后负荷过大引起肺源性心脏病。

2. 容量负荷(volume load)过重

容量负荷又称前负荷，指心脏收缩前所承受的负荷，相当于心室舒张末期容量或压力。左心室容量负荷过重，大多是由于二尖瓣或主动脉瓣关闭不全引起；若三尖瓣或肺动脉瓣关闭不全及房室间隔缺损出现左向右分流时，则可造成右心室容量负荷过重。严重贫血、甲状腺功能亢进、动-静脉瘘及维生素 B_1 缺乏引起的心脏病，由于外周血管阻力降低，回心血量增加，左、右心室容量负荷都增加。

3. 心室舒张及充盈受限

指在静脉回心血量无明显减少的情况下，因心脏本身的病变引起的心脏舒张和充盈障碍。例如，急性心肌缺血可引起能量依赖性舒张功能异常；左心室肥厚、纤维化和限制性心肌病使心肌的顺应性减退，心室舒张充盈受限。二尖瓣狭窄导致左心室充盈减少，肺循环淤血和压力升高；三尖瓣狭窄导致右心室充盈减少，体循环淤血；心包填塞、缩窄性心包炎时，心室舒张受限，心室充盈不足，均可造成心排血量降低。

二、心功能不全的诱因

凡是能增加心脏负荷，使心肌耗氧增加和(或)心肌供血供氧减少的因素皆可能成为心力衰竭的诱因。据统计，在因心力衰竭而入院的患者中，50％～90％都伴有诱因的存在，临床上常见的引起心力衰竭的诱因是：

(一)感染

感染可通过多种途径加重心脏负荷，削弱心肌的舒缩功能而诱发心力衰竭。例如：①感染引起的发热可导致交感神经兴奋、代谢率增高而加重心脏负荷；②心率加快，增加心肌耗氧量，缩短心脏舒张期，心肌供血供氧不足；③内毒素对心肌细胞的损害以及缺氧影响心肌细胞的能量代谢，致使心肌收缩力下降；④呼吸道感染时加重右心负荷，影响心肌供血供氧。

(二)酸碱平衡及电解质代谢紊乱

1. 酸中毒

各种原因引起的酸中毒通过下列作用干扰心血管功能而诱发心力衰竭：①酸中毒时 H^+ 竞争性抑制 Ca^{2+} 与心肌肌钙蛋白的结合，抑制 Ca^{2+} 内流和肌浆网 Ca^{2+} 的释放，使心肌收缩力减弱；②H^+ 抑制肌球蛋白 ATP 酶活性使心肌收缩功能障碍；③使毛细血管前括约肌松弛，而小静脉张力不变，导致微循环出现灌多流少，回心血量减少，心输出量减少。

2. 高钾血症

酸中毒可并发血钾升高抑制心肌动作电位复极化期 Ca^{2+} 内流使心肌收缩性降低。高钾血症还可引起心肌传导性降低并导致单向阻滞和传导缓慢，因而容易形成兴奋折返而造成心律失常，促使心衰发生。

(三)心律失常

各种心律失常尤其是快速型心律失常是诱发心力衰竭的常见诱因。其对心功能的影响主要是因心率过快或过慢而引起的心输出量减少，如室上性心动过速、伴有快速心室律的心房颤动和心房扑动等。而且，心率过快时，心舒张期缩短，冠脉血流不足，导致心肌缺血、缺氧；同时，心肌耗氧量增加，加剧缺氧。

(四)妊娠与分娩

孕妇在妊娠期血容量可增加 20％以上，特别是血浆容量增加比红细胞增加更多，出现稀释性贫血，加上心率加快和心搏出量增大，使机体处于高动力循环状态，心脏负荷加重。分娩时，精神紧张、疼痛、用力等因素使交感-肾上腺髓质系统兴奋，增加静脉回流血量，加大心脏负荷，从而诱发心力衰竭。

(五)其他

由于心力衰竭多呈慢性过程，需要长期治疗。因患者或医生的原因引起的治疗不当也是诱发心力衰竭的重要原因。例如，使用某些可抑制心肌收缩力的药物，如钙通道拮抗剂和抗心律失常药等；洋地黄中毒，使用可促进钠水潴留的非甾体类抗炎药等。过量或过快输液也可加重心脏前负荷而诱发心力衰竭，对于老年患者及原有心功能损伤者应特别注意。此外，情绪激动、劳累、严重贫血、大出血、外伤与手术等均可因加大心脏负荷或加重心脏损害而诱发心力衰竭。

第二节　心力衰竭的分类

心力衰竭有多种分类方法，常用的是：

一、根据心力衰竭的发病部位分类

（一）左心衰竭（left heart failure）

在成年患者中以左心衰竭最常见，可见于高血压病、冠心病、二尖瓣或主动脉瓣关闭不全等。由于左心室舒张期充盈和收缩期射血功能障碍，临床上以心排血量减少和肺循环淤血、肺水肿为特征。

（二）右心衰竭（right heart failure）

右心衰竭常见于肺部疾患引起肺循环阻力增加，如慢性阻塞性肺疾病等；也可见于肺大血管阻力增加，如肺动脉狭窄、肺动脉高压及某些先天性心脏病（如法洛四联征和房室间隔缺损）。由于右心室负荷过重，不能将体循环回流的血液充分输送到肺循环，临床上以体循环淤血、静脉压升高、下肢甚至全身性水肿为特征。

（三）全心衰竭（whole heart failure）

某些疾病如风湿性心肌炎或严重贫血可使左右心同时受累，发生全心衰竭。全心衰竭也可由一侧心衰波及另一侧演变而来，例如左心衰竭，肺静脉压升高，继而肺动脉压也升高，使右室后负荷过重而发生衰竭。或右心衰竭时，由于射入肺动脉的血量减少，经肺循环回流到左心的血量减少，使左心输出量下降，冠脉灌流减少，左室泵血功能受损而使左心衰竭。

二、根据心输出量的高低分类

（一）低输出量性心力衰竭（low output heart failure）

绝大多数患者属此种类型，患者的心输出量绝对减少，在安静状态下明显低于正常水平。常见于冠心病、心肌炎、高血压病及心脏瓣膜性疾病等引起的心力衰竭。由于外周血管阻力增加，患者可有血管收缩、四肢发冷、苍白、脉压减小和动-静脉血氧含量差增大的表现。

（二）高输出量性心力衰竭（high output heart failure）

心力衰竭发生时心输出量较发病前有所下降，但其值仍属正常，甚至高于正常，故称为高输出量性心力衰竭。常见于甲状腺功能亢进、严重贫血、妊娠、脚气病、动-静脉瘘及维生素 B_1 缺乏等。上述疾病时因外周血管阻力降低，血容量扩大或循环速度加快，静脉回心血量增加，心脏过度充盈，代偿阶段其心排血量明显高于正常，处于高动力循环状态，所以一旦发展至心力衰竭，心排血量较心力衰竭前（代偿阶段）有所下降，就不能满足机体高水平代谢的需求的情况。

三、根据心力衰竭的发生速度分类

（一）急性心力衰竭

急性心力衰竭是指突然起病或在原有慢性心力衰竭基础上急性加重的心肌收缩力降低、心脏负荷加重，造成急性心排血量骤降和组织淤血的临床综合征。常见于大面积心肌梗死、严重心肌炎等，其特点为发病急、发展迅速，机体常常来不及代偿就导致心源性休克。

（二）慢性心力衰竭

慢性心力衰竭又称充血性心力衰竭，常见于高血压病、心脏瓣膜病、肺动脉高压等。其特点为发病缓慢，病程较长，多有心肌肥大等代偿反应，在很长一段时间内可不出现临床症状和体征。这种类型临床上较常见。

四、根据心功能不全的严重程度分类

（一）轻度心力衰竭

由于代偿完全，处于一级心功能状态（在安静或轻体力活动时，可不出现心力衰竭的症状和体征）或二级心功能状态（体力活动略受限制，一般体力活动时可出现气急心悸）。

（二）中度心力衰竭

由于代偿不全，心功能三级（体力活动明显受限，轻体力活动时即出现心力衰竭的症状和体征，休息后可好转）。

（三）重度心力衰竭

完全失代偿，心功能四级（安静情况下即可出现心力衰竭的症状和体征，完全丧失体力活动能力，病情危重）。

五、根据心肌收缩与舒张功能障碍分类

（一）收缩功能不全性心力衰竭（systolic heart failure）

因心肌收缩性降低或心室后负荷过重而致泵血量减少而引起的心力衰竭，特点是左室射血分数减少，常见于冠心病和心肌病等，又称为低射血分数型心力衰竭。

（二）舒张功能不全性心力衰竭（diastolic heart failure）

是指在心肌收缩功能相对正常情况下，因心肌舒张功能异常或（和）心室壁弹性下降而造成心室充盈量减少，需提高心室充盈压才能达到正常的心排血量。特点是左心室射血分数正常，但由于升高的充盈压逆转到静脉系统，患者表现出肺循环甚至体循环淤血的症状，又称为正常射血分数型心力衰竭，常见于高血压伴左心室肥厚和肥厚型心肌病等。

第三节　心功能不全时机体的代偿反应

心力衰竭发病的关键环节是心输出量减少，机体存在各种防止心输出量减少的代偿机能。通过代偿反应，心输出量能满足机体正常活动而暂时不出现心力衰竭临床表现者称为完全代偿（complete compensation）；心输出量仅能满足机体在安静状态下的需要，已发生轻度心力衰竭者称为不完全代偿（incomplete compensation）；心输出量不能满足机体安静状态下的需要，出现明显的心力衰竭表现，称之为失代偿或代偿失调（decompensation）。机体的代偿反应在很大程度上决定心力衰竭是否发生，以及发病的快慢和病情的轻重。例如，心肌梗死并发急性左心衰时，由于起病急，机体来不及充分动员代偿机制，病人常在短时间内陷入严重的心力衰竭状态。相反，高血压性心脏病发生心力衰竭之前往往可经历长达数年甚至数十年的代偿期，在此期间病人仍能维持相对正常的生命活动。

一、心脏本身的代偿反应

心脏本身的代偿形式包括心率增快、心脏紧张源性扩张、心肌收缩性增强和心室重塑。其中，心率加快、心脏紧张源性扩张、心肌收缩性增强属于功能性调整，可以在短时间内被动员起来；而心室重塑是心室在前负荷和后负荷长期增加时，通过改变心室的结构、代谢和功能而发生的慢性综合性代偿适应性反应。

(一)心率加快

心排血量是每搏输出量与心率的乘积，在一定的范围内，心率加快可提高心排血量，并可提高舒张压，有利于冠脉的血液灌流，对维持动脉血压，保证重要器官的血流供应有积极意义。当组织细胞对血供的需求增加时，正常的心脏可通过增加每搏输出量和心率来增加心排血量。而心功能不全时，由于损伤的心脏每搏输出量相对固定，难以增加，心率加快成为决定心排血量的主要因素。心率加快的代偿反应机制主要是：①心排血量减少，动脉血压下降，对颈动脉窦和主动脉弓压力感受器的刺激减弱，则压力感受性反射活动减弱，心迷走神经兴奋性下降，使心率加快；②心力衰竭时，心室舒张末期容积和压力升高，可刺激右心房和大静脉的容量感受器，引起交感神经兴奋，心率加快；③如果合并缺氧，可以刺激主动脉体和颈动脉体化学感受器，反射性引起心率加快。

但是，当心率过快时(>180 次/min)，可促使心力衰竭的发生：①心率加快可增加心肌耗氧量；②由于心率过快使心脏舒张期缩短影响到冠脉灌流，导致心肌缺血、缺氧加重且心室充盈不足，使心输出量下降。

(二)心腔扩张

1. 紧张源性扩张

静脉回心血量可以在一定程度上调控心肌的收缩能力。根据 Frank-Starling 定律，肌节长度在 1.7～2.2μm 的范围内，心肌收缩力随着心肌纤维初长度(心脏前负荷)的增加而增强。左室舒张末期压在正常范围内时肌节长度约为 1.7～1.9μm，随着左室舒张末期充盈量增加，肌节长度增长，心肌收缩力逐渐增大。当肌节长度达到 2.2μm 时，粗、细肌丝处于最佳重叠状态，形成有效横桥的数目最多，产生的收缩力最大，这个肌节长度称为最适长度。当心脏收缩功能受损时，心脏本身会发生快速的、应急性的调节反应。由于每搏输出量降低，使心室舒张末期容积增加，前负荷增加导致心肌纤维初长度增大(肌节长度不超过 2.2μm)，此时心肌收缩力增强，代偿性增加每搏输出量，这种伴有心肌收缩力增强的心腔扩大称为心脏紧张源性扩张，有利于将心室内过多的血液及时泵出。

2. 肌源性扩张

心脏紧张源性扩张的代偿能力也是有限的，当前负荷过大，舒张末期容积或压力过高时，心室扩张使肌节长度超过 2.2μm，有效横桥的数目反而减少，心肌收缩力降低，每搏输出量减少，称为肌源性扩张，其已失去增加心肌收缩力的代偿意义。

(三)心室重塑

心脏由心肌细胞、非心肌细胞(包括成纤维细胞、血管平滑肌细胞、内皮细胞等)及细胞外基质组成。损伤的心脏不但会发生功能与代谢适应的快速代偿，而且有慢性的综合性适应性反应，即心室重塑。心肌细胞的结构性适应不仅有心肌细胞肥大，还伴随着细胞表型的改变，其功能与代谢均有别于正常心肌细胞。

1. 心肌肥大

是指心肌细胞体积增大，在细胞水平上表现为细胞直径增宽，长度增加；在器官水平表现为心室重量增加，心室壁增厚。临床上可用超声心动图等无创性方法检测心室壁厚度，因此心肌肥大又称为心室肥厚。

(1)向心性肥大(concentric hypertrophy)　心脏在长期压力负荷作用下，收缩期室壁张力持续增加，心肌肌节呈并联性增生，心肌纤维变粗。其特征是心室壁厚度增加而心腔无明显扩大，心室腔直径与室壁厚度的比值小于正常，常见于高血压性心脏病及主动脉瓣狭窄。

(2)离心性肥大(eccentric hypertrophy)　心脏在长期过度的容量负荷作用下，舒张期室壁张力持续增加，心肌肌节呈串联性增生，心肌纤维长度增加，心腔明显扩大。其特征是心腔容积显著增大与室壁轻度增厚并存，室壁厚度与心腔半径之比基本正常，常见于二尖瓣或主动脉瓣关闭不全。

心肌肥大是慢性心功能不全时极为重要的代偿方式，因心室壁增厚可降低心室壁张力而减少心肌的耗氧，有助于减轻心脏负担。但是，心肌肥大的代偿作用也是有一定限度的，过度肥大心肌可发生不同程度的缺血、缺氧、能量代谢障碍和心肌舒缩能力减弱等，使心功能由代偿转变为失代偿。

2. 心肌细胞表型改变

指由于心肌所合成的蛋白质的种类变化所引起的心肌细胞“质”的改变。在引起心肌肥大的机械信号和化学信号刺激下，可使在成年心肌细胞中处于静止状态的胎儿期基因被激活，如心房钠尿肽基因、脑钠肽基因和β-肌球蛋白重链(β-myosin heavy chain，β-MHC)基因等，合成胎儿型蛋白质增加；或是某些功能基因的表达受到抑制，发生同工型蛋白之间的转换，引起细胞表型改变。表型转变的心肌细胞在细胞膜、线粒体、肌浆网、肌原纤维及细胞骨架等方面均与正常心肌有差异，从而导致其代谢与功能发生变化。转型的心肌细胞分泌活动增强，还可以通过分泌细胞因子和局部激素，进一步促进细胞生长、增殖及凋亡，从而改变心肌的舒缩能力。

二、心脏以外的代偿反应

心功能减退时，除心脏本身发生功能和结构的代偿外，机体还会启动心外的多种代偿机制，以适应心排血量的降低。

(一)血容量增加

血容量增加使静脉回流及心排血量增加是慢性心力衰竭时机体产生的一种重要代偿方式。其机制有：①交感-肾上腺髓质系统兴奋，肾血管收缩，肾血流量减少，肾小球滤过率降低，血容量增加；②肾素-血管紧张素-醛固酮系统激活，醛固酮、抗利尿激素分泌增加，促进肾小管对钠、水的重吸收增加，导致钠、水潴留，血容量增加；③抑制钠水重吸收的激素 PGE_2 和心房钠尿肽合成和分泌减少，钠水潴留，血容量增加。一定程度的血容量增加，使得心输出量有所增加，从而起到代偿作用。但是，血容量增加过多，则会加大心脏负荷。

(二)血液重新分配

心功能不全时，交感-肾上腺髓质系统兴奋，儿茶酚胺释放增多，可导致皮肤、黏膜和内脏血管收缩，血流量减少，其中以肾血流量减少最明显，而心、脑血管收缩不明显，血流量不变或略增加。这样既能防止血压下降，又能保证重要器官的血流量。但是，若外周器官长期供血不足，亦可导致该脏器功能减退。另外，外周血管长期收缩，也会导致心脏后负荷增大而使心排血量减少。

（三）红细胞增多

心力衰竭时，体循环淤血和血流速度减慢可引起缺氧，刺激肾分泌促红细胞生成素增加，促进骨髓造血功能，使红细胞数和血红蛋白含量增加，血液的携氧能力增强，有利于改善周围组织的供氧。但红细胞过多会造成血液的黏稠度增大，心脏负荷加大。

（四）组织利用氧的能力增强

组织的摄氧能力增加与心功能不全的程度往往成正比。心功能下降时，血流速度减慢，组织缺氧，细胞内线粒体的数量增多，线粒体呼吸链中细胞色素氧化酶的活性增强，有助于细胞内呼吸功能的改善，使组织利用氧的能力增强。肌肉中肌红蛋白含量增多可增加氧的储存。

综上所述，心功能不全时，在神经-体液调节机制的调节下，机体可以动员心脏本身和心脏以外的多种代偿机制进行代偿，并且这种代偿贯穿于心功能不全的全过程。一般说来，在心脏泵血功能受损的急性期，神经-体液调节机制激活，通过加快心率、增加心肌收缩性和增加外周阻力，维持血压和器官血液灌注。同时，启动心室重塑，心功能维持于相对正常的水平。但是，随着心室重塑缓慢而隐匿地进行，其副作用日益明显，终将进入心功能不全的失代偿期。

第四节　心力衰竭的发生机制

心力衰竭的发生机制复杂，迄今尚未完全阐明。目前认为，心力衰竭的发生发展是多种机制共同作用的结果，其主要与心肌收缩、舒张功能障碍和顺应性降低及心房和心室各部舒缩活动不协调等有关。

一、正常心肌舒缩的分子基础

心肌组织由许多心肌细胞相互联结而成。心肌细胞内有成束的肌原纤维，沿心肌细胞纵轴平行排列。肌原纤维由多个肌节连接而成，心肌收缩与舒张的实质是肌节的缩短与伸长。

（一）收缩蛋白

主要由肌球蛋白（myosin）和肌动蛋白（actin）组成。心肌细胞肌原纤维由若干肌节连接而成，肌节是心肌舒缩的基本单位，主要由粗、细肌丝组成。粗肌丝的主要成分是肌球蛋白，分子量约500kD，全长约150nm，它的一端游离形成横桥，其顶端呈球状膨大具有ATP酶活性，可分解ATP，供肌丝滑动所需。细肌丝主要成分是肌动蛋白，分子量47kD，呈球形，互相串联成双螺旋的细长纤维。肌动蛋白上有特殊的“作用点”，可与肌球蛋白的横桥形成可逆结合。肌动蛋白和肌球蛋白是心肌舒缩活动的物质基础。在病理因素作用下，其功能可发生障碍，结构可被破坏，例如，缺血、缺氧或有毒物质可使其变性，功能丧失。过度肥大的心肌肌球蛋白头部的ATP酶活性降低，导致心肌能量利用障碍。

（二）调节蛋白

主要由向肌球蛋白（tropomyosin）和肌钙蛋白（troponim）组成。向肌球蛋白呈杆状，长40nm，含有两条多肽链，头尾串联并形成螺旋状细长纤维嵌在肌动蛋白双螺旋的沟槽内。每个向肌球蛋白分子附有一个肌钙蛋白复合体，后者由三个亚单位构成，分别是向肌球蛋白亚单位（TnT），钙结合亚单位（TnC）和抑制亚单位（TnI）。调节蛋白在钙离子的参与下调节、控制收缩蛋白的舒缩活动。

某些病理因素可通过干扰调节蛋白而使心肌的舒缩功能发生障碍。例如，缺血和毒素可使调节蛋白变性、破坏；酸中毒时 H^+ 可与 Ca^{2+} 竞争与肌钙蛋白结合，从而阻断了后继的兴奋-收缩耦联过程。

（三）钙离子

Ca^{2+} 在把兴奋的电信号转化为机械收缩的过程中发挥了极为重要的中介作用。酸中毒、能量缺乏、离子通道异常、膜结构破坏等常引起钙离子转运、分布异常而影响心肌兴奋-收缩耦联。

（四）心肌的舒张

当心肌细胞复极化时，大部分 Ca^{2+} 由肌浆网 Ca^{2+}-ATP 摄取并储存在肌浆网，小部分由细胞膜钠-钙交换蛋白和细胞膜 Ca^{2+}-ATP 转运至细胞外，使胞质 Ca^{2+} 浓度迅速降低，Ca^{2+} 与肌钙蛋白解离，肌动蛋白的作用位点又被掩盖，横桥解除，心肌舒张（图 11-1）。

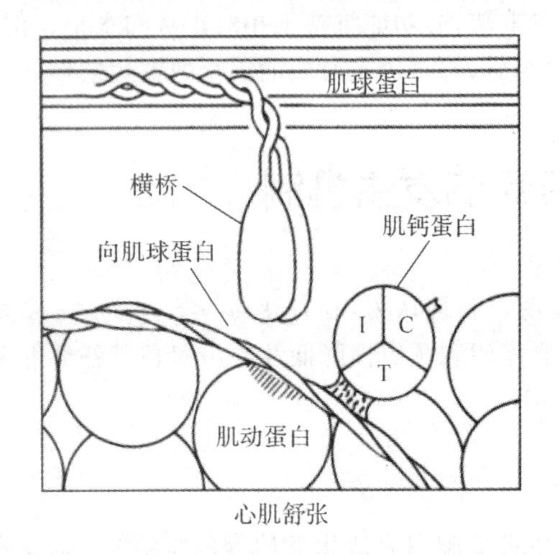

心肌舒张

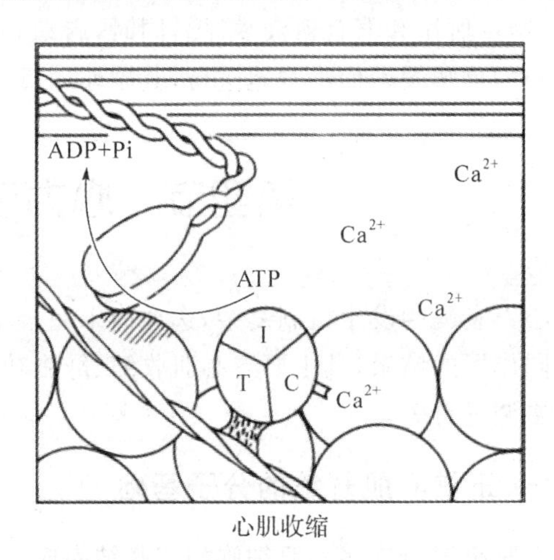

心肌收缩

图 11-1 心肌舒缩的分子生物学基础

二、心力衰竭的发生机制

（一）心肌收缩功能障碍

心肌收缩能力降低是造成心脏泵血功能减退的主要原因，可以由心肌收缩相关蛋白的破坏，心肌能量代谢障碍和心肌兴奋-收缩耦联障碍分别或共同引起（图 11-2）。

1. 心肌收缩相关蛋白质的破坏

（1）心肌细胞数量减少　多种心肌损伤如心肌梗死、心肌炎及心肌病等均可导致心肌细胞变性、萎缩，严重者因心肌细胞死亡而使有效收缩的心肌细胞数量减少，造成原发性心肌收缩力降低。心肌细胞死亡可分为坏死（necrosis）与凋亡（apoptosis）两种形式。

1）心肌细胞坏死：当心肌细胞在严重的缺血、缺氧、致病微生物（细菌和病毒）感染、中毒等严重的损伤因素作用下，因大量溶酶体酶释放，引起细胞自溶，心肌细胞发生坏死，心肌收缩性严重障碍。在临床上，引起心肌细胞坏死最常见的原因是急性心肌梗死。一般而言，当梗死面积达左室面积的 23%时便可发生急性心力衰竭。

2）心肌细胞凋亡：细胞凋亡是指由体内外因素触发细胞内预存的死亡程序而导致的细胞

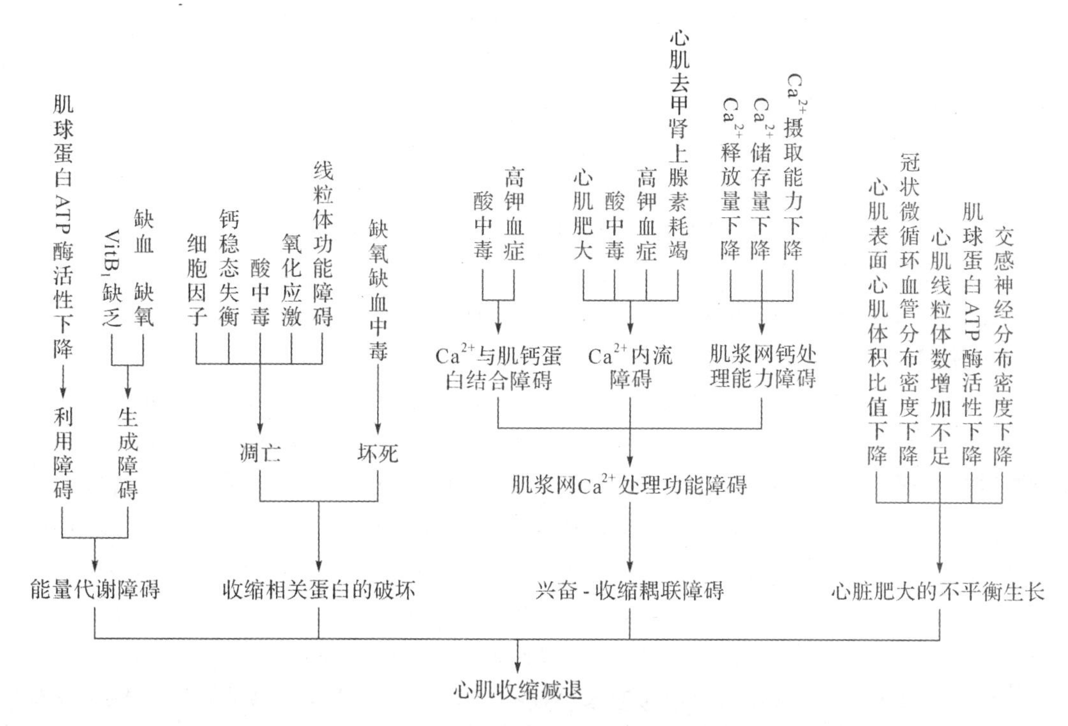

图 11-2　心肌收缩减弱的机制

死亡过程。心衰过程中的许多病理因素如氧化应激、前后负荷过重、某些细胞因子等均可诱导心肌细胞凋亡。

因细胞凋亡而引起心肌收缩能力降低已受到广泛的重视，在多种心力衰竭的动物模型及心力衰竭患者的心肌标本研究中都证实有心肌细胞凋亡现象的存在，而且凋亡是造成老年心脏心肌细胞数量减少的主要原因。细胞凋亡除可以直接引起收缩能力降低外，还可由于心肌肥大与凋亡共存使心肌肥厚与后负荷不匹配，使室壁应力增大并进一步刺激重构与凋亡。在心力衰竭时，心肌细胞凋亡又可致室壁变薄，心室进行性扩张。因此，干预心肌凋亡已成为防治心功能不全的重要目标之一。

心力衰竭时可引起心肌细胞凋亡的因素有：①氧化应激：心力衰竭发生、发展过程中，由于氧自由基生成过多和(或)抗氧化功能减弱导致氧化应激发生，引起心肌细胞凋亡；②细胞因子(cytokines)：研究表明，心力衰竭时某些细胞因子的产生增多，如 TNF-α、IL-1、IL-6、干扰素等，这些细胞因子与心力衰竭心功能异常有关；③钙稳态失衡：心力衰竭时，由于能量代谢紊乱造成 ATP 缺乏，或自由基生成过多损伤细胞膜、肌浆网膜，或酸中毒等因素作用均可引起细胞钙稳态失衡；④线粒体功能异常：心力衰竭时由于缺氧、能量代谢紊乱、线粒体跨膜电位下降、线粒体膜通透性增大、细胞凋亡启动因子如细胞色素 C、凋亡蛋白酶激活因子(Apaf)和凋亡诱导因子(AIF)等从线粒体内释放出来引起细胞凋亡。

(2)心肌结构改变　①在分子水平上，心力衰竭时一些参与细胞代谢和离子转运的蛋白质，如肌浆网钙泵蛋白和细胞膜 L 型钙通道蛋白等合成减少；②在细胞水平上，心肌肥大的初期，心肌组织结构基本正常，仅可见一定程度的线粒体数目增多、细胞核增大等。但心肌过度肥大时，肌丝增粗，肌原纤维排列紊乱，心肌收缩力降低。需要注意的是，损伤心脏各部分的变化并不是均一的，心脏重构的不同部位心肌肥大、坏死和凋亡共存。例如，在缺血中心区往往以心肌坏死为主，在缺血边缘区可以观察的许多细胞凋亡，在非缺血区发生反应性心肌肥大；③在器官水平上，与代偿期的心腔扩大和心室肥厚不同，衰竭时的心室表现为心腔扩大而室壁变薄，心室扩张使乳头肌不能锚定房室瓣，主动脉和肺动脉瓣环扩大，可造成功能性瓣膜反流，导致心室泵血功能进一步降低。综上所述，衰竭心脏在多个层次和水平出现的不均一性改变是构成心脏收缩能力降低和心律失常的结构基础。

2. 心肌能量代谢障碍

心肌收缩是一个主动耗能过程，Ca^{2+} 的转运和肌丝的滑动都需要 ATP。因此，凡是干扰能量生成、储存或利用的因素，都可影响到心肌的收缩性。

(1)心肌能量生成障碍　心脏是一个高耗能和高耗氧的器官，骨骼肌从动脉血中摄取20%～25%的氧，而心肌细胞从动脉血中摄取 75%的氧，冠状动静脉血氧含量差可达 14ml/dl，这意味着当心肌需氧增加时，要进一步提高对血液中氧的摄取量是相当困难的。要保证心肌的能量生成，就必须保证心肌有充分的血液供应。冠心病、休克、重度贫血等均可因供血、供氧减少，氧化磷酸化发生障碍而导致心肌能量生成不足；当缺乏维生素 B_1 时，可影响丙酮酸进入三羧酸循环，也会使 ATP 生成不足。过度肥大的心肌也可因心肌相对缺氧而导致能量生成不足，其主要机制是：①心肌内毛细血管的生长明显落后于肥大心肌细胞体积的增长，致使毛细血管的数量相对减少，氧弥散的距离增大，引起心肌缺氧；②肥大心肌细胞内线粒体数目相对不足，使其生物氧化相对减弱。

(2)心肌能量储备减少　心肌以 ATP 和磷酸肌酸(creatine phosphate，CP)的形式储存能量，肌酸分子量小且在心肌内的浓度比 ADP 大 100 倍，故磷酸肌酸是心肌细胞内储存能量的主要形式。心肌肥大初期，细胞内磷酸肌酸与 ATP 含量可在正常范围。随着心肌肥大的发展，产能减少而耗能增加，尤其是磷酸肌酸激酶同工型发生转换，导致磷酸肌酸激酶活性降低，使储能形式的磷酸肌酸含量减少，作为能量储备指数的 CP/ATP 比值明显降低。

(3)心肌能量利用障碍　心肌对能量的利用是指把 ATP 储存的化学能转化成为心肌收缩的机械做功的过程。在收缩期，Ca^{2+} 与肌钙蛋白 C 结合，横桥形成与滑动需要位于肌球蛋白头部的 Ca^{2+}-Mg^{2+}-ATP 酶水解 ATP。因此，Ca^{2+}-Mg^{2+}-ATP 酶活性是决定心肌收缩速率的内在因素，即 Ca^{2+}-Mg^{2+}-ATP 酶活性是决定心肌细胞对 ATP 进行有效利用的物质基础。当心肌细胞过度肥大时，其肌球蛋白头部的 ATP 水解酶肽键结构发生变异，Ca^{2+}-Mg^{2+}-ATP 酶活性降低，此时即使 ATP 含量正常，也无法保障肌丝正常滑行，因而心肌收缩力减弱。

3. 心肌兴奋-收缩耦联障碍

心肌的兴奋是电活动，而收缩是机械活动，Ca^{2+} 在把心肌兴奋的电信号转化为收缩的机械活动中发挥了极为重要的中介作用。Ca^{2+} 可通过多个机制影响心肌的兴奋-收缩耦联，进而调控心肌的收缩与舒张。任何影响 Ca^{2+} 转运和分布的因素都会影响心肌的兴奋-收缩耦联。

(1)肌浆网钙转运功能障碍　肌浆网通过摄取、储存和释放三个环节来调节胞内的 Ca^{2+} 浓度，心力衰竭时肌浆网对钙处理功能紊乱，导致心肌兴奋-收缩耦联障碍。其发生机制如下：①肌浆网摄取 Ca^{2+} 能力减弱：心肌缺血缺氧，ATP 供应不足，肌浆网 Ca^{2+} 泵活性减弱可导致肌浆网从胞浆中摄取 Ca^{2+} 的能力下降；②肌浆网储存 Ca^{2+} 减少：心力衰竭时肌浆网 Ca^{2+} 泵的摄钙能力下降，而线粒体摄取 Ca^{2+} 反而增多，不利于肌浆网的钙储存，导致心肌收缩时释放到

胞浆中的 Ca^{2+} 减少，心肌收缩性减弱；③肌浆网 Ca^{2+} 释放量下降：Ry-受体（ryanodin receptor，RyR）是肌浆网上重要的 Ca^{2+} 释放通道，心力衰竭时，RyR 蛋白及 RyR 的 mRNA 均减少，使肌浆网 Ca^{2+} 释放能力下降。

（2）胞外 Ca^{2+} 内流障碍 Ca^{2+} 内流的主要途径有两条：经过 Ca^{2+} 通道内流和经过 Na^{+}-Ca^{2+} 交换体内流。Ca^{2+} 内流在心肌收缩活动中起重要作用，它不但可直接升高胞内 Ca^{2+} 浓度，更主要的是触发肌浆网释放 Ca^{2+}。Ca^{2+} 通道分为"电压依赖性"Ca^{2+} 通道和"受体操纵性"Ca^{2+} 通道。

长期心脏负荷过重或心肌缺血缺氧时，都会出现细胞外 Ca^{2+} 内流障碍，其机制为：心肌内去甲肾上腺素含量降低，心肌肌膜 β-受体密度相对减少，腺苷酸环化酶活性降低，"受体操纵性"Ca^{2+} 通道关闭，Ca^{2+} 内流受阻。此外，细胞外液的 K^{+} 与 Ca^{2+} 在心肌细胞膜有竞争作用，因此高钾血症时 K^{+} 可阻止 Ca^{2+} 的内流。

（3）肌钙蛋白与 Ca^{2+} 结合障碍 心肌兴奋-收缩耦联的关键是 Ca^{2+} 与肌钙蛋白 C 结合，它不但要求胞质的 Ca^{2+} 浓度迅速上升到足以启动收缩的阈值，同时还要求肌钙蛋白活性正常，能迅速与 Ca^{2+} 结合，否则可导致兴奋-收缩耦联中断。各种原因引起的心肌细胞缺氧或酸中毒时，由于 H^{+} 与肌钙蛋白的亲和力比 Ca^{2+} 大，使 Ca^{2+} 无法与肌钙蛋白结合，导致兴奋-收缩耦联障碍，造成心肌收缩力下降。

（4）心肌内去甲肾上腺素含量减少 当交感神经兴奋，释放去甲肾上腺素，后者与 β 受体结合，激活腺苷酸环化酶，使 ATP 变为 cAMP，cAMP 再激活膜上"受体操纵性"Ca^{2+} 通道，使其开放而 Ca^{2+} 内流。而心力衰竭时去甲肾上腺素含量减少，其发生机制为：①去甲肾上腺素合成减少，酪氨酸羟化酶活性降低；心脏重量的增加超过了支配心脏的交感神经元轴突的生长；②去甲肾上腺素消耗增加。

4. 心肌肥大的不平衡生长

心肌肥大超过限度（成人心脏重量＞500g 或左室重量＞200g），将由代偿转为代偿失调而发生心力衰竭。肥大心肌发生衰竭的基础是心肌的不平衡生长。其发生机制为：①心肌重量的增加超过心脏交感神经元轴突的增长，使单位重量心肌的交感神经分布密度下降，使心肌去甲肾上腺素含量减少；②肥大心肌因毛细血管数量增加不足，常处于供血供氧不足的状态；③心肌线粒体数量不能随心肌肥大成比例地增加，导致能量生成不足；④肥大心肌的肌球蛋白 ATP 酶活性下降，心肌能量利用障碍；⑤肥大心肌的肌浆网处理 Ca^{2+} 功能障碍。

（二）心肌舒张功能障碍和顺应性降低

舒张期是指心动周期中从主动脉瓣关闭到二尖瓣关闭之间的时间，心脏舒张是保证心室有足够的血液充盈的基本因素，其功能障碍的特点是在左室收缩功能正常时，左室充盈压升高。任何使心室充盈量减少，弹性回缩力降低和心室顺应性下降的疾病都可以引起心室舒张功能降低。例如，高血压性心脏病时可因心室壁增厚，特别是向心性肥厚降低心室充盈量。心肌负荷过重和衰老时都可伴有心肌纤维化，造成心室顺应性下降，使心脏的被动充盈受损，需加强心房收缩以完成对心室的充盈。据统计，舒张性心力衰竭的发生率约占全部心力衰竭的20%～40%，特别是在老年、女性和肥胖患者中发病率较高（图 11-3）。

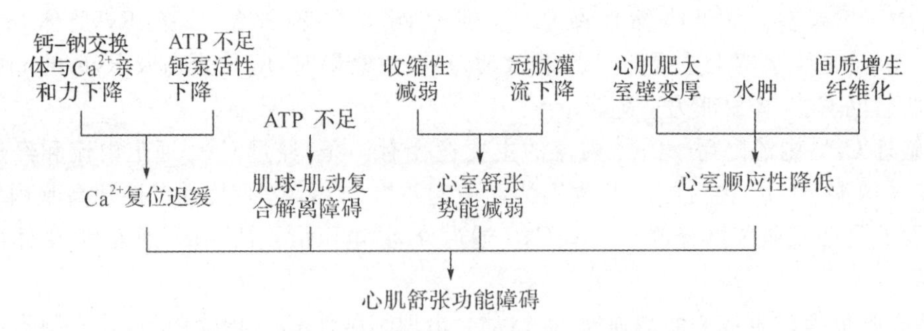

图 11-3 心肌舒张功能障碍的机制

心肌舒张功能障碍的确切机制目前尚不完全清楚，主要有以下机制：

1. 舒张期胞质内 Ca^{2+} 复位延缓

心肌收缩完毕后，产生正常舒张的首要因素是胞浆中 Ca^{2+} 浓度要迅速降至“舒张阈值”，即从 10^{-5} mol/L 降至 10^{-7} mol/L，这样 Ca^{2+} 才能与肌钙蛋白迅速脱离，肌钙蛋白恢复原来的构型。

(1)心肌 ATP 减少或肌浆网 Ca^{2+} 泵活性下降，可使 Ca^{2+} 向胞外转移障碍或肌浆网 Ca^{2+} 泵不能将胞质中的 Ca^{2+} 重新摄入，胞质中的 Ca^{2+} 浓度不能迅速下降到使其与肌钙蛋白相脱离的水平，心肌无法舒张。

(2)由于 Na^{+}-Ca^{2+} 交换体与 Ca^{2+} 的亲和力下降及 Na^{+}-K^{+}-ATP 酶受到抑制，Ca^{2+} 外排减少，不利于 Ca^{2+} 与肌钙蛋白的解离，使得心肌细胞不能完全舒张，心室的充盈量减少，导致射血减少。

2. 肌球-肌动蛋白复合体解离障碍

心肌舒张时，除 Ca^{2+} 与肌钙蛋白充分解离外，尚需肌球蛋白的头部及时与肌动蛋白的“作用点”脱离，这样肌动蛋白才能恢复原有构型，其“作用点”重新被向肌球蛋白掩盖，完成细肌丝的滑行，使其恢复到收缩前状态，继续完成其功能。这是一个主动耗能的过程，肌球蛋白-肌动蛋白复合体只有在获得 ATP 能量后，才能解离为肌球蛋白-ATP 和肌动蛋白，使心肌舒张。因此，ATP 不足时，肌球蛋白-肌动蛋白复合体难以解离，导致舒张能力下降。因此，凡引起心肌能量不足的任何因素都可通过上述机制导致心肌舒张功能障碍而引发心力衰竭。

3. 心室舒张势能减小

心室的舒张功能不仅决定于心肌本身的舒张性能，还与心室舒张势能大小有关。心室的舒张势能来自于心室的收缩。心室收缩末期心肌几何结构的改变可产生一种促进心室复位的舒张势能，心室收缩越好，这种势能就越大，对心室的舒张越有利。当心肌收缩力下降时，心脏收缩期的几何构型变化不大，因而心室舒张势能减小，使心室不能充分舒张。

4. 心室顺应性降低

心室顺应性(ventricular compliance)是指心室在单位压力下所引起的容积改变(dv/dp)，其倒数 dp/dv 即为心室僵硬度(ventricular stiffness)。P-V 曲线(心室舒张末期压力-容积曲线)可反映心室的顺应性和僵硬度，当顺应性下降(僵硬度增大)时，曲线左移，反之则右移(图 11-4)。

引起心室顺应性下降常见的原因有：心肌肥大引起的心室壁增厚、心肌炎、心肌纤维化、心包填塞等。

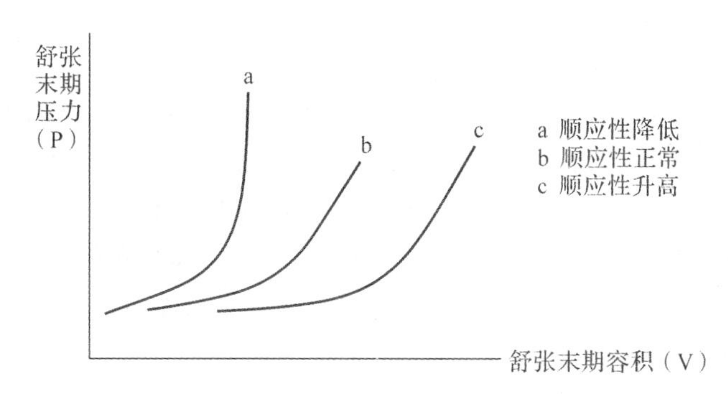

图 11-4　心室舒张末期压力-容积(P-V)曲线

(三)心脏各部分舒缩活动的不协调性

为保持心功能的稳定,心脏各部,左-右心之间,房-室之间,心室本身各区域的舒缩活动处于高度协调的工作状态。也就是说,心排血量的维持除受心肌舒缩功能的影响外,还需要心房和心室、左心和右心舒缩活动的协调一致。一旦心脏舒缩活动的协调性被破坏,将会引起心脏泵血功能紊乱而导致心排血量下降。在心肌炎、甲状腺功能亢进、严重贫血、高血压性心脏病、肺心病时,由于病变呈区域性分布,病变轻的区域心肌舒缩活动减弱,病变重的心肌完全丧失收缩功能,非病变心肌功能相对正常,甚至代偿性增强,不同功能状态的心肌共处一室,特别是病变面积较大时必然使整个心脏的舒缩活动不协调,导致心排血量下降。特别是心肌梗死患者,心肌各部分的供血是不均一的,梗死区、边缘缺血区和非病变区的心肌在兴奋性、自律性、传导性、收缩性方面都存在差异,在此基础上易发生心律失常,使心脏各部分舒缩活动的协调性遭到破坏。度过心肌梗死的急性期后,坏死心肌被纤维组织取代,该处室壁变薄,收缩时可向外膨出,形成室壁瘤,影响心脏泵血。无论是房室活动不协调还是两侧心室不同步收缩,心排血量均有明显地降低。

第五节　心功能不全时临床表现的病理生理学基础

心脏泵血功能障碍及神经-体液调节机制过度激活可以引起心功能不全的患者在临床上出现多种表现,主要以心排血量降低引起的器官组织灌流量减少和肺循环或体循环静脉淤血为特征,表现为相应的症候群,各器官系统的功能和组织细胞的代谢均可发生明显变化。

一、循环系统的变化

(一)心脏泵血功能降低

1. 心排血量减少及心脏指数降低

心排血量是评价心脏泵血功能的重要指标之一,但在不同个体之间横向可比性较差。心脏指数(cardiac,CI)是心排血量经单位体表面积标准化后的心脏泵血功能指标,横向可比性较好。心脏泵血功能受损的早期阶段,心力储备减少。随着心力衰竭的进展,心排血量显著降低,心室功能曲线趋于低平,心排血量常常依赖升高的充盈压或(和)增快的心率才能达到满足组织代谢需求的水平。严重心力衰竭时,卧床静息时的心排血量也显著降低,多数患者心排血量＜3.5L/min，心脏指数＜2.2L/min・m^2。

2. 左室射血分数降低

左室射血分数是每搏输出量占左心室舒张末期容积的百分比，在静息状态下正常值为55％～65％，是评价左心室射血效率的常用指标，能较好地反映心肌收缩功能的变化。一般认为，当左室射血分数大于50％～55％时，左心室的收缩功能尚可；射血分数40％～55％表示收缩功能轻度损伤；30％～40％时表示中度损伤；小于30％为收缩功能严重抑制，患者预后差。心力衰竭时，由于每搏输出量减少，心室收缩末期心腔内残余血量增多，心室舒张末期的容积也相应增大，射血分数可降低至30％以下。

3. 心率增快

由于交感神经系统兴奋，患者在心力衰竭早期即有明显的心率增快。随着心搏出量的进行性降低，心排血量的维持对心率增快的依赖程度增大。因此心悸常是心力衰竭患者最早的和最明显地症状。而过快的心率不但可使心排血量转而降低，且可造成心肌缺血、缺氧而加重心肌损害。

(二)动脉血压的变化

心力衰竭对血压的影响依心力衰竭发生的速度和严重程度而定。急性心力衰竭时(如急性心肌梗死)，由于心排血量锐减，导致动脉血压下降，甚至发生心源性休克。慢性心力衰竭时，由于交感-肾上腺系统神经兴奋，外周阻力增大、心率加快以及血容量增多等，动脉血压可维持在正常范围。

(三)器官血流重新分配

器官血流量取决于灌注压及灌注阻力。心力衰竭时，各组织器官的灌注压降低和阻力血管收缩的程度不一，导致器官血流量重新分配。一般而言，心力衰竭较轻时，心、脑血流量可维持在正常水平，而皮肤、骨骼肌、肾脏及内脏的血管床因含α肾上腺素受体较多，在交感神经兴奋时收缩较为明显，故血流量显著减少。当心力衰竭发展到严重阶段，心、脑血流量亦可减少。

1. 肾血流量减少

心力衰竭时，心排血量减少通过对压力感受器和肾球旁装置的刺激使肾血流量明显减少，肾小球滤过率减少和肾小管重吸收增加，患者尿量减少，出现钠水潴留，亦可伴有氮质血症。患者的尿量在一定程度上可以反映心功能的状况，随心功能的改善，尿量增加。在慢性心力衰竭时，压力感受器和肾球旁装置对心排血量减少的敏感性降低，尚可维持一定的肾血流量。

2. 骨骼肌血流量减少

在轻度心力衰竭时，患者在静息状态下无明显不适，而在体力活动时器官血液灌注与组织代谢需求的失衡较为显著。由于骨骼肌血流量减少，心力衰竭患者的早期症状之一是易疲乏，对体力活动的耐受力降低，这是通过减少骨骼肌耗氧量以适应组织的低灌流状态，在早期具有一定的保护意义。

3. 脑血流量减少

随着心排血量的进一步减少，脑血流量也可以减少。脑供血不足可引起头晕、头痛、失眠、记忆力减退和烦躁不安等表现。部分患者在变换体位时出现头晕、晕厥等直立性低血压的表现。当心排血量急性减少时，可导致脑缺血发生短暂性意识丧失，称为心源性晕厥。严重者晕厥发作可持续数秒并伴有四肢抽搐、呼吸暂停、发绀等临床表现，称为阿斯综合征(Adams Stokes syndrome)。

4. 皮肤血流量减少

心力衰竭时，皮肤血流量减少，表现为皮肤苍白、皮肤温度降低。如果合并缺氧，可出现发绀。

(四)体循环淤血

体循环淤血见于右心衰竭及全心衰竭，主要表现为体循环静脉系统的过度充盈、静脉压升高、内脏充血和水肿等。

1. 静脉淤血和静脉压升高

右心衰竭时因钠、水潴留及右室舒张末期压力升高，使上下腔静脉回流受阻，静脉异常充盈，表现为下肢和内脏的淤血。右心淤血明显时出现颈静脉充盈或怒张。按压肝脏后颈静脉异常充盈，称为肝-颈静脉反流征(abdominal-jugular reflux)阳性。静脉淤血和交感神经兴奋引起的容量血管收缩，可使静脉压升高。

2. 肝肿大及肝功能损害

由于下腔静脉回流受阻，肝静脉压升高，肝小叶中央区淤血，肝窦扩张、出血及周围水肿，导致肝脏肿大，局部有压痛。长期右心衰竭，还可造成心源性肝硬化。因肝细胞变性、坏死，患者可出现转氨酶水平增高及黄疸。

3. 胃肠功能改变

慢性心力衰竭时，由于胃肠道淤血及动脉血液灌流不足，可出现消化系统障碍，表现为消化不良、食欲不振、恶心、呕吐、腹泻等。

4. 水肿

水肿是右心衰竭以及全心衰竭的主要临床表现之一，称为心源性水肿(cardiac edema)。受重力的影响，心性水肿在体位低的下肢表现最为明显，严重者还可伴发腹水及胸水等。毛细血管血压增高是心性水肿的始发因素，而肾血流量减少可引起肾小球滤过率降低和醛固酮增加，造成钠、水潴留，促进水肿的发展。此外，由于胃肠道淤血引起的食物消化吸收障碍、肝淤血造成的肝功能损伤可导致低蛋白血症，又进一步加重心性水肿。

(五)血容量增加

慢性充血性心力衰竭时，由于肾血流量减少，肾小球滤过率下降，而肾小管对钠、水的重吸收功能增强，以及肾脏分泌促红细胞生成素增多，骨髓生成红细胞增多，由此造成血容量增加。这种机制在一定程度上虽然起到了改善组织的血液供应、减轻组织缺氧的作用，但加重了心脏的负担(图 11-5)。

二、呼吸系统的变化

呼吸系统功能变化是左心衰竭最早出现的变化，其病理基础是左心衰竭引起的肺淤血、肺水肿。临床上主要表现为呼吸困难，还有发绀、咳嗽、咳粉红色泡沫痰等表现。

(一)呼吸困难发生的基本机制

呼吸困难是指患者主观上感觉到的“呼吸费力”、“喘不过气”，同时伴有呼吸频率和节律、深度等改变。其基本机制是：①肺淤血、肺水肿时，肺的顺应性下降，使患者感到呼吸费力；②肺淤血、肺水肿时常伴有支气管黏膜淤血、水肿，气道阻力增大；③肺间质压力增高刺激肺毛细血管旁感受器，引起反射性浅快呼吸；④肺淤血、肺水肿引起缺氧，反射性兴奋呼吸中枢，引起呼吸运动增强。

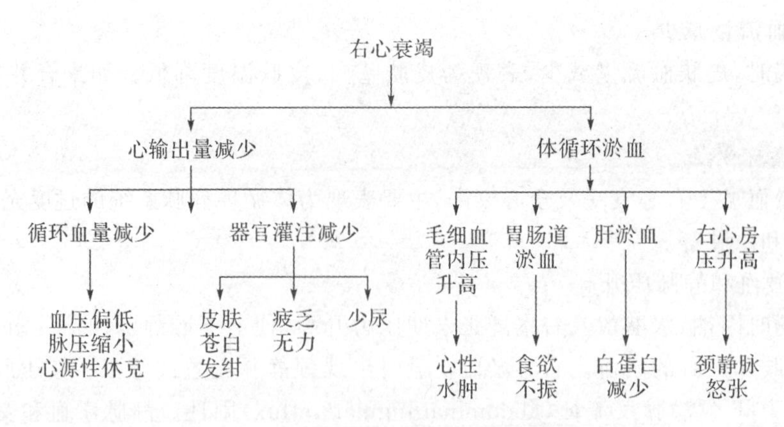

图 11-5　右心衰竭临床表现的病理生理基础

(二)呼吸困难的表现形式

根据肺淤血和肺水肿的严重程度，呼吸困难可有不同的表现形式。

1. 劳力性呼吸困难

轻度左心衰竭患者仅在体力活动时出现呼吸困难，休息后消失，称为劳力性呼吸困难(dyspnea on exertion)，为左心衰竭最早的表现。其机制是：①体力活动时四肢血流量增加，回心血量增多，肺淤血加重；②体力活动时心率加快，舒张期缩短，左心室充盈减少，肺循环淤血加重；③体力活动时机体需氧量增加，但衰竭的左心室不能相应地提高心排血量，因此机体缺氧进一步加重，刺激呼吸中枢，使呼吸加快加深，出现呼吸困难。

2. 端坐呼吸

严重左心衰竭患者因平卧时呼吸困难加重，故被迫采取端坐位或半卧位，以减轻呼吸困难的状态，称端坐呼吸(orthopnea)。端坐位减轻呼吸困难的机制是：①端坐时部分血液因重力关系转移到躯体下半部，使肺淤血减轻；②端坐时膈肌位置相对下移，胸腔容积增大，肺活量增加；③平卧位时身体下半部的水肿液吸收入血增多，而端坐位则可减少水肿液的吸收，肺淤血减轻。端坐呼吸是左心衰竭造成严重肺淤血的表现。

3. 夜间阵发性呼吸困难

夜间阵发性呼吸困难(paroxysmal nocturnal dyspnea)亦是左心衰竭早期的典型表现。患者夜间入睡后(多在入睡 1～2h 后)因突感气闷、气急而惊醒，被迫坐起，咳嗽频繁，出现严重的呼吸困难。轻者坐起后数分钟症状即消失，重者发作时可出现发绀、出冷汗，肺部可听到哮鸣音，称心源性哮喘(cardiac asthma)。其发生机制是：①平卧位时，膈肌上移，胸腔容积变小，呼吸受限；②平卧时下半身静脉血液回流增多，而且下肢水肿液回流入血增多，加重肺淤血、水肿；③入睡后迷走神经兴奋性升高，使支气管收缩，气道阻力增大；④熟睡时呼吸中枢处于抑制状态，只有当肺淤血比较严重和动脉血氧分压降到一定水平后，才能刺激呼吸中枢，使通气增强，从而出现突然发作的呼吸困难。

4. 肺水肿

肺水肿是急性左心衰竭的主要临床表现，患者可出现发绀、气促、端坐呼吸、咳嗽、咳粉红色(或无色)泡沫样痰等症状和体征。其发病机制如下：

(1)毛细血管静脉压升高　当左心衰发展到一定程度时，肺毛细血管静脉压急剧上升超过 30mmHg，肺抗水肿的代偿能力不足以抵抗时，肺水肿即会发生。此外，左心衰竭病人由于输液不当，导致肺血容量急剧增加，也可引起肺毛细血管静压上升而加速肺水肿的发生。

（2）毛细血管通透性加大　由于肺循环淤血，导致肺泡通气/血流失调，PaO_2 下降，缺氧使毛细血管通透性增加，血浆渗入肺泡及肺间质而形成肺泡水肿；与此同时，进入肺泡的水肿液可稀释破坏肺泡表面活性物质，使肺泡表面张力增大，肺泡毛细血管内的液体成分被吸入肺泡中，加重肺水肿（图 11-6）。

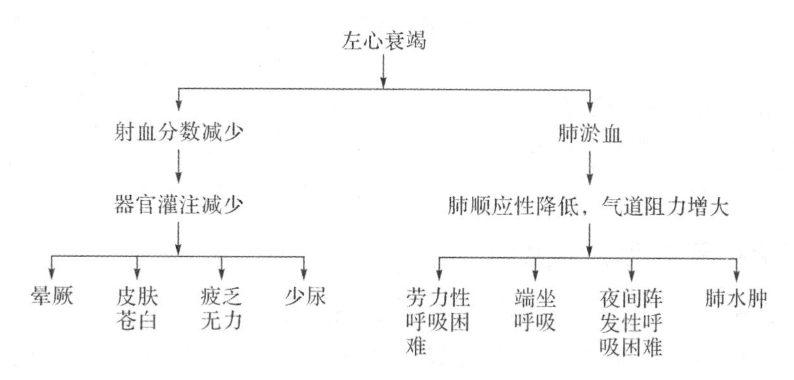

图 11-6　左心衰竭临床表现的病理生理基础

三、其他器官系统的变化

（一）脑的变化

当心力衰竭严重时，脑组织的血液供应减少，可导致中枢神经系统缺氧，患者出现头晕、失眠、记忆力减退、嗜睡等症状。

（二）肾的变化

心力衰竭时，肾因淤血、血流量减少而引起肾小球滤过功能降低，肾小管重吸收功能增强和排酸保碱能力下降，进而导致尿量减少和钠、水潴留，严重者出现氮质血症和肾衰竭。

（三）肝的变化

右心衰竭时，下腔静脉血液回流受阻，肝脏瘀血、肿大并有压痛。长期肝淤血、缺氧可引起肝细胞变性、坏死，最终发展为瘀血性肝硬化。

（四）胃肠道的变化

右心衰竭时，胃肠道淤血，消化液分泌减少，胃肠蠕动减慢，消化吸收功能发生障碍，患者出现恶心、呕吐、食欲缺乏、腹胀、腹泻等症状。

四、水、电解质和酸碱平衡紊乱

（一）电解质平衡紊乱

1. 低钠血症

心力衰竭患者可因长期限制钠盐摄入、应用强利尿剂或呕吐、腹泻等而导致低钠血症。

2. 低钾血症

低钾血症是由于长期使用排钾利尿剂或继发性醛固酮增多，进而钾丢失过多所致。此时患者常出现食欲缺乏、消化不良、腹胀、乏力等症状。伴有肾功能障碍者可出现高钾血症。

（二）酸中毒

由于心输出量减少，组织缺血、缺氧，无氧糖酵解增强，可产生大量的酸性代谢产物。若患者同时伴有肾功能障碍，则容易出现代谢性酸中毒。

第六节　心功能不全防治的病理生理学基础

心功能不全是一种进行性的病变，一旦开始，即使没有新的心肌损害，心力衰竭仍可不断发展。随着对心功能不全发生机制认识的不断深入，心功能不全的治疗模式也发生了很大的变化，治疗方式已从过去的短期血流动力学/药理学措施转变为长期的、修复性策略，治疗目标不仅仅是改善症状，更重要的是抑制神经-体液系统的过度激活，防止和延缓心肌重构的发展，从而降低心力衰竭的死亡率和住院率，提高患者的生活质量和延长寿命。

一、积极治疗原发病，消除诱因

积极治疗原发病是防治心力衰竭的根本措施，消除诱因可以减轻症状或控制病情。例如，维生素 B_1 严重缺乏引起心力衰竭时，只要及时补充维生素 B_1，即可恢复正常的心肌代谢，心力衰竭就可得到控制。与此同时，及时消除各种心力衰竭诱因（如发热、感染等）也可起到减轻症状，控制病情的作用。

二、改善心肌的舒缩功能

对于收缩性心力衰竭且心腔扩大明显、心率过快的患者，可选择性应用洋地黄类药物（地高辛）、拟交感胺类（多巴胺）、磷酸二酯酶抑制剂等，以增强心肌的收缩性；改善心肌舒张功能可选用钙拮抗剂、β受体阻滞剂、硝酸酯类等。

三、减轻心脏后负荷，调整心脏前负荷

如前所述，心力衰竭时交感神经兴奋，大量缩血管物质的分泌，导致周围血管强烈收缩，外周阻力上升，心脏后负荷增大。所以合理使用血管扩张剂，如血管紧张素转换酶抑制剂、钙拮抗剂等，以降低外周血流阻力，从而减轻心脏后负荷。

适度的前负荷是维持心功能稳态的条件之一。前负荷过高可引起或加剧心力衰竭，前负荷过低会导致心输出量下降。心力衰竭时前负荷可出现过高或过低的情况，当血容量扩大，回心血量增多时，前负荷会增大，可选用静脉血管扩张剂如硝酸甘油等，以减少回心血量，减轻前负荷；前负荷过低时应在严密监测中心静脉压或肺毛细血管压的情况下，适当补充血容量，以利于心输出量的增加。

四、控制水肿

水、钠潴留是心力衰竭，特别是慢性心力衰竭代偿过度或代偿失调的后果，使用利尿药可排出多余的水、钠，降低血容量；并适当控制钠盐的摄入。

（赵　竞）

主要参考文献

1. 王建枝,殷莲华主编. 病理生理学. 第 8 版. 北京：民卫生出版社,2013.
2. 王生林主编. 病理生理学. 苏州：苏州大学出版社,2014.
3. 李桂源主编. 病理生理学. 第 2 版. 北京：人民卫生出版社,2010.
4. McMurray JJV, Adamopoulos S, Anker SD, et al. ESC Guidelines for the diagnosis and treatment of acute and chronic heart failure 2012. Eur Heart J, 2012, 33: 1787-1847.
5. Gary S, et al. Pathophysiology of congestive heart failure. Rev Cardiovasc Med, 2003, 2(suppl 4): S14～S20.

第十二章

呼吸功能不全

肺的主要功能是与外界进行气体交换，通过其外呼吸功能不断给机体提供 O_2，排出 CO_2，以维持机体血气平衡和内环境稳定。肺的功能还包括屏障防御、免疫、代谢分泌等非呼吸功能(non-respiratory function)。许多病理性因素可导致肺的上述功能发生改变，从而引起肺部疾病和生命活动的异常。各种病因无论是引起肺组织还是呼吸道的损伤，均可引起机体出现呼吸困难和 PaO_2 降低，甚至 $PaCO_2$ 升高；呼吸困难有时表现为吸气性，而有时却表现为呼气性。本章从上述引起临床常见的肺外呼吸功能严重障碍的相关问题入手，介绍呼吸功能衰竭发生的病因、机制、代谢功能改变及临床防治的病理生理基础。

呼吸衰竭(respiratory failure)指由外呼吸功能严重障碍，导致在海平面，静息呼吸状态下，出现 PaO_2 降低伴有或不伴有 $PaCO_2$ 增高的病理过程。诊断呼吸衰竭的主要血气标准是 PaO_2 低于 60mmHg，伴有或不伴有 $PaCO_2$ 高于 50mmHg，而且排除外呼吸功能外的原因，如心内解剖分流和原发性心排血量降低等因素，可诊断为呼吸衰竭。

正常人 PaO_2 随年龄、运动及所处海拔高度而异，成年人在海平面静息时 PaO_2 的正常范围为 $(100-0.32\times$ 年龄 $)\pm4.97$mmHg，$PaCO_2$ 极少受年龄影响，正常范围为 40 ± 5.04mmHg。当吸入气的氧浓度(fraction of inspiration oxygen，FiO_2)不是20%时，用呼吸衰竭指数(respiratory failure index，RFI)作为诊断呼吸衰竭的指标。$RFI=PaO_2/FiO_2$，如 $RFI\leq300$ 可诊断为呼吸衰竭。

呼吸衰竭根据动脉血气特点可以分为Ⅰ型呼吸衰竭，即低氧血症型呼吸衰竭(hypoxemic respiratory failure)，血气特点为 $PaO_2<60$mmHg，$PaCO_2$ 降低或正常；Ⅱ型呼吸衰竭，即伴有高碳酸血症型低氧血症呼吸衰竭(hypercapnic respiratory failure)，血气特点为 $PaO_2<60$mmHg，同时伴有 $PaCO_2>50$mmHg。根据发病机制特点，分为通气性和换气性；根据原发病变部位特点，分为中枢性和外周性；根据发病的缓急，分为慢性和急性呼吸衰竭。

第一节　病因和发病机制

外呼吸包括肺通气和肺换气，前者指肺泡气与外界气体交换的过程，后者是肺泡气与血液之间的气体交换过程。呼吸衰竭则是肺通气或(和)肺换气功能严重障碍的结果。

一、肺通气功能障碍

正常成人在静息时有效通气量约为 4L/min。当肺通气功能障碍使肺泡通气不足时可发生呼吸衰竭。肺通气障碍包括限制性和阻塞性通气不足。

（一）限制性通气不足(restrictive hypoventilation)

指吸气时肺泡的扩张受限引起的肺泡通气不足。通常吸气运动是呼吸肌收缩引起的主动过程，呼气则是肺泡弹性回缩和肋骨与胸骨借重力作用复位的被动过程。主动过程更易发生障碍。其原因有：①呼吸肌活动障碍：中枢或周围神经的器质性病变如脑外伤、脑血管意外、脑炎、脊髓灰质炎、多发性神经炎等；由过量镇静药、安眠药、麻醉药所引起的呼吸中枢抑制；呼吸肌本身的收缩功能障碍如由长时间呼吸困难和呼吸运动增强所引起的呼吸肌疲劳、由营养不良所致呼吸肌萎缩；由低钾血症、缺氧、酸中毒等所致呼吸肌无力等，均可累及呼吸肌收缩功能而引起限制性通气不足。②胸廓的顺应性降低：严重的胸廓畸形、胸膜纤维化等可限制胸部的扩张。③肺的顺应性降低：如严重的肺纤维化或肺泡表面活性物质减少可降低肺的顺应性，使肺泡扩张的弹性阻力增大而导致限制性通气不足。④胸腔积液和气胸：胸腔大量积液或张力性气胸压迫肺，使肺扩张受限。

（二）阻塞性通气不足(obstructive hypoventilation)

指气道狭窄或阻塞所致的通气障碍。成人气道阻力正常约为 0.75～2.25mmHg·s/L，呼气时略高于吸气时。影响气道阻力的因素有：气道内径、长度和形态、气流速度和形式等，其中最主要的是气道内径。气道痉挛、管壁肿胀或纤维化，管腔被黏液、渗出液、异物等阻塞，肺组织弹性降低以致对气道管壁的牵引力减弱等，均可使气道内径变窄或不规则而增加气流阻力，从而引起阻塞性通气不足。生理情况下气道阻力 80%以上在直径大于 2mm 的支气管与气管，不足 20%位于直径小于 2mm 的外周小气道。

因此，气道阻塞可分为中央性与外周性：

（1）中央性气道阻塞　指气管分叉处以上的气道阻塞。阻塞若位于胸外（如声带麻痹、炎症、水肿等），吸气时气体流经病灶引起的压力降低，可使气道内压明显低于大气压，导致气道狭窄加重；呼气时则因气道内压大于大气压而使阻塞减轻，故患者表现为吸气性呼吸困难(inspiratory dyspnea)。如阻塞位于中央气道的胸内部位，吸气时由于胸内压降低使气道内压大于胸内压，故使阻塞减轻；呼气时由于胸内压升高而压迫气道，使气道狭窄加重，患者表现为呼气性呼吸困难(expiratory dyspnea)（图 12-1）。

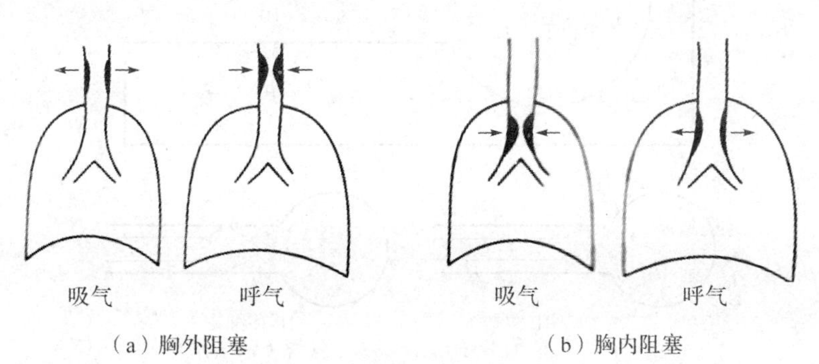

图 12-1　不同部位中央性气道阻塞时呼气与吸气的气道阻力变化

(2)外周性气道阻塞 内径小于2mm的小支气管软骨为不规则的块片，细支气管无软骨支撑，管壁薄，又与管周围的肺泡结构紧密相连，因此随着吸气与呼气而伸缩，由于胸内压的改变，其内径也随之扩大和缩小。吸气时随着肺泡的扩张，细支气管受周围弹性组织牵拉，其口径变大和管道伸长；呼气时则小气道缩短变窄。慢性阻塞性肺疾患主要侵犯小气道，不仅可使管壁增厚、痉挛和顺应性降低，而且管腔也可被分泌物堵塞，肺泡壁的损坏还可降低对细支气管的牵引力，因此小气道阻力大大增加，患者主要表现为呼气性呼吸困难。

外周性气道阻塞的患者用力呼吸时可引起小气道闭合，从而导致严重的呼气性呼吸困难。其机制为：用力呼气时胸内压和气道内压均高于大气压，在呼出气道上，压力由小气道至中央气道逐渐下降，通常将气道内压与胸内压相等的气道部位称为"等压点"(isobaric point, IP)。等压点下游端(通向鼻腔的一端)的气道内压低于胸内压，气道可能被压缩。正常人，气道的等压点位于有软骨环支撑的大气道，即使气道外压力大于气道内压力，也不会使大气道闭合。

慢性支气管炎时，大支气管内黏液腺增生，小气道管壁炎性充血水肿、炎症细胞浸润、上皮细胞与成纤维细胞增生、细胞间质增多，两者均可引起气道管壁增厚狭窄；气道高反应性和炎症介质可引起支气管痉挛；炎症累及小气道周围组织，引起组织增生和纤维化可压迫小气道；气道炎症使表面活性物质减少，表面张力增加，使小气道缩小而加重阻塞；黏液腺及杯状细胞分泌增多可加重炎性渗出物形成黏痰堵塞小气道。由于小气道的阻塞，患者在用力呼气时，气体通过阻塞部位形成的压差较大，使阻塞部位以后的气道压低于正常，以致等压点由大气道上移致无软骨支撑的小气道，在用力呼气时小气道外的压力大于小气道内的压力，使气道阻塞加重，甚至使小气道闭合。

肺气肿时，由于蛋白酶与抗蛋白酶失衡，如炎症细胞释放的蛋白酶过多或抗蛋白酶不足，可导致细支气管与肺泡壁中弹性纤维降解，肺泡弹性回缩力下降，此时胸内负压降低(即胸内压升高)，可压迫小气道，导致小气道阻塞；肺气肿患者肺泡扩大而数量减少，使细支气管壁上肺泡附着点减少，肺泡壁通过密布的附着点牵拉支气管壁是维持细支气管的形态和口径的重要因素，附着点减少则牵拉力减少，可引起细支气管缩小变形，阻力增加，气道阻塞；由于上述因素造成肺气肿患者胸内压力(气道外的压力)增高，用力呼气时使等压点上移至小气道，引起小气道闭合而出现呼气性呼吸困难(图12-2)。

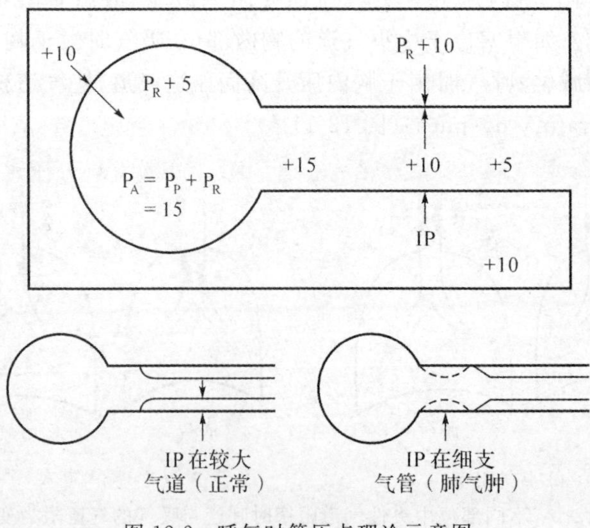

图12-2 呼气时等压点理论示意图

(三)肺泡通气不足时的血气变化

总肺泡通气量不足会使肺泡气氧分压(alveolar PO_2,P_AO_2)下降和肺泡气二氧化碳分压(alveolar PCO_2,P_ACO_2)升高,因而流经肺泡毛细血管的血液不能被充分动脉化,导致 PaO_2 降低和 $PaCO_2$ 升高,最终出现Ⅱ型呼吸衰竭。此时,$PaCO_2$ 的增值与 PaO_2 降值成一定比例关系,其比值相当于呼吸商(repiratory quotient,R)。在呼吸空气的条件下,P_ACO_2 与肺泡通气量(V_A)和体内每分钟产生的二氧化碳量(carbon dioxide production,VCO_2,ml/min),可以用下式表示:

$$PaCO_2 = P_ACO_2 = \frac{0.863 \times VCO_2}{V_A(L/min)}$$

由此可见,$PaCO_2$ 是反映总肺泡通气量变化的最佳指标。

二、肺换气功能障碍

肺换气功能障碍包括弥散障碍、肺泡通气与血流比例失调以及解剖分流增加。

(一)弥散障碍(diffusion impairment)

指由肺泡膜面积减少或肺泡膜异常增厚和弥散时间缩短引起的气体交换障碍。肺泡气与肺泡毛细血管血液之间的气体交换是一个物理弥散过程。气体弥散速度取决于肺泡膜两侧的气体分压差、气体的分子量和溶解度、肺泡膜的面积和厚度。气体弥散量还取决于血液和肺泡接触的时间。

1. 弥散障碍的常见原因

(1)肺泡膜面积减少 正常成人肺泡总面积约为 $80m^2$。静息时参与换气的面积约为 $35\sim40m^2$,运动时增大。由于储备量大,只有当肺泡膜面积减少一半以上时,才会发生换气功能障碍。肺泡膜面积减少见于肺实变、肺叶切除等。

(2)肺泡膜厚度增加 肺泡膜的薄区,为气体交换的部位,它是由肺泡上皮、毛细血管内皮及两者共有的基底膜所构成,其厚度不到 $1\mu m$,是气体交换的部位。虽然气体从肺泡腔到达红细胞内还需经过肺泡表面的液体层、血管内血浆和红细胞膜,但总厚度不到 $5\mu m$,故正常气体交换很快。当肺水肿、肿泡透明膜形成、肺纤维化及肺泡毛细血管扩张等导致血浆层变厚时,可因弥散距离增宽使弥散速度减慢。

2. 弥散障碍时的血气变化

肺泡膜病变患者在静息时一般不出现血气异常。因为正常静息时,血液流经肺泡毛细血管的时间约为 0.75s,而血液氧分压只需 0.25s 就可升至肺泡气氧分压水平。肺泡膜病变时虽然弥散速度减慢,但在静息时气体交换在 0.75s 内仍可达到血气与肺泡气的平衡,因而不发生血气的异常。在体力负荷增加等使心输出量增加和肺血流加快时,血液和肺泡接触时间过于缩短,导致低氧血症。肺泡膜病变加上肺血流增快只会引起 PaO_2 降低,不会使 $PaCO_2$ 升高,因为 CO_2 能够较快弥散入肺泡使 $PaCO_2$ 与 P_ACO_2 达到平衡。只要患者肺泡通气量正常,就可保持 $PaCO_2$ 与 P_ACO_2 正常。如果存在代偿性通气过度,则可使 P_ACO_2 与 $PaCO_2$ 低于正常。

(二)肺泡通气与血流比例失调

血液流经肺泡时能否获得足够的氧和充分地排出 CO_2,使血液动脉化,还取决于肺泡通气量与血流量的比例。如肺的总通气量和总血流量正常,但肺通气或(和)血流不均匀,造成部分肺泡通气与血流比例失调(ventilation-perfusion imbalance)(图 12-3),也可引起气体交换障碍,导致呼吸衰竭。这是肺部疾患引起呼吸衰竭最常见和最重要的机制。

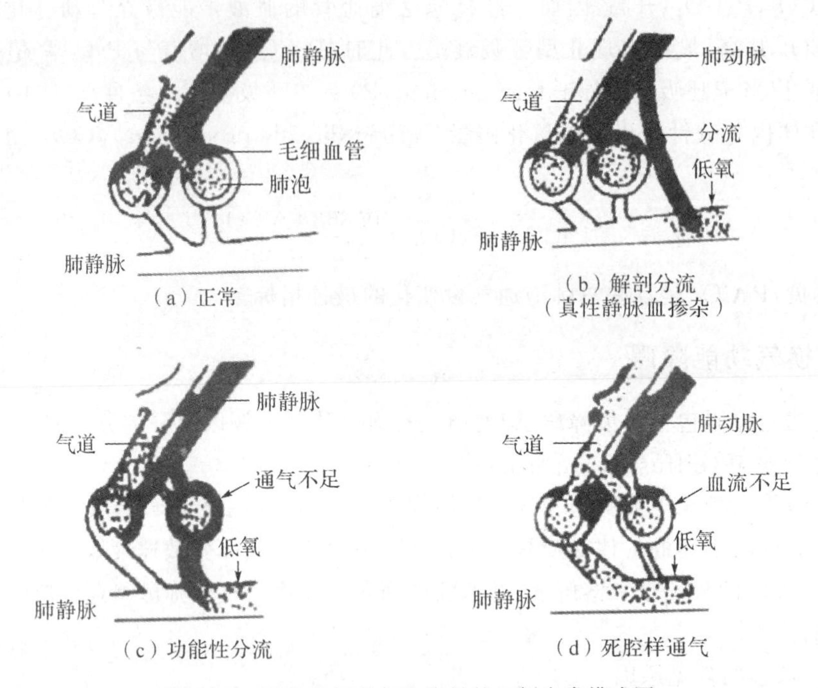

(a)正常 (b)解剖分流(真性静脉血掺杂) (c)功能性分流 (d)死腔样通气

图 12-3 肺泡通气量与血流量的比例失常模式图

正常成人在静息状态下,肺泡每分钟通气量(V_A)约为 4L,每分钟肺血流量(Q)约为 5L,两者的比率(${}_A$/)约为 0.8。健康人肺各部分通气与血流的分布也是不均匀的。直立位时,由于重力的作用,胸腔内负压上部比下部大,故肺尖部的肺泡扩张的程度较大,肺泡顺应性较低,因而吸气时流向上肺肺泡的气量较少,使肺泡通气量自上而下递增。重力对血流的影响更大,上肺与下肺血流量的差别比通气量的差别更明显,故使肺部的${}_A$/自上而下递减。正常青年人肺尖部${}_A$/可高达 3.0,而肺底部仅有 0.6,且随年龄的增长,这种差别更大。这种生理性的肺泡通气与血流比例不均衡是造成正常 PaO_2 比 P_AO_2 稍低的主要原因。当肺发生病变时,由于肺病变轻重程度与分布的不均匀,使各部分肺的通气与血流比例不平衡,可能造成严重的肺泡通气与血流比例失调,导致换气功能障碍。

1. 部分肺泡通气不足

支气管哮喘、慢性支气管炎、阻塞性肺气肿等引起的气道阻塞,以及肺纤维化、肺水肿等引起的限制性通气障碍的分布往往是不均匀的,可导致肺泡通气的严重不均。病变重的部分肺泡通气明显减少,而血流未相应减少,甚至还可因炎性充血等使血流增多(如大叶性肺炎早期),使 $\dot{V}_A/\dot{Q}$ 显著降低,以致流经这部分肺泡的静脉血未经充分动脉化便掺入大动脉血内。这种情况类似动-静脉短路,故称功能性分流(functional shunt),又称静脉血掺杂(venous admixture)。正常成人由于肺内通气分布不均匀形成的功能性分流约占肺血流量的 3%,慢性阻塞性肺疾患严重时,功能性分流可增加到肺血流量的 30%~50%,从而严重地影响换气功能。

部分肺泡通气不足时动脉血的血气改变:部分肺泡通气不足时,病变肺区的 $\dot{V}_A/\dot{Q}$ 可低达

0.1 以下，流经此处的静脉血不能充分动脉化，其氧分压与氧含量降低而二氧化碳分压与含量则增高。这种血气变化可引起代偿性呼吸运动增强和总通气量恢复正常或增加，主要是使无通气障碍或通气障碍较轻的肺泡通气量增加，以致该部分肺泡的 $\dot{V}_A/\dot{Q}$ 显著大于 0.8，流经这部分肺泡的血液 PO_2 显著升高，但氧含量则增加很少（由氧离曲线特性决定），而二氧化碳分压与含量均明显降低（由二氧化碳解离曲线特性决定，图 12-4）。来自 $\dot{V}_A/\dot{Q}$ 降低区与 $\dot{V}_A/\dot{Q}$ 增高区的血液混合而成的动脉血的氧含量与氧分压均降低，二氧化碳分压和含量则可正常。如代偿性通气增强过度，尚可使 $PaCO_2$ 低于正常。如肺通气障碍的范围较大，加上代偿性通气增强不足，使总的肺泡通气量低于正常，则 $PaCO_2$ 高于正常。

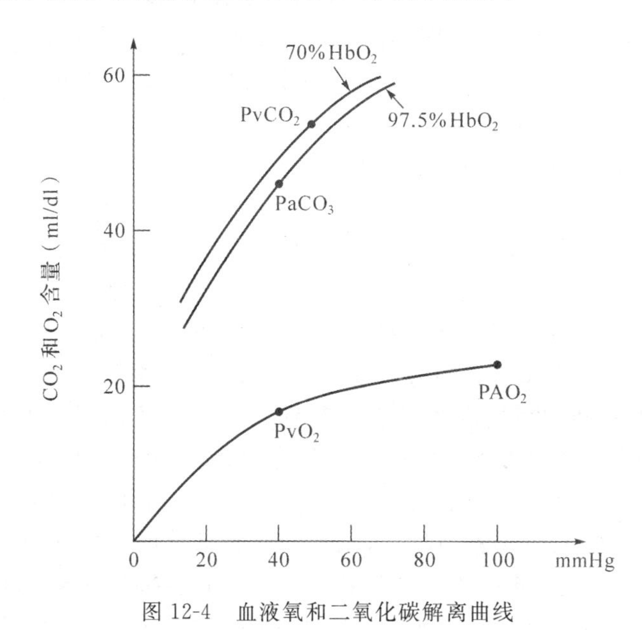

图 12-4　血液氧和二氧化碳解离曲线

2. 部分肺泡血流不足

肺动脉栓塞、弥散性血管内凝血、肺动脉炎、肺血管收缩等，都可使部分肺泡血流减少，$\dot{V}_A/\dot{Q}$ 可显著大于正常，患部肺泡血流少而通气多，肺泡通气不能充分被利用，成为死腔样通气（dead space like ventilation）。正常人的生理死腔（dead space，V_D）约占潮气量（tidal volume，V_T）的 30%，疾病时功能性死腔（functional dead space，V_{Df}）可显著增多，使 V_D/V_T 高达 60%～70%，从而导致呼吸衰竭。

部分肺泡血流不足时动脉血的血气改变：部分肺泡血流不足时，病变肺区肺泡 $\dot{V}_A/\dot{Q}$ 可高达 10 以上，流经的血液 PaO_2 显著升高，但其氧含量却增加很少（由氧离曲线特性决定）；而健康肺区却因血流量增加而使其 $\dot{V}_A/\dot{Q}$ 低于正常，这部分血液不能充分动脉化，其氧分压与氧含量均显著降低，二氧化碳分压与含量均明显增高。最终混合而成的动脉血 PaO_2 降低，$PaCO_2$ 的变化则取决于代偿性呼吸增强的程度，可以降低、正常或升高。

总之，无论是部分肺泡通气不足引起的功能性分流增加，还是部分肺泡血流不足引起的功能性死腔增加，均可导致 PaO_2 降低，而 $PaCO_2$ 可正常或降低，极严重时也可升高。

（三）解剖分流增加

生理情况下，肺内也存在解剖分流，即一部分静脉血经支气管静脉和极少的肺内动-静脉交通支直接流入肺静脉。这些解剖分流（anatomic shunt）的血流量正常时约占心输出量的

2%～3%。支气管扩张症可伴有支气管血管扩张和肺内动-静脉短路开放，使解剖分流量增加，静脉血掺杂异常增多，而导致呼吸衰竭。解剖分流的血液完全未经气体交换过程，故称为真性分流(true shunt)。在肺实变和肺不张时，病变肺泡完全失去通气功能，但仍有血流，流经的血液完全未进行气体交换而掺入动脉血，类似解剖分流。吸入纯氧可有效地提高功能性分流的 PaO_2，而对真性分流的 PaO_2 则无明显作用，用这种方法可对两者进行鉴别。

三、常见呼吸系统疾病导致呼吸功能衰竭的机制

在呼吸衰竭的发病机制中，单纯通气不足，单纯弥散障碍，单纯肺内分流增加或单纯死腔增加的情况较少见，往往是几个因素同时存在或相继发生作用。例如在急性呼吸窘迫综合征时，既有由肺不张引起的肺内分流，有微血栓形成和肺血管收缩引起的死腔样通气，还有由肺水肿引起的气体弥散功能障碍等。

1. 急性呼吸窘迫综合征(acute respiratory distress syndrome, ARDS)与呼吸衰竭

ARDS是由急性肺损伤(acute lung injury, ALI)引起的一种急性呼吸衰竭。急性肺损伤的原因很多，可以是化学性因素，如吸入毒气、烟雾、胃内容物等；物理性因素，如化学损伤，放射性损伤等；生物因素，如肺部冠状病毒感染引起的严重急性呼吸综合征(severe acute respiratory syndrome, SARS)等；或全身性病理过程，如休克、大面积烧伤、败血症等；或由某些治疗措施，如作体外循环、血液透析等所致。

急性肺损伤的发生机制很复杂，尚未完全阐明。有些致病因子可直接作用于肺泡膜，进而引起肺损伤；有的则主要通过激活白细胞、巨噬细胞和血小板间接地引起肺损伤。大量中性粒细胞在趋化因子，如肿瘤坏死因子 α(TNFα)、白细胞介素(IL-8)、脂多糖(LPS)、补体 5a (C5a)、白三烯 B4(LTB4)、血栓素 A2(TXA2)、血小板活化因子(PAF)、纤维蛋白降解产物(FDPs)等作用下，聚集于肺、粘附于肺泡毛细血管内皮，释放氧自由基、蛋白酶和炎症介质等，损伤肺泡上皮细胞及毛细血管内皮细胞。血管内膜的损伤和中性粒细胞及肺组织释放的促凝物质，导致血管内凝血，形成微血栓，后者通过阻断血流进一步引起肺损伤，通过形成 FDP 及释放 TXA_2 等血管活性物质进一步使肺血管通透性增高。

急性肺损伤引起呼吸衰竭的机制是由于肺泡-毛细血管膜的损伤及炎症介质的作用使肺泡上皮和毛细血管内皮通透性增高，引起渗透性肺水肿，致肺弥散性功能障碍。肺泡Ⅱ型上皮细胞损伤使表面活性物质生成减少，加上水肿液的稀释和肺泡过度通气消耗表面活性物质，使肺泡表面张力增高，肺的顺应性降低，形成肺不张。肺不张、肺水肿以及炎症介质引起的支气管痉挛均可引起肺泡通气量降低，导致肺内功能性分流增加；肺内 DIC 及炎症介质引起的肺血管收缩，可导致死腔样通气增加。肺弥散功能障碍、肺内功能性分流和死腔样通气均使 PaO_2 降低，导致Ⅰ型呼吸衰竭。在上述机制中，肺泡通气血流比例失调是 ARDS 患者呼吸衰竭的主要发病机制。患者由于 PaO_2 降低对血管化学感受器的刺激和肺充血、水肿对肺泡毛细血管旁的 J 感受器的刺激，使呼吸运动加深加快，导致呼吸窘迫和 $PaCO_2$ 降低。故 ARDS 患者通常发生Ⅰ型呼吸衰竭；极端严重患者，由于肺部病变广泛，肺总通气量减少，引起 $PaCO_2$ 升高，从而导致 ARDS 患者从Ⅰ型呼吸衰竭加重为Ⅱ型呼吸衰竭(图 12-5)。

2. 慢性阻塞性肺疾病(chronic obstructive pulmonary disease, COPD)与呼吸衰竭

COPD 指由慢性支气管炎和肺气肿引起的慢性气道阻塞，简称“慢阻肺”，其共同特征是管径小于 2mm 的小气道阻塞和阻力增高。COPD 是引起慢性呼吸衰竭的最常见原因。其机制

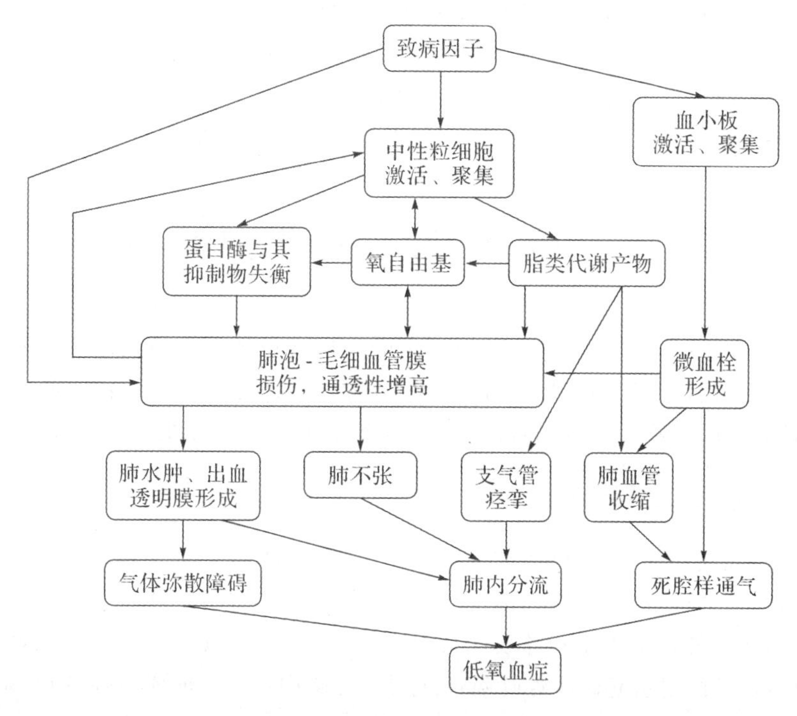

图 12-5　ARDS 发病机制示意图

涉及:①阻塞性通气障碍:炎细胞浸润、充血、水肿、黏液腺及杯状细胞增殖、肉芽组织增生引起的支气管壁肿胀;气道高反应性、炎症介质作用引起的支气管痉挛;黏液分泌多、纤毛细胞损伤引起的支气管腔堵塞;小气道阻塞、肺泡弹性回缩力降低引起的气道等压点上移;②限制性通气障碍:Ⅱ型上皮细胞受损及表面活性物质消耗过多引起的肺泡表面活性物质减少;营养不良、缺氧、酸中毒、呼吸肌疲劳引起的呼吸肌衰竭;③弥散功能障碍:肺泡壁损伤引起的肺泡弥散面积减少和肺泡膜炎性增厚;④肺泡通气与血流比例失调:气道阻塞不均引起的部分肺泡低通气;微血栓形成引起的部分肺泡低血流。

四、临床常用肺通气功能评价指标

肺通气功能检测是临床诊断呼吸系统疾病和评价呼吸功能的重要辅助检测指标,临床常用的指标包括:

(1)每分通气量(minute ventilation,VE)　指在安静状态下,测定的每分通气量。该指标可以反映肺通气储备功能,VE 降低说明肺通气功能损伤严重。

(2)每分钟肺泡通气量(minute alveolar ventilation, VA)　指每分钟肺泡交换气体的体积。VA=(潮气容积－无效腔容积)×呼吸频率,VA 可以直接反映有效通气量。

(3)用力肺活量(forced vital capacity, FVC)和 1s 用力呼气容积(forced expiratory volume in one second, FEV1)　FVC 指深吸气后,用力以最快速度所呼出的气体容积,正常在 3s 内全部呼出。FEVI 指深吸气后,用力以最快速度在第一秒呼出的气体容积。FEV1%=FEV1/FVC×100%,临床上常用其反映气道阻力。

(4)最大通气量(maximal voluntary ventilation, MVV)　指每分钟最大和最快深呼吸所

测定的通气总量。MVV 可以反映气道的动态功能。

(5)最大呼气中段流量(maximal mid-expiratory flow curve，MMEF) 指将用力呼出的气体容积分成四等份，其中间呼出气体(即 MMEF25%～75%)的容积除以呼气所需的时间。MMEF 可以比较准确地反映气道的阻塞程度，是小气道功能评价的最佳指标。

第二节 呼吸衰竭时的代谢功能变化

呼吸衰竭时发生的低氧血症和高碳酸血症可影响全身各系统的代谢和功能，首先是引起一系列代偿适应性反应，以改善组织的供氧，调节酸碱平衡和改变组织器官的功能、代谢以适应新的内环境。呼吸衰竭严重时，如机体代偿不全，则可出现严重的代谢功能紊乱。

一、酸碱平衡及电解质紊乱

Ⅰ型和Ⅱ型呼吸衰竭时均有低氧血症，因此均可引起代谢性酸中毒；Ⅱ型呼吸衰竭时低氧血症和高碳酸血症并存，因此可有代谢性酸中毒和呼吸性酸中毒；ARDS 患者由于代偿性呼吸加深加快，可出现代谢性酸中毒和呼吸性碱中毒；若给呼吸衰竭患者应用人工呼吸机、过量利尿剂或 $NaHCO_3$ 等则可引起医源性呼吸性或代谢性碱中毒。一般而言，呼吸衰竭时常发生混合性酸碱平衡紊乱。

(一)代谢性酸中毒

严重缺氧时无氧代谢加强，乳酸等酸性产物增多，可引起代谢性酸中毒。此外，呼吸衰竭时可能出现功能性肾功能不全，肾小管排酸保碱功能降低，以及引起呼吸衰竭的原发疾病或病理过程，如感染、休克等均可导致代谢性酸中毒。此时血液电解质主要有以下变化：①血清钾浓度增高：由于酸中毒可使细胞内 K^+ 外移及肾小管排 K^+ 减少导致高血钾；②血清氯浓度增高：代谢性酸中毒时由于 HCO_3^- 降低，可使肾排 Cl^- 减少，故血 Cl^- 常增高。

(二)呼吸性酸中毒

Ⅱ型呼吸衰竭时，大量二氧化碳潴留可引起呼吸性酸中毒，此时可有高血钾和低血氯。造成低血氯的主要原因是：高碳酸血症使红细胞中 HCO_3^- 生成增多，后者与细胞外 Cl^- 交换使 Cl^- 转移入细胞；酸中毒时肾小管上皮细胞产生 NH_3 增多，$NaHCO_3$ 重吸收增多，使尿中 NH_4Cl 和 NaCl 的排出增加，均使血清 Cl^- 降低。当呼吸性酸中毒合并代谢性酸中毒时，血 Cl^- 可正常。

(三)呼吸性碱中毒

Ⅰ型呼吸衰竭时，因缺氧引起肺过度通气，可发生呼吸性碱中毒。此时病人可出现血钾降低，血氯增高。

二、呼吸系统变化

PaO_2 降低作用于颈动脉体与主动脉体化学感受器，反射性增强呼吸运动，此反应要在 PaO_2 低于 60mmHg 才明显，PaO_2 为 30mmHg 时肺通气最大。缺氧对呼吸中枢有直接抑制作用，当 PaO_2 低于 30mmHg 时，此作用可大于反射性兴奋作用而抑制呼吸。$PaCO_2$ 升高主要作用于中枢化学感受器，使呼吸中枢兴奋，引起呼吸加深加快。但当 $PaCO_2$ 超过 80mmHg

时，则抑制呼吸中枢，此时呼吸运动主要靠动脉血低氧分压对血管化学感受器的刺激得以维持。因此，在这种情况下，吸氧浓度不宜过高(一般30%的氧)，以免完全纠正缺氧后出现呼吸抑制，使高碳酸血症加重，病情进一步恶化。

引起呼吸衰竭的呼吸系统疾病本身也会导致呼吸运动的变化。如中枢性呼吸衰竭时呼吸浅而慢，可出现潮式呼吸、间歇呼吸、抽泣样呼吸、叹气样呼吸等呼吸节律紊乱。其中最常见者为潮式呼吸，可能由于呼吸中枢兴奋度过低而引起呼吸暂停，从而使血中 CO_2 逐渐增多，$PaCO_2$ 升高到一定程度使呼吸中枢兴奋，恢复呼吸运动，从而排出 CO_2，使 $PaCO_2$ 降低到一定程度又可导致呼吸暂停，如此形成周期性呼吸运动。在肺顺应性降低所致限制性通气障碍的疾病，因牵张感受器或肺毛细血管旁感受器(juxtapulmonary capillary receptor, J感受器)受刺激而反射性地引起呼吸运动变浅变快。阻塞性通气障碍时，由于气体受阻，呼吸运动加深，由于阻塞的部位不同，表现为吸气性呼吸困难或呼气性呼吸困难。

在生理情况下，肺通气1L呼吸肌耗氧约0.5ml。在静息时呼吸运动的耗氧量约占全身耗氧量的1%～3%。呼吸衰竭时，如存在长时间增强的呼吸运动，使呼吸肌耗氧增加，加上血氧供应不足，可能导致呼吸肌疲劳，使呼吸肌收缩力减弱，呼吸变浅变快。呼吸浅则肺泡通气量减少，可加重呼吸衰竭。

三、循环系统变化

一定程度的 PaO_2 降低和 $PaCO_2$ 升高可兴奋心血管运动中枢，使心率加快、心肌收缩力增强、外周血管收缩，加上呼吸运动增强使静脉回流增加，导致心排血量增加。但缺氧和二氧化碳潴留对心、血管的直接作用是抑制心脏活动，并使血管扩张(肺血管例外)。一般器官的血管运动通常主要受神经调节，但脑血管与冠脉则主要受局部代谢产物，如腺苷等的调节，从而导致血流分布的改变，有利于保证心、脑的血液供应。

严重的缺氧和 CO_2 潴留可直接抑制心血管中枢和心脏活动，扩张血管，导致血压下降、心肌收缩力下降、心律失常等严重后果。

呼吸衰竭可累及心脏，主要引起右心肥大与衰竭，即肺源性心脏病。肺源性心脏病的发病机制较复杂：①肺泡缺氧和 CO_2 潴留所致血液 H^+ 浓度过高，可引起肺小动脉收缩(CO_2 本身对肺血管起扩张作用)，使肺动脉压升高，从而增加右心后负荷；②肺小动脉长期收缩，缺氧均可引起无肌型肺微动脉肌化，肺血管平滑肌细胞和成纤维细胞肥大增生，胶原蛋白与弹性蛋白合成增加，导致肺血管壁增厚和硬化，管腔变窄，由此形成持久而稳定的慢性肺动脉高压；③长期缺氧引起的代偿性红细胞增多症可使血液的黏度增高，也会增加肺血流阻力和加重右心的负荷；④有些肺部病变如肺小动脉炎、肺毛细血管床的大量破坏、肺栓塞等也能成为肺动脉高压的原因；⑤缺氧和酸中毒降低心肌舒、缩功能；⑥呼吸困难时，用力呼气则使胸内压异常增高，心脏受压，影响心脏的舒张功能，用力吸气则胸内压异常降低，即心脏外面的负压增大，可增加右心收缩的负荷，促使右心衰竭。

呼吸衰竭是否可累及左心尚有争论，目前倾向于可累及左心。肺源性心脏病患者心功能失代偿时有半数肺动脉楔压增高，说明有左心功能不全，其中也可能有部分病例合并有冠心病；ARDS的死亡病例中也有半数发生左心衰竭，这些都支持肺部疾病可累及左心的观点。其机制为：①低氧血症和酸中毒同样能使左心室肌收缩性降低；②胸内压的高低同样也影响左心的舒缩功能；③右心扩大和右心室压增高将室间隔向左侧推移，可降低左心室的顺应性，导致左室舒张功能障碍。

四、中枢神经系统变化

中枢神经系统对缺氧最敏感，当 PaO_2 降至 60mmHg 时，可出现智力和视力轻度减退。如 PaO_2 迅速降至 40～50mmHg 以下，就会引起一系列神经精神症状，如头痛、不安、定向与记忆障碍、精神错乱、嗜睡，以致惊厥和昏迷等。慢性呼吸衰竭 CO_2 潴留和缺氧都可引起中枢神经的损伤，特别是当 $PaCO_2$ 超过 80mmHg 时，可引起头痛、头晕、烦躁不安、言语不清、扑翼样震颤、精神错乱、嗜睡、抽搐、呼吸抑制等，即所谓 CO_2 麻醉（carbon dioxide narcosis）。缺氧和高碳酸血症引起的神经精神症状应与"脑型氧中毒"相区分，前者患者昏迷后才出现抽搐，而后者患者是清醒时发生抽搐。

由呼吸衰竭引起的脑功能障碍称为肺性脑病（pulmonary encephalopathy）。Ⅱ型呼吸衰竭患者肺性脑病的发病机制与高碳酸血症、酸中毒和缺氧引起的脑水肿和神经元功能障碍有关。

（一）酸中毒和缺氧对脑血管的作用

酸中毒使脑血管扩张。$PaCO_2$ 升高 10mmHg 约可使脑血流量增加 50％。缺氧也使脑血管扩张。缺氧和酸中毒还能损伤血管内皮使其通透性增高，导致脑间质水肿。缺氧使细胞 ATP 生成减少，影响 Na^+-K^+ 泵功能，可引起细胞内 Na^+ 及水增多，形成脑细胞水肿。脑充血、水肿使颅内压增高，压迫脑血管，更加重脑缺氧，由此形成恶性循环，严重时可导致脑疝形成。此外，脑血管内皮损伤尚可引起血管内凝血，这也是肺性脑病的发病因素之一。

（二）酸中毒和缺氧对脑细胞的作用

正常脑脊液的缓冲作用较血液弱，其 pH 也较低，PCO_2 比动脉血高。因血液中的 HCO_3^- 及 H^+ 不易通过血脑屏障进入脑脊液，故脑脊液的酸碱调节需时较长。呼吸衰竭时脑脊液的 pH 变化比血液更为明显。当脑脊液 pH 低于 7.25 时，脑电波变慢，pH 低于 6.8 时脑电活动完全停止。神经细胞内酸中毒一方面可增加脑谷氨酸脱羧酶活性，使 γ-氨基丁酸生成增多，导致中枢抑制；另一方面增强磷脂酶活性，使溶酶体水解酶释放，引起神经细胞和组织的损伤。

五、肾功能变化

呼吸衰竭时，可引起肾受损，轻者尿中出现蛋白、红细胞、白细胞及管型等，严重时可发生急性肾功能衰竭，出现少尿、氮质血症和代谢性酸中毒。此时肾结构往往并无明显改变，为功能性肾功能衰竭。肾功能衰竭的发生是由于缺氧与高碳酸血症反射性地通过交感神经使肾血管收缩，肾血流量严重减少所致。

六、胃肠变化

严重缺氧可使胃壁血管收缩，因而降低胃黏膜的屏障作用，CO_2 潴留可增强胃壁细胞碳酸酐酶活性，使胃酸分泌增多，加之有的患者还可合并弥散性血管内凝血、休克等，故呼吸衰竭时可出现胃肠黏膜糜烂、坏死、出血与溃疡形成等病变。

第三节　呼吸衰竭防治的病理生理学基础

一、防治与去除呼吸衰竭的原因

如慢性阻塞性肺疾患的患者若发生感冒与急性支气管炎，可诱发呼吸衰竭和右心衰竭，故应注意预防，一旦发生呼吸道感染应积极进行抗感染治疗。

二、提高 PaO_2

呼吸衰竭者必有低张性缺氧，应尽快将 PaO_2 提高到 50mmHg 以上。Ⅰ型呼吸衰竭只有缺氧而无 CO_2 潴留，可吸入较高浓度的氧（一般不超过 50%）。Ⅱ型呼衰患者的吸氧浓度不宜超过 30%，并控制流速，使 PaO_2 上升到 50～60mmHg 即可。因为在这种情况下，氧疗吸入低于 30%的氧，可以避免缺氧完全纠正后，由高碳酸血症引起的呼吸抑制，进而加重高碳酸血症而使病情更加恶化。

三、降低 $PaCO_2$

$PaCO_2$ 增高是由肺总通气量减少所致，应通过增加肺泡通气量以降低 $PaCO_2$。增加肺通气的方法包括：①解除呼吸道阻塞：如用抗生素治疗气道炎症、平喘药扩张支气管、体位引流，必要时行气管插管以清除分泌物。②增强呼吸动力：对原发于呼吸中枢抑制所致的限制性通气障碍可用呼吸中枢兴奋剂尼可刹米等，但对一般慢性呼吸衰竭患者用中枢兴奋剂，在增加肺通气的同时也增加呼吸肌耗氧量和加重呼吸肌疲劳，反而得不偿失。③人工辅助通气：用人工呼吸维持必需的肺通气量，同时也使呼吸肌得以休息，有利于呼吸肌功能的恢复，这也是治疗呼吸肌疲劳的主要方法。呼吸肌疲劳是由呼吸肌过度负荷引起的呼吸肌（主要是膈肌）衰竭，表现为收缩力减弱和收缩与舒张速度减慢，往往出现在 $PaCO_2$ 升高之前，是Ⅱ型呼吸衰竭的重要发病因素。④补充营养：慢性呼吸衰竭患者由于呼吸困难影响进食量和胃肠消化及吸收功能差，常有营养不良，导致体重和膈肌重量减轻，膈肌萎缩也可使收缩无力，更易发生呼吸肌疲劳，故除呼吸肌休息外，还应补充营养以改善呼吸肌功能。

四、改善内环境及保护重要器官的功能

纠正酸碱平衡及电解质紊乱，保护心、脑、肝和肾等重要器官的功能，预防与治疗严重并发症，如肺源性心脏病与肺性脑病等。

（王方岩）

主要参考文献

1. 王建枝，殷莲华主编．病理生理学．第 8 版．北京：人民卫生出版社，2013.
2. 王万铁主编．病理生理学．杭州：浙江大学出版社，2009.

第十三章

肝功能不全

第一节 概 述

肝脏是腹腔内最大的实质性器官，参与体内的物质代谢、药物的代谢或解毒、凝血物质的生成和消除、胆汁的生成与排泄、调节血液循环及参与免疫反应等功能。因此，肝脏在机体进行物质代谢等方面起着重要的作用。

一、肝脏的正常生理

肝脏作为人体内最大的腺体，其在正常人的重量约1500g左右，主要由肝实质细胞（肝细胞）和非实质细胞（包括肝巨噬细胞、肝星型细胞、肝窦内皮细胞和肝脏相关淋巴细胞）组成。肝脏正常时接受来自门静脉（提供各种营养成分等）和肝动脉（提供氧）的双重血液供应，最后在肝内形成血窦。

肝脏在体内扮演着相当重要的角色，其功能繁多，主要包括：参与糖、蛋白质、脂肪、维生素等物质的中间代谢及营养物质的贮存；参与脂类与激素的代谢和生物转化，是激素灭活、药物解毒及胆红素代谢的重要场所；合成和清除凝血与抗凝血物质，参与凝血与抗凝血平衡的调节；摄入、运载、排泄胆汁酸，促进脂肪和脂溶性维生素的消化和吸收；调节血液-肝细胞间的物质交换及免疫防御功能等。除此之外，肝脏还具有强大的储备能力，主要体现在肝细胞具有旺盛的、活跃的再生能力。肝实质细胞具有迅速核分裂的能力。实验证明，切除大鼠2/3的肝脏，一般不会出现肝功能障碍，并且约半个月左右即可恢复到原来的肝脏大小。因此轻度的肝脏损害并不能导致肝功能的障碍，只有肝脏损伤严重时才会引起肝功能不全的发生。

二、肝功能不全的概念和病因

各种致肝损伤的因素使肝脏形态结构破坏（变性、坏死、肝硬化），并使其代谢、解毒、分泌、合成、免疫等功能异常改变，机体出现黄疸、出血、感染、肾功能障碍及肝性脑病等一系列临床综合征，称为肝功能不全（hepatic insufficiency）。严重肝功能损害到晚期阶段，称为肝功能衰竭（hepatic failure）。临床上，肝功能衰竭患者往往以并发肝性脑病而导致死亡。

引起肝功能不全的原因很多，可概括为以下几类：

1. 生物因素

感染寄生虫(血吸虫、华支睾吸虫、阿米巴)、钩端螺旋体、细菌、病毒均可造成肝脏损害；其中尤以病毒最常见，目前已经发现7种病毒可引起病毒性肝炎。其中研究最多、发病率最高的当属由HBV引起的乙型肝炎，其发病率高，危害性较大。

2. 化学因素

肝组织对化学物质具有很高的结合力，因此有些化学物质如四氯化碳、氯仿、磷、锑、砷剂等，均可致肝细胞变性坏死；有些药物，如氯丙嗪、异菸肼、某些碘胺药物和抗生素，也可引起肝脏损害；长期大量的饮酒可通过酒精直接或间接损伤肝脏，如慢性酒精中毒可以引起脂肪肝、酒精性肝炎和肝硬化。

3. 免疫因素

肝病可以引起免疫反应异常，免疫反应异常又是重要的引起肝脏损害的原因之一。例如乙型肝炎病毒引起的体液免疫和细胞免疫都能损害肝细胞；又如原发性胆汁性肝硬化，可能也是一种自身免疫性疾病。

4. 营养因素

缺乏胆碱、甲硫氨酸时，可以引起肝脂肪变性。一般来说，单纯营养缺乏不能导致肝病的发生，但可起到促进、加速作用。

5. 遗传因素

某些肝病是由于遗传缺陷而引起的。如由于肝脏不能合成铜蓝蛋白，使铜代谢发生障碍而引起的肝豆状核变性；又如原发性血色素沉着病，含铁血黄素在肝内沉积而导致肝纤维化。

三、肝功能障碍对机体的影响

由于肝细胞的损伤导致的肝功能障碍，主要表现在以下几个方面：

(一)物质代谢障碍

肝功能不全时，代谢的变化是多方面的，包括蛋白质、脂质、糖、维生素等。

1. 糖代谢障碍

肝脏在糖代谢中具有合成、贮藏及分解糖原的作用，在维持血糖浓度的相对恒定上起重要作用。当肝细胞发生弥漫性的严重损害时，可导致低血糖，其发生的可能机制为：肝细胞损伤使肝糖原贮备减少、肝糖原转变为葡萄糖过程障碍；肝受损后使胰岛素灭活减少，从而使血糖浓度降低。

2. 蛋白质代谢障碍

主要表现为血浆白蛋白和蛋白质代谢产物的含量改变。血浆蛋白主要有白蛋白、球蛋白、纤维蛋白原等。正常人血浆蛋白总量为6g%～7.5g%，其中白蛋白3.8g%～4.8g%，球蛋白2g%～3g%，白蛋白/球蛋白的比值为1.5～2.5。当肝细胞受到损害时，血浆白蛋白合成减少，一方面使血浆胶体渗透压下降，导致肝性水肿；另一方面使白蛋白担负的物质运输功能受到影响。

3. 脂类及维生素代谢障碍

肝功能障碍时，可因磷脂和脂蛋白生成减少致肝内脂肪输出障碍而引起脂肪肝；胆汁的分泌减少可妨碍脂类物质的消化和吸收；肝胆系统疾病可引起胆固醇的形成、酯化及排泄障碍。

另外肝脏疾患时，可引起多种维生素的吸收、储存和代谢障碍。

(二)水、电解质代谢紊乱

1. 肝性腹水

是临床较为常见的肝病晚期症状，发生机制为：

(1)门静脉高压　肝硬化时，一方面肝内纤维组织增生和假小叶形成可压迫门静脉分支；另一方面，肝动脉和门静脉之间有异常吻合支的形成，都可使门静脉压力增高，从而肠系膜毛细血管内液体漏入腹腔增多，产生腹水。

(2)血浆胶体渗透压降低　由于肝功能障碍引起低白蛋白血症，引起血管内外液体交换失衡，促进腹水形成。

(3)淋巴循环障碍　肝硬化时，进入肝组织间隙的血浆成分增多超出了淋巴回流的能力，这些液体可从肝表面漏入腹腔，形成腹水。

(4)钠、水潴留　是引起肝性腹水形成的全身性因素。主要原因是由于肾小球滤过率下降并伴有某些激素(如醛固酮、心房钠尿肽等)分泌异常改变所致。

2. 低钾血症

肝病晚期由于醛固酮的生成增多，灭活减少，可导致肾脏排钾增多，引起低钾血症的发生。

3. 低钠血症

钠、水潴留是引起稀释性低钠血症的重要原因，可能与抗利尿激素的分泌增多和灭活障碍有关。低钠血症易引发脑细胞水肿并产生中枢神经系统功能障碍。

(三)胆汁分泌和排泄障碍

胆汁分泌、排泄障碍既是肝功能不全的原因，也是其后果。胆红素及胆汁酸的摄取、运载、排泄等过程均由肝细胞来完成。当肝细胞受损后，可引起高胆红素血症和肝细胞内胆汁淤积症。

(四)凝血功能障碍

正常肝脏可合成体内大部分的凝血因子以及部分抗凝成分，在机体凝血与抗凝血平衡中起着重要作用。当肝细胞受损后，其调节凝血与抗凝血平衡的作用丧失，故肝病患者在临床上多表现为自发性的出血，如皮下淤斑、鼻衄等，严重肝病时还可诱发 DIC。

(五)生物转化功能障碍

1. 药物代谢障碍

很多药物都需要在肝脏代谢、转化，当肝脏损伤时，一方面肝对药物的代谢能力降低；另一方面，肝对药物的结合减少，影响药物在体内的分布、代谢及排泄；此外肝硬化时侧支循环的建立，可使药物不经过肝脏而避免被肝细胞代谢。

2. 解毒功能降低

肝脏是人体重要的解毒器官。机体代谢过程中产生的有毒物质(如氨、胺类、吲哚、酚类等)以及直接来自体外的毒物，随血液进入肝脏后，在肝细胞中经生物转化作用，变成无毒或毒性较小随尿或胆汁排出体外。当肝细胞受损时，其解毒功能障碍，来自肠道的有毒物质可大量入血或经侧支循环直接进入体循环，严重时可导致肝性脑病。

3. 对激素的灭活作用降低

许多激素的分解代谢和灭活是在肝脏进行的，如雌激素、抗利尿激素、醛固酮等。动物实验及人体研究证明，肝脏受损害后，对雌激素的灭活作用减退，患者出现蜘蛛痣、肝掌，并有内分泌功能紊乱；肝脏对抗利尿激素及醛固酮灭活作用减弱，可致水、电解质代谢紊乱。

（六）屏障解毒功能障碍

肝脏的屏障解毒功能主要是通过肝脏的非实质细胞（Kupffer 细胞）来实现的，Kupffer 细胞在吞噬、清除来自肠道的异物、病毒、细菌等方面起着重要作用，并参与机体的免疫防御。当肝脏损伤时，会影响 Kupffer 细胞的正常功能，从而导致肠源性内毒素血症的发生。

除此之外，肝的非实质细胞，如肝星型细胞、肝窦内皮细胞和肝脏相关淋巴细胞等还可导致肝纤维化、微循环功能障碍、免疫功能异常等，加重肝细胞的损害和肝功能障碍。

第二节 肝性脑病

一、肝性脑病的概念、病因和分类

肝性脑病（hepatic encephalopathy）是继发于急性肝功能衰竭或严重慢性肝实质病变的神经精神综合征，以意识障碍为其主要表现。它是各种严重肝病的并发症或终末表现。

肝性脑病患者的临床表现包括从轻度的精神、神经症状、到陷入深度昏迷的整个过程。按 West Haver 标准可分为：Ⅰ级，有轻微的精神症状（如欣快、淡漠、注意力不集中、易激惹或烦躁不安等）；Ⅱ级，出现性格、行为异常（如定向障碍、理解力减退等）以及扑翼样震颤；Ⅲ级，以昏睡和严重精神错乱为主；Ⅳ级，完全丧失神志，不能唤醒，呈现为昏迷状。

肝性脑病多因严重肝病所致，最常见为晚期肝硬变，其次为急性或亚急性肝坏死（重型病毒性肝炎、中毒）、肝癌晚期、严重胆道疾患以及一部分门-体静脉分流术后等。上述情况造成的肝功能严重损害和门体分流是导致肝昏迷的重要原因。

肝性脑病的分类方法有很多，主要有以下几种：

1. 根据发生速度分为急性和慢性两型

（1）急性型肝性脑病　起病急骤，病程进展快而严重，迅速出现躁动、谵妄以至昏迷，大多数短期内死亡。多见于重型病毒性肝炎及中毒性肝炎引起的广泛而急剧的肝细胞破坏。

（2）慢性型肝性脑病　起病较缓，病情相对较轻，病程较长，往往有明显的诱因（如上消化道出血），常见于各型肝硬变或门-体静脉分流术后。

2. 根据发病机制分为内源性和外源性两型

（1）内源性肝性脑病　是指肝细胞广泛损伤或坏死，毒物进入肝脏后得不到解毒而进入体循环，由此引起的肝性脑病。常见于重型病毒性肝炎或严重急性肝中毒，发病多无诱因，血氨可升高或不升高，预后极差。

（2）外源性肝性脑病　是指肠源性毒物绕过肝脏或通过门-体分流直接进入体循环而引起的肝性脑病，见于门脉性肝硬变、晚期血吸虫病性肝硬变以及门-体吻合术后的病人。其特点是：起病较缓慢，病程较长，常在一定诱因（如进食多量蛋白质或消化道出血等）作用下发生，可反复发作，一般有血氨升高，近期预后较好。

表 13-1 比较了内源性肝性脑病与外源性肝性脑病两者的特点。

表 13-1 内源性、外源性肝性脑病特点比较

	毒物入体途径	原发病	发病特点	诱因	肝功能	预后	血氨水平	发生率(%)
内源性(急性)	经过肝脏	急性重型肝炎	急性大量肝细胞坏死、肝功能衰竭	不明显	差	差	升高或正常	25
外源性(慢性)	绕过肝脏	肝硬变	慢性肝功能不全	明显	较好	较好	升高	75

此外,有人根据肝性脑病时有无血氨升高,将其分为氨性和非氨性肝性脑病。总而言之,急性肝性脑病多为内源性、非氨性,以重症病毒性肝炎时的脑病为代表;慢性肝性脑病多为外源性、氨性,以晚期肝硬变的脑病为代表。

二、肝性脑病的发病机制

关于肝性脑病的发病机制至今尚未完全阐明。大量医学资料表明,肝性脑病患者死亡后其中枢神经系统的形态学变化很少,而且缺乏特异性。目前认为,肝性脑病时中枢神经系统的机能障碍主要是由于脑细胞的代谢和功能障碍所致,是多种发病因素综合作用的结果。近十年来,被人们所普遍接受的有氨中毒学说、γ-氨基丁酸(γ-amino butyric acid ,GABA)学说、假性神经递质学说、血浆氨基酸失衡学说等。

(一)氨中毒学说(theory of ammonia intoxication)

正常人血氨(NH_3)含量甚微,低于 59μmol/L(100μg/dl),80%~90%的肝性脑病的病人有血氨升高,甚至可高达 118~590μmol/L(200~1000μg/dl),并且脑脊液内氨浓度也升高,有时还可看到血氨增高与神经精神症状严重程度相平行,经过临床降血氨疗法,病情常可好转。动物实验也证明,给予大剂量氨盐引起高血氨后,可诱发与人类肝性脑病相似的表现。另外,慢性肝病患者摄入高蛋白膳食或含铵药物,常可诱发肝性脑病。这些依据都表明肝性脑病的发生与氨代谢紊乱有密切关系。

在生理情况下,人体内氨的生成和清除始终保持着动态平衡,从而使血氨水平维持在正常范围。

1. 正常时氨的来源

体内氨的来源有三个途径:①肠道内形成的氨:这是血氨的主要来源。食入的蛋白质分解为氨基酸后在肠道细菌释放的氨基酸氧化酶作用下分解产氨;经尿素的肠-肝循环弥散入肠腔的尿素,在细菌产生的尿素酶作用下也可产生氨。正常时,肠道每天产氨约 4g 左右。②肾小管产氨:存在于肾小管上皮细胞内的谷氨酰胺酶可分解谷氨酰胺为谷氨酸和氨,这部分氨除了扩散到肾小管与 H^+ 结合形成 NH_4^+,起着排 NH_4^+ 保碱的作用外,也有部分氨弥散入血。③组织器官(如肌肉、肺、脑、肾等)中的氨基酸经脱氨基作用,或腺苷酸分解产生少量氨。

2. 氨的清除

血氨正常的去路主要有两条:①氨的主要清除途径是在肝脏内经鸟氨酸循环合成尿素。体内 2 分子氨在肝内有关酶的作用下,通过鸟氨酸循环生成 1 分子尿素,同时消耗 4 分子 ATP。所以肝脏是清除血氨的主要场所。②部分氨与谷氨酸合成谷氨酰胺。

3. 血氨增高的原因

肝性脑病时血氨水平增高的原因是氨生成过多或清除不足所致。一般而言,仅在肝脏清

除氨的功能发生障碍时血氨水平才会增高。

（1）氨清除不足　这是血氨升高的主要原因。肝功能严重障碍时，由于机体代谢障碍，ATP供给不足，同时肝内酶系统严重受损，结果导致鸟氨酸循环障碍，尿素合成能力降低，使得组织代谢过程中形成的氨及肠道吸收的氨在肝内合成尿素减少，血氨升高。此外，肝硬化时，由于门静脉高压，门-体静脉侧支循环形成，来自肠道的氨通过分流绕过肝脏，直接进入体循环，使血氨升高。

（2）氨的产生增多　肝功能障碍时有许多使氨产生过多的因素：①肝硬化时，由于门脉高压、胃肠黏膜淤血水肿，或因胆汁分泌减少，消化吸收功能减弱、肠道内含氮物质经细菌分解产氨增多。②严重肝病常合并肾功能不全而发生氮质血症，使尿素弥散入肠腔增多，在肠道细菌尿素酶作用下，分解成氨增多，吸收入血后，可使血氨水平升高。③肝性脑病患者常出现烦躁不安和搐搦，肌肉中的腺苷酸分解代谢加强，因而使产生氨增加。④肝功能不全患者常见上消化道出血，血液蛋白质在肠道细菌作用下可产生大量氨。在临床上对这类患者除口服新霉素以减少细菌作用外，必须及时排出滞留在肠道的血液，否则血氨不易下降。

以上这两方面原因是引起血氨升高的关键因素。此外，肠道中氨的吸收情况也影响血氨的水平。肠道中氨的吸收与肠道的pH有密切关系。一般来讲，氨通常以两种形式存在，即氨分子（NH_3）和铵根离子（NH_4^+），生理条件下，NH_4^+ 占血氨总量的98.5%。当肠道pH较低时，氨几乎全部以铵根离子形式存在而随粪便排出体外。实验证明，当结肠内环境pH降至5.0时，不但不再从肠腔吸收氨，反而可向肠道内排氨，称此情况为酸透析。临床上应用乳果糖治疗肝性脑病获得一定效果，就是因为乳果糖在小肠内不被分解，大部分进入结肠，由结肠内细菌将其分解为乳酸和醋酸，因而使肠腔内pH明显降低，从而达到酸透析的效果。

4. 氨对大脑的毒性作用

NH_3 为脂溶性物质，容易透过血脑屏障进入脑细胞内，而 NH_4^+ 则难以通过。此外，进入脑内的氨量也与血脑屏障的通透性有关。有些细胞因子可使血脑屏障的通透性增高，从而加重肝性脑病。

血氨升高损伤中枢神经系统机能的机理比较复杂，就目前所知，可能通过下列几个环节干扰脑细胞代谢。

（1）氨影响脑内神经递质的变化　①谷氨酸：谷氨酸是脑内主要的兴奋性递质。肝性脑病早期，α-酮戊二酸可通过转氨基作用生成谷氨酸，或与氨结合生成谷氨酸，随后谷氨酸又与脑中氨结合形成谷氨酰胺使脑内兴奋性递质谷氨酸减少，而抑制性递质谷氨酰胺却增多（图13-1⑤）；肝性脑病后期，由于脑内氨含量极度升高，可抑制α-酮戊二酸的转氨基作用，从而使谷氨酸生成减少，神经传递障碍；②γ-氨基丁酸：γ-氨基丁酸是脑内主要的抑制性神经递质，氨对γ-氨基丁酸转氨酶有抑制作用，使γ-氨基丁酸不能转化为琥珀酸而进入三羧循环，结果使其在脑内蓄积（图13-1⑥）；③其他神经递质：此外，高浓度氨抑制丙酮酸的氧化脱羧过程，使乙酰辅酶A生成减少，从而影响乙酰胆碱的合成。乙酰胆碱是中枢兴奋性神经递质，它的减少可导致脑功能抑制（图13-1⑦）。

（2）氨干扰脑组织的能量代谢　大脑皮质是人类精神和意识活动的高级中枢，皮质细胞本身的代谢和功能正常是保持意识清醒和精神正常的基本条件。脑细胞的能量主要来自葡萄糖的氧化，氨干扰脑的能量代谢，主要通过干扰葡萄糖生物氧化的正常进行。

脑内的血氨升高时，可引起下列一系列生化紊乱：①氨能抑制丙酮酸脱羧酶活性，妨碍丙酮酸的氧化脱羧过程，影响乙酰辅酶 A 生成，并使柠檬酸生成不足，三羧酸循环难以进行(图 13-1①)；②脑内氨与 α-酮戊二酸结合通过还原氨基作用形成谷氨酸，致 α-酮戊二酸被大量消耗，α-酮戊二酸是三羧酸循环的中间反应物，当 α-酮戊二酸减少后，三羧酸循环不能正常进行，ATP 生成减少，能量供应不足(图 13-1②)；③在谷氨酸形成中有大量还原型辅酶Ⅰ(NADH)被消耗(图 13-1③)，妨碍了呼吸链中的递氢过程，使 ATP 生成减少；④谷氨酸在谷氨酰胺合成酶及 ATP 参与下，再与氨结合，形成谷氨酰胺，这样又大量消耗 ATP。(图 13-1④)。

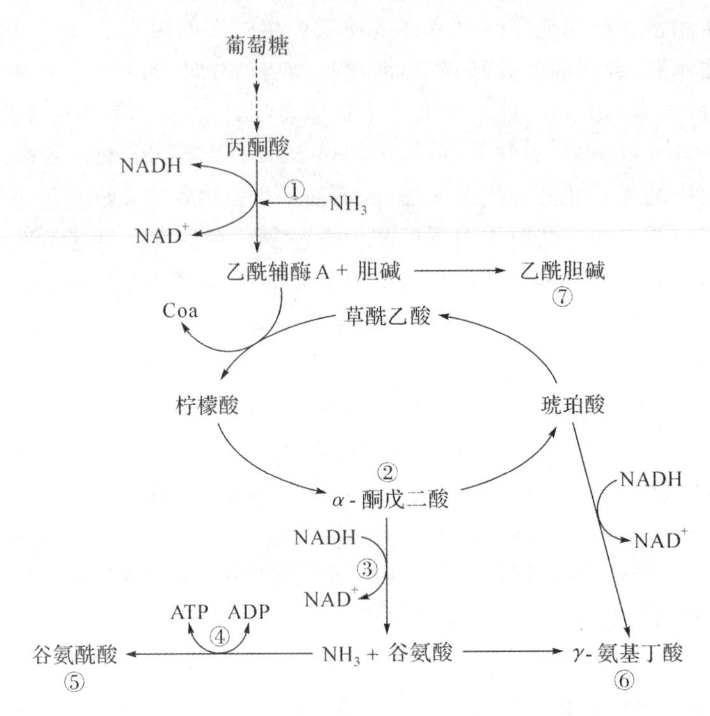

图 13-1 氨对脑的神经递质及能量代谢的影响

①丙酮酸氧化脱羧障碍 ②α-酮戊二酸减少 ③消耗 NADH ④谷氨酰胺合成时消耗 ATP ⑤谷氨酰胺生成增多 ⑥γ-氨基丁酸蓄积增多 ⑦乙酰胆碱减少

通过以上途径，进入脑内的氨使 ATP 产生减少而消耗增多，使脑的能量供应不足，中枢神经系统的兴奋性难于维持，出现意识改变，甚至昏迷。

(3)对神经元细胞膜的直接抑制作用 氨可直接抑制神经细胞膜的传导功能。其原理为：氨抑制神经细胞膜上 Na^+-K^+-ATP 酶的活性，同时有与 K^+ 竞争性通过细胞膜的作用，以致影响 Na^+、K^+ 在神经细胞膜内外的正常分布，从而不能维持正常的电位变化和兴奋功能。

总之，氨中毒学说认为血氨升高从上述各环节干扰脑的代谢，引起脑功能障碍，导致肝性脑病。但是氨水平增高并不能完全解释肝性脑病的发病，部分病例血氨并不升高；有的病情也不与血氨浓度变化相平行。因此，氨中毒不是肝性脑病的唯一机理，还有其他因素在起作用。

(二)GABA 学说(GABA hypothesis)

1980 年 Schafer 等首先在家兔实验性肝昏迷中发现外周血清 γ-氨基丁酸水平升高，甚至可达正常者的 12 倍左右；而且在发生肝性昏迷动物和患者的脑神经元突触后膜上的 GABA 受体数量也增多。这些都说明 GABA 与肝性脑病的发生有密切关系。

1. GABA 的生成及作用

正常情况下,GABA 可分别存在于血中和脑内。血 GABA 主要来自肠道,是谷氨酸经肠道细菌作用而形成,可被吸收入肝脏,将在肝细胞内进行进一步的代谢。血中的 GABA 通常是不能穿过血脑屏障的,因而也不参与神经系统的神经生理过程。而脑中的 GABA 主要由谷氨酸在突触前神经元的谷氨酸脱羧酶作用下形成,并在中枢神经系统内分解。

目前,GABA 被认为是哺乳动物最主要的抑制性神经递质。脑内 GABA 储存于突触前神经元的胞质囊泡内,在细胞内 GABA 是无生物活性的。当突触前神经元兴奋时,GABA 从贮存的囊泡释放到突触间隙,并结合于突触后神经元特异性的 GABA 受体上,使细胞膜对氯离子通透性增高,由于细胞外氯离子浓度高于细胞内,所以,氯离子由胞外进入胞内,产生超极化阻滞,造成中枢神经系统功能抑制。

2. 肝病时 GABA 的升高及抑制作用

当肝功能衰竭时,由于肝脏对 GABA 的摄取和降解减少,将会使血中 GABA 浓度增高;另一方面,肝功能衰竭时血脑屏障的通透性会增强,因此,增多的 GABA 可大量进入中枢神经系统,导致神经元突触后膜上的 GABA 受体增加并与之结合,发挥其中枢抑制作用,导致肝性脑病的发生。

近年在暴发性肝衰竭和肝性脑病的动物模型中发现大脑突触后神经元的 GABA 受体显著增多。这种受体不仅能与 GABA 结合,在受体表面的不同部位也能与巴比妥类和弱安定类(BZs)药物结合,故称为 GABA/BZ 复合受体。无论 GABA、BZ(如安定)或巴比妥类任意一种与此受体结合,都能引起氯离子通道开放,增加氯离子内流,并引起神经传导抑制。现已证实 GABA 可引起 BZ 和巴比妥类药物的催眠作用,而安定和巴比妥类药物则能增强 GABA 的效应,由此可以解释临床上应用安定和巴比妥类药能诱发肝性脑病的原因。

(三)假性神经递质学说(false neurotransmitter hypothesis)

1970 年 Parkes 首次报道左旋多巴治疗肝性昏迷获得成功,之后 1971 年,Fischer 等对肝性昏迷的发生提出了假性神经递质学说。其主要内容概括为:严重肝功能障碍时,患者体内蛋白质代谢产生的一些生物胺(如苯乙醇胺、羟苯乙醇胺),与正常神经递质(多巴胺、去甲肾上腺素)结构相似但生理效应极低,不能正常地传递冲动,称其为假性神经递质;当假性神经递质竞争性的取代了正常神经递质,就会使神经突触部位的神经冲动传导发生障碍,以至产生相应的临床症状,甚至患者出现昏迷等肝性脑病的一系列表现。

1. 正常神经递质的生成

生理情况下,食物蛋白中包含一些芳香族氨基酸,如苯丙氨酸及酪氨酸,此类氨基酸在肠道(主要为结肠)细菌羟化酶的作用生成胺,如苯丙氨酸生成苯乙胺、酪氨酸生成酪胺。这些胺类经门脉吸收入肝后,大部分经肝细胞单胺氧化酶的分解而被清除。

另外,也有极少量胺类进入中枢神经系统。在中枢、交感神经末梢及肾上腺髓质,苯丙氨酸在苯丙氨酸羟化酶的作用下生成酪氨酸;酪氨酸在酪氨酸羟化酶的作用下生成多巴;多巴在多巴脱羧酶的作用下形成多巴胺;多巴胺进入突触囊泡内经 β-羟化酶作用合成去甲肾上腺素(图 13-2,真性与假性神经递质生成)。多巴胺与去甲肾上腺素作用于儿茶酚胺神经元,参加情绪、行为和运动的调节。

2. 假性神经递质的产生与肝性昏迷

当肝功能不全时,肝内酶系统受损,单胺氧化酶缺乏,肝脏不能有效地将苯乙胺、酪胺等胺

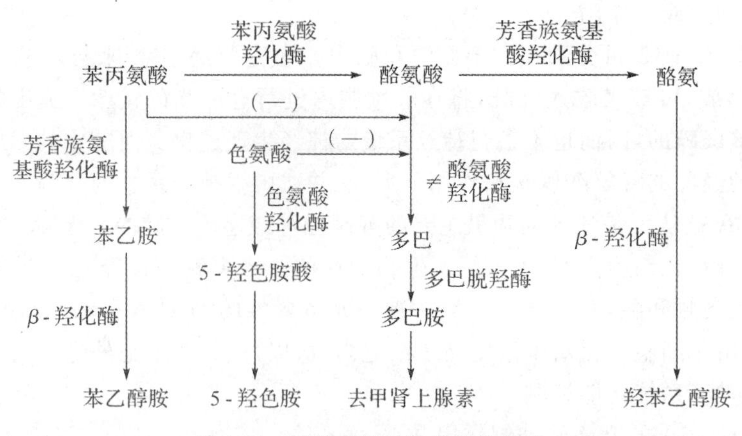

图 13-2 真性与假性神经递质生成

类清除；或者由于门-体分流存在，这些胺类直接由门静脉进入体循环，这些均可使其血中浓度增高。尤其当门脉高压时，由于肠道淤血，消化功能降低，使肠内蛋白腐败分解增强时，有大量苯乙胺、酪胺在血中蓄积并通过血脑屏障进入中枢神经系统。在脑内，苯乙胺和酪胺分别经非特异性 β-羟化酶的作用后(图 13-2)，转变为苯乙醇胺(phenylethanolamine)和羟苯乙醇胺(octopamine)，这两种物质的化学结构与正常神经递质去甲肾上腺素、多巴胺很相似(图 13-3)，因而也能被儿茶酚胺神经元摄取、储存和释放，竞争性地取代了去甲肾上腺素和多巴胺，但其对突触后膜的生物学效应很低，仅相当于正常神经递质的 1/10 左右，故被称为假性神经递质。

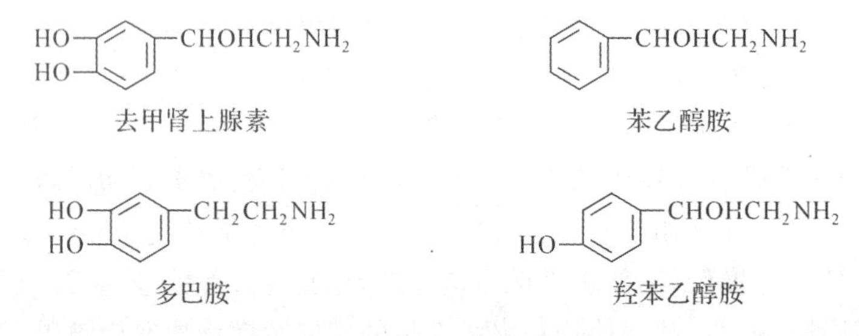

图 13-3 正常及假性神经递质结构

假性神经递质在脑内蓄积后，可能对机体产生以下影响：

(1)对脑干网状结构的影响 脑干网状结构位于中枢神经中轴，在中枢神经系统内是沟通各部的重要机构，具有广泛的调节和综合作用，对于维持大脑皮质的兴奋性，使机体处于觉醒状态有着重要作用。去甲肾上腺素和多巴胺是脑干网状结构上行激动系统信息传递的主要神经递质，当假性神经递质增多后，可竞争性地取代正常神经递质，致使脑干网状结构上行激动系统功能失常，大脑皮质兴奋冲动减少，机体不能保持清醒状态而出现神经改变，表现意识朦胧、嗜睡，甚至昏迷。

(2)对大脑基底核的影响 大脑基底核包括大脑皮质基底部的尾状核、壳核、苍白球，它们是锥体外系的中心，其主要功能是调节肌肉张力、协调肌群运动、保持身体姿势，其中主要神经递质是抑制性递质多巴胺和兴奋性递质乙酰胆碱，当多巴胺被假性神经递质取代后，乙酰胆碱的兴奋活动便占优势，患者出现不自主运动、扑翼样震颤等。

对一些肝性脑病的患者，采用左旋多巴治疗可明显改善病情。因为去甲肾上腺素及多巴胺不易通过血脑屏障，而其前体左旋多巴却可进入脑内，转变为去甲肾上腺素及多巴胺。由于增加了中枢神经系统内儿茶酚胺的合成与储存，在恢复神志上常有明显效果，这也是假性神经递质学说的依据之一。当然，假性神经递质学说也有一定的片面性，不能完全解释肝性脑病的发生，因此还在不断地补充和发展。

（四）血浆氨基酸失衡学说

正常血浆及脑内各种氨基酸的含量有适当的比例。近年来许多研究者发现，肝性脑病发生前与发生过程中，患者血浆内假性神经递质和（或）抑制性神经递质增多。这种增多与血浆氨基酸含量异常变化有关。主要表现为：芳香族氨基酸（AAA）如苯丙氨酸、酪氨酸、色氨酸增多，支链氨基酸（BCAA）如缬氨酸、亮氨酸、异亮氨酸减少。两者比值 BCAA/ AAA 可由正常的 3～3.5 下降至 0.6～1.2。如果采用中性氨基酸混合液治疗肝性脑病，使患者血浆支链氨基酸与芳香氨基酸的比值矫正到 3～3.5 时，患者的中枢神经系统的异常情况便可得到改善。

1. 血浆氨基酸失衡的原因

正常情况下，血浆芳香氨基酸依赖肝脏清除，肝脏功能受损后，一方面血浆芳香氨基酸的降解能力降低；另一方面，肝脏的糖异生作用障碍，使芳香氨基酸转为糖的能力降低。因此血中芳香族氨基酸含量升高。

严重肝损害病人血中支链氨基酸为什么会降低呢？原因是血中胰岛素浓度升高。正常时支链氨基酸的分解代谢主要在骨骼肌和肾脏等组织中进行。肝功能不全时，因肝脏对胰岛素的灭活减弱，使其浓度升高，胰岛素不仅有降低血糖的作用，还能增加肌肉对支链氨基酸的摄取和分解，使血中支链氨基酸浓度降低。

2. 血浆氨基酸的失衡与肝性脑病

生理情况下，芳香族氨基酸与支链氨基酸都是不电离的氨基酸，它们由同一载体转运而通过血脑屏障，在通过血脑屏障时它们之间发生竞争。当支链氨基酸降低时，芳香氨基酸可竞争性地进入脑组织增加。

在假性神经递质学说部分，已经介绍了正常神经递质的生成过程。当进入脑内的苯丙氨酸、酪氨酸过多时，苯丙氨酸可抑制酪氨酸羟化酶的活性，结果使得正常神经递质多巴胺与去甲基肾上腺素生成减少。同时，增多的苯丙氨酸可在芳香族氨基酸脱羧酶作用下，生成苯乙胺，进一步在β-羟化酶作用下生成苯乙醇胺。同样，进入脑内的酪氨酸也可经上述途径生成羟苯乙醇胺。所以，苯丙氨酸和酪氨酸增多后可在脑组织内形成大量假性神经递质（图 13-2），从而影响中枢神经系统的功能。

芳香族氨基酸的另外一个成员——色氨酸增多后，则在脑组织内在色氨酸羟化酶的作用下，生成过多的 5-羟色胺（5-HT）。5-HT是中枢神经系统上行投射神经元的抑制性递质，同时 5-HT 可被儿茶酚胺神经元摄取而取代储存的去甲肾上腺素，因此它又是一种假性神经递质，所以也可促使肝性昏迷的发生。

总之，酪氨酸、苯丙氨酸和色氨酸大量进入脑细胞，使假性神经递质生成增多并抑制正常神经递质的合成，最终导致肝性脑病的发生。因此，应把此学说看作是假性神经递质学说的补充与发展。

（五）综合学说

前面所讲述的几种学说，都无法单独解释肝性脑病的发生，所以近年来，对这些学说间的联系研究开始增多。综合学说就是把氨中毒学说同假性神经递质学说、氨基酸失衡学说及GABA学说有机的联系了起来。这一学说的主要内容是：

(1)高血氨可刺激胰高血糖素的分泌，机体适应性的反应使胰岛素的分泌也增多。胰高血糖素可增强分解代谢使AAA增高；胰岛素则使外周组织摄取利用BCAA增加，最终引起BCAA/AAA比值下降，从而使血浆氨基酸失衡。

(2)高血氨在脑内有利于谷氨酸形成谷氨酰胺，谷氨酰胺可促进中性氨基酸进入脑内而减少中性氨基酸从脑内流出，所以使增高的AAA更多地进入中枢，结果假性神经递质生成增多，而真性神经递质合成受阻。

(3)高血氨可抑制GABA的降解，使其大量蓄积于脑内，导致中枢神经系统抑制。

除此之外，还有一些神经毒质也参与到肝性脑病的发病中来。如硫醇可抑制尿素合成而干扰氨的解毒，抑制线粒体的呼吸过程，抑制脑内Na^{+}-K^{+}-ATP酶的活性；短链脂肪酸可干扰膜离子转运，影响神经冲动的传导；酪氨酸的降解产物酚类，色氨酸的产物吲哚等与肝性脑病的发生也有一定关系。

总之，肝性脑病的发病机制极为复杂，是多种因素综合作用的结果，需进一步的研究来为临床治疗提供依据。

三、肝性脑病的诱发因素

诱发肝性脑病的因素有很多，尤其是慢性肝性脑病的病例，特别是肝硬化患者常有明显的诱因。

(一)氮的负荷增加

这是诱发肝性脑病最常见的原因。

1. 上消化道出血

多由食管下段静脉丛曲张破裂所致，血液中的蛋白质经肠内细菌作用产生大量的氨，致使血氨升高；同时，出血还使血容量减少，导致肝、脑、肾缺血缺氧而加重器官功能损害；肾功能不全促进尿素肠肝循环增加，肠道产氨增多易诱发肝性脑病。

2. 感染

当机体被感染时，由于细菌及其毒素侵入肝脏，加重肝细胞的变性坏死及肝功能减退；感染引起的发热又可使组织蛋白分解增强，引起产氨增多和血浆氨基酸失衡，从而诱发肝性脑病。

3. 碱中毒

肝功能不全时，可能由于血氨增多刺激呼吸中枢，使呼吸中枢兴奋，换气过度，出现呼吸性碱中毒；低血钾时伴有代谢性碱中毒。生理条件下氨分子和铵根离子可以互相转化，反应如下：$NH_3+H^{+} \rightleftharpoons NH_4^{+}$。当血液的pH值增高时，上述反应朝着$NH_3$的方向进行，因此，随着血液pH值的增高，游离的$NH_3$增多，大量的$NH_3$进入脑细胞，促使肝性脑病的发生。

4. 其他

另外如进食过多蛋白质、输入过多库存血、便秘等也可诱发肝性脑病的发生。

(二)血脑屏障通透性增强

实验证明，缺血、缺氧、感染、大量饮酒、硫醇、胺盐、脂肪酸等都会使血脑屏障通透性增加，正常不能进入脑内的物质如GABA得以进入脑组织，诱发肝性脑病的发生。

（三）脑的敏感性增强

严重肝病患者的脑组织对脑性毒物与一些诱发因素的敏感性增高，因而易于发病。因此，当使用止痛、镇静、麻醉等药物时，易诱发肝性脑病。据报道，正常人和慢性肝病患者均按1mg/min静脉滴注安定，肝病组出现脑电图变化所需要的剂量为17.9mg，而正常对照组为27mg，前者比后者剂量明显降低，这显然是由于大脑敏感性增加所致。

总之，只要能增加氮的负荷、提高脑对毒性物质的敏感性及增加血脑屏障的通透性等因素，都可诱发肝性脑病的发生。

四、肝性脑病防治的病理生理学基础

肝性脑病是肝功能不全发展至晚期失代偿阶段的最终临床表现，死亡率高。鉴于肝性脑病的发病机制较为复杂，而且其发病是多因素综合作用的结果，治疗上应采用针对性、综合性措施，原则上是发病学治疗与防止诱因相结合，才能提高治疗成功率。

（一）防止或消除诱因

1. 严格限制蛋白质摄入量（一般每天不超过40g），同时应输注葡萄糖液以保证供能，减少组织蛋白分解。

2. 严禁摄入粗糙质硬食物，以免食管下段曲张静脉破裂出血，对已有食管下段曲张静脉破裂出血者迅速给予临床止血。

3. 防止便秘，必要时可通过导泻或灌肠以清洁肠道。

4. 防止低钾血症、低钠血症、脱水、缺氧、低血容量和碱中毒。

5. 避免使用催眠、麻醉、镇静药，如病情需要仅用最低量，并警惕其蓄积中毒。

（二）降低血氨

多年来临床上常用精氨酸、谷氨酸来降低血氨。谷氨酸的作用在于可结合氨生成谷氨酰胺，精氨酸的作用则在于维持鸟氨酸循环，促进尿素合成，但效果均不理想。口服或鼻饲非吸收性抗生素（如新霉素）可抑制肠菌过度生长以减少氨生成。采用口服乳果糖来控制肠道产氨是因为：乳果糖可在肠道细菌作用下形成乳酸和少量醋酸，从而抑制肠道细菌的产氨作用；肠道pH下降，不仅可减少氨的吸收，而且还可吸引血中氨向肠道扩散，以利排出。

（三）氨基酸治疗

近年来，有些研究者试图利用含有高支链氨基酸、低芳香族氨基酸再加精氨酸的混合氨基酸制剂，以矫正肝性昏迷时血浆氨基酸的失衡。临床上已证明输入氨基酸溶液（FO_{80}）能获得较好疗效。

（四）左旋多巴

补充正常神经递质，使其与脑内假性神经递质竞争，从而恢复正常的神经系统功能。左旋多巴是脑合成正常神经递质的原料，且易通过血脑屏障入脑，有助于儿茶酚胺类递质多巴胺、去甲基肾上腺素的生成，可竞争性取代神经末梢突触中的假性神经递质，正常神经冲动的传递便可恢复。对处于昏迷状态病人有较明显的苏醒作用。

（五）其他

国内对中草药治疗肝功能不全和肝性脑病已作了不少研究，且取得一定效果，原则是视病情辨证论治，进行清热解毒、血补阴、清心开窍等；目前肝移植的应用前景已大为改观，相信随着研究的进展、移植技术的提高，最终彻底解决肝性脑病的治疗问题，定为期不远。

第三节 肝肾综合征

"肝肾综合征"(hepatorenal syndrome,HRS)这一术语是在1932年时被Helwig提出来的,表示胆道手术后原因不明的肾功能衰竭。具体是指肝硬化失代偿期或急性重症肝炎时,继发于肝功能衰竭基础上的功能性肾衰竭。有人把肝肾综合征分为真性和假性两类。真性肝肾综合征是继发于肝功能障碍之后的肾功能衰竭;假性肝肾综合征则是由于同一病因使肝和肾同时受到损害的情况。

一、肝肾综合征的病因和类型

1. 肝性功能性肾功能衰竭

指发病初期肾无器质性变化,但肾血流量明显减少,肾小球滤过率降低,而肾小管功能正常。多见于肝硬化晚期患者和少数暴发性肝炎患者,临床可见黄疸、肝脾肿大、低蛋白血症及门脉高压等症状,晚期会出现严重少尿和进行性高血压。

2. 肝性器质性肾功能衰竭

多见于急性肾功能衰竭,如暴发性肝炎时伴发的急性肾小管坏死。其发病机制可能与肠源性内毒素血症有关。

二、肝肾综合征的发病机制

目前认为,肝肾综合征的主要发病机制是肾血流量减少及肾小球滤过率降低引起的急性功能性肾功能衰竭。肝功能衰竭患者肾血管造影,可看到叶间动脉和弓形动脉呈串珠状或扭曲状,但患者死后,肾动脉造影发现上述变化消失,说明生前有强烈的肾血管收缩。研究证实,引起肾血流量减少及肾小球滤过率降低的关键因素是肾血管收缩。肾血管收缩主要与以下几个方面因素有关:

1. 交感-肾上腺髓质系统兴奋

一方面与肝功能障碍时腹水形成、胃肠出血、利尿及腹腔放液引起的低血容量有关;另一方面,肝硬化患者大多有门脉高压,从而使大量血液淤积在门脉所属的内脏血管床内,引起有效循环血量减少。有效循环血量减少可反射性地引起交感-肾上腺髓质系统兴奋性加强,儿茶酚胺分泌增多,肾血管收缩,肾血流减少,肾小球滤过率下降。

2. 肾素-血管紧张素-醛固酮系统兴奋

肝硬化患者血容量减少也可引起肾素-血管紧张素-醛固酮系统兴奋;肝硬化时肝脏对肾素、醛固酮的灭活减少,使肾素水平明显升高,引起肾血管收缩。

3. 激肽释放酶-激肽系统活性降低

研究发现,严重肝硬化患者血浆和尿中具有舒张肾血管作用的缓激肽分泌减少,而具有强烈收缩血管的血管紧张素Ⅱ活性增强。所以,扩血管力量削弱,缩血管力量增强,引起肾血管收缩。

4. 花生四烯酸代谢异常

肾脏正常时可产生一组具有多种生理活性的物质:前列腺素(PG),其中PGE_2、PGI_2、

PGA_2具有扩血管的作用，而TXA_2和PGH_2则可收缩血管。肝硬化患者PG代谢异常，当缩血管物质多于扩血管物质时，引起肾血管收缩。

另外，严重肝病时，肝脏对LTC_4、LTD_4等白三烯的摄取、灭活及排泄减少，血中LT增多。肾脏分布有丰富的LT受体，因此可发生血管收缩。

5．内毒素血症

肝功能障碍时，从肠道吸收的内毒素不能在肝内被清除而进入血流，引起内毒素血症。研究证实，内毒素血症在功能性肾衰竭的发病机制中具有重要作用。有人认为，内毒素的拟交感神经的作用和使肾素-血管紧张素活性加强，而引起肾血管收缩，肾缺血。

6．假性神经递质蓄积

肝性脑病时，在脑神经细胞内可合成大量假性神经递质，同样在胃肠道也可合成一定的假性神经递质-胺类物质，这些假性神经递质取代了外周交感神经末梢的去甲肾上腺素，使血流重新分布，而引起肾血流量减少。

综上所述，严重的肝功能不全，通过各种机制，使肾血流减少，是引起肝性肾功能不全的主要原因。早期肾功能的变化是功能性的、可逆的。但是严重缺血或持续时间过久，也可使肾小管上皮细胞变性，甚至坏死，成为器质性的肾功能衰竭。

三、肝肾综合征对肝功能衰竭的影响

肝功能不全患者，一旦发生肝肾综合征，将促使和加重肝性脑病的发生和发展。因为：①氮质血症，有更多的尿素透入肠腔，氨生成增多；②芳香族氨基酸代谢产物，如假性神经递质羟苯乙醇胺经肾排出减少，而在体内潴留；③代谢性酸中毒，血钾升高，血钠降低，都可加重中枢神经系统功能障碍。因此，肝功能和肾功能两者的损伤进一步加重。

第四节　黄　疸

黄疸(jaundice)是指血清胆红素浓度增高所引起的巩膜、皮肤、黏膜、大部分内脏器官和组织以及某些体液的黄染。黄疸一般是胆红素代谢障碍的临床表现，由新生儿胆红素代谢特点所致的黄疸称为新生儿生理性黄疸。正常血清胆红素浓度为5.13～18.8μmol/L(0.3～1.1mg/dl)；如血清胆红素超过18.8μmol/L但仍低于34.4μmol/L，且巩膜等部位未见黄染，称为隐性黄疸；若血清胆红素超过34.4μmol/L(2.1mg/dl)，且巩膜等部位出现黄染，称为显性黄疸。

黄疸的原因和种类很多，临床上根据发病学原因可将黄疸分为溶血性、肝细胞性和梗阻性三类；根据病变发生部位可将黄疸分为肝前性、肝性和肝后性三类；根据血清中胆红素增多的种类可分为非酯型(未结合)胆红素性黄疸和酯型(结合)胆红素性黄疸。

一、胆红素的正常代谢

胆红素的正常代谢过程主要包括下面几个环节：

(一)胆红素的生成

体内的胆红素主要来自于衰老的红细胞，约占到胆红素浓度的80%～85%，正常成年人，

每天约有 6g 血红蛋白转变为胆红素。其余则为旁路胆红素,包括肌红蛋白、细胞色素以及骨髓中无效造血时的原料血红蛋白分解而产生。

胆红素的生成过程包括:①单核吞噬细胞系统对衰老的红细胞进行吞噬,除去珠蛋白并分离出血红素;②血红素在单核吞噬细胞内微粒体的血红素加氧酶的作用下,形成胆绿素;③胆绿素在胆绿素还原酶催化下生成胆红素。这种胆红素为脂溶性,易透过细胞膜而进入血液,称游离胆红素。

(二)胆红素在血中的转运

游离胆红素进入血流后几乎全部立即与白蛋白结合,少量与球蛋白结合。游离胆红素与白蛋白结合后有利于其在血液中的运输,可透过生物膜,但不能由肾小球滤过而由尿排出。这种与白蛋白结合而存在于血浆中的胆红素,尚未进入肝脏被肝细胞中的葡萄糖醛酸酯化,临床上称为非酯型胆红素(nonesterified bilirubin),这种胆红素必须在甲醇、乙醇、胆盐和胆固醇存在时才能与偶氮试剂发生变色反应,故又称为间接胆红素(indirect reacting bilirubin)或未结合胆红素(unconjugated bilirubin)。

(三)胆红素在肝内的代谢

肝脏是胆红素代谢的主要场所。当胆红素随血液运输到肝后,由于肝细胞具有极强的摄取胆红素的能力,故可迅速被肝细胞摄取,并通过以下步骤进行代谢:

1. 摄取

非酯型胆红素到达肝窦后,即脱掉白蛋白,然后经细胞膜进入肝细胞内。目前关于肝细胞对胆红素摄取的详细机制尚未清楚,可能通过肝细胞窦面的非离子扩散或通过特殊的活性系统进行摄取。

2. 运载

肝细胞内的胆红素与 Y 蛋白和 Z 蛋白结合,进而被运载到细胞器内进行处理。生理情况下,Y 蛋白在肝脏内含量较多,是胆红素的主要载体蛋白。

3. 酯化

大部分胆红素在滑面内质网上经胆红素葡萄糖醛酸基转移酶(bilirubin glucuronyl transferase, BGT)的催化,与葡萄糖醛酸基结合形成胆红素葡萄糖酸酯 ;少部分胆红素经硫酸转移酶催化,与硫酸基结合形成胆红素硫酸酯。酯化后的胆红素称为酯型胆红素(esterified bilirubin),呈水溶性,很容易通过胆道从肠道排泄,也能通过肾小球滤过,但不易透过血脑屏障和脂质膜。因酯型胆红素能与偶氮试剂发生直接的变色反应,故又被称为直接胆红素(direct reacting bilirubin)或结合胆红素(conjugated bilirubin)。

4. 排泄

酯型胆红素形成后,经肝细胞排泄器(包括内质网、高尔基体及溶酶体等)快速排入肝细胞毛细胆管,毛细胆管侧膜上有排泄胆汁 ATP 依赖的载体。该载体功能障碍时,使酯型胆红素排泄障碍而反流入血。

(四)胆红素在肠道内的转化及尿胆原的肠肝循环

随胆汁排入肠道的酯型胆红素,在回肠末端至结肠部位,在肠道菌丛的作用下经水解及多次加氢还原生成无色的胆素原(包括粪胆原、尿胆原),80%~90%的胆素原随粪便排出体外,在肠道下段与空气接触,氧化成粪胆素,使粪便呈黄色。10%~20%的胆素原再吸收入血,经门静脉入肝,绝大部分再经肝细胞酯化后排入肠腔,这一过程称为胆素原的肠肝循环。只有极少量胆素原经肝静脉入体循环从肾脏随尿排出，遇空气氧化成尿胆素。尿胆素原、尿胆素和尿胆红素临床上称为尿三胆。

正常时，胆红素的生成、转运、肝及肠内代谢(图 13-4)过程始终保持动态平衡，从而维持血中正常胆红素浓度，如果其中某一或某些环节发生紊乱，则会导致胆红素的代谢障碍。

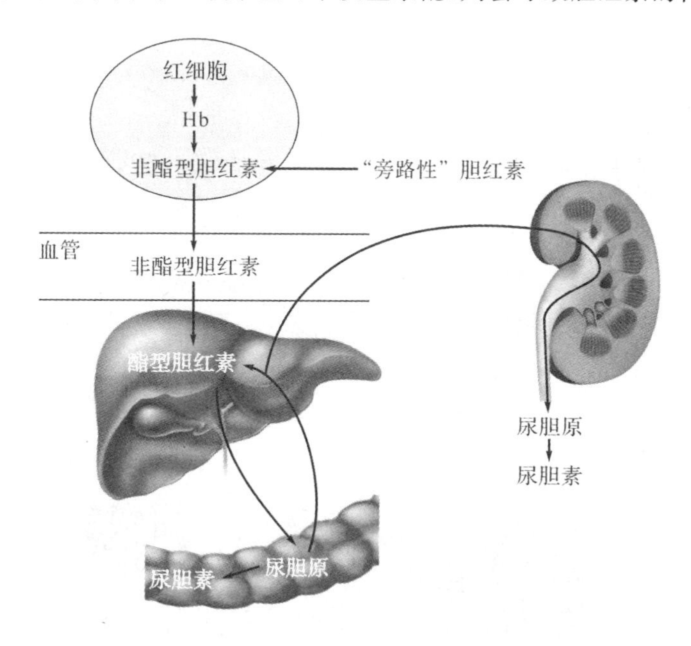

图 13-4 胆红素的正常代谢

二、黄疸的发生机制

不同原因引起的黄疸，其发生机理不同；即使同一病因引起的，因病变严重程度不同或在发生发展不同时期，其发生机理也不全相同。本节仅从胆红素生成过多、肝脏对胆红素处理障碍及肝外胆汁排泄障碍三个环节结合分类叙述黄疸的发生机制。

(一)肝前性黄疸

胆红素生成过多以致超过肝脏处理能力时，非酯型胆红素便可在血浆中潴留而引起的黄疸，称为肝前性黄疸(prehepatic jaundice)。根据发病机制的不同，可分为两种类型：

1. 溶血性黄疸

在一些生物、化学、物理性因素的作用下，由于红细胞的代谢发生障碍和结构遭到破坏，大量血红蛋白进入血液中使非酯型胆红素的含量增高，当含量超过了肝脏对它的处理能力时，则发生溶血性黄疸(hemolytic jaundice)。此外，遗传性、免疫性因素如遗传性球形红细胞增多症、蚕豆病、变态反应性溶血、异型输血及新生儿溶血病等都是溶血性黄疸较为常见的原因。

2. 肝前性非溶血性黄疸

在恶性贫血、地中海贫血、铅中毒和先天性卟啉症等疾病，由于在骨髓造血过程中，红细胞未成熟即中途破坏(无效造血)或未参与造血的血红蛋白过多地逸入外周血液，使"旁路性"胆红素生成过多而导致"旁路性"高胆红素血症，由此引起的黄疸则是肝前性非溶血性黄疸(prehepatic nonhemolytic jaundice)。

肝前性黄疸(主要是溶血性黄疸)患者血清、粪、尿中胆色素变化的特点(图 13-5),在临床上有重要的诊断意义。由于胆红素的生成超过了肝脏的处理能力,故血清中非酯型胆红素浓度增高。同时肝细胞对胆红素的摄取、运载、酯化和排泄功能代偿性加强,进入肠内的酯型胆红素乃增多,肠内尿胆原和尿胆素的含量因而增多并使粪色加深。由此经肠吸收入血再经肾排出的尿胆原和尿胆素也显著增多。因非酯型胆红素与白蛋白结合甚为牢固,不能通过肾小球排出,故尿中无胆红素。但在严重的溶血性黄疸情况下,可因红细胞的大量破坏或引起溶血的因素同时也损害肝细胞,血清酯型胆红素可有一定程度的增多,此时尿内就可查到胆红素。但即使是在严重的溶血性黄疸,血清胆红素浓度一般也在 153μmol/L(9mg/dl)以内。

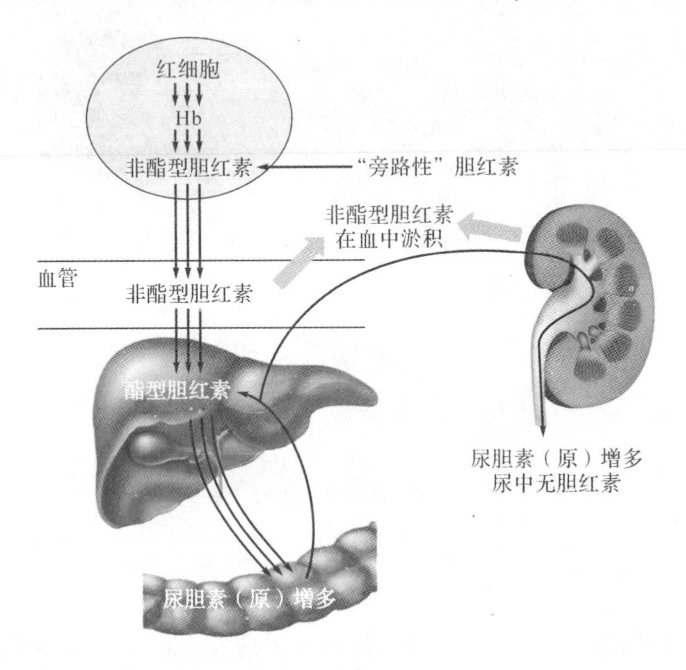

图 13-5 肝前性黄疸的胆红素代谢

(二)肝性黄疸

在一些病因作用下,肝细胞受损及胆汁淤滞引起胆红素的摄取、运载、酯化和排泄障碍所致的黄疸。根据发病机制不同,肝性黄疸可分为三种类型:

1. 肝细胞性黄疸

肝细胞性黄疸(hepatocellular jaundice)是指因肝细胞对胆红素的代谢障碍,尤其是对已酯化的胆红素的排泄功能障碍所引起的黄疸,是典型的肝性黄疸的代表。其常见原因有病毒(如肝炎病毒)感染和毒物(如四氯化碳)、药物(如四环素)的作用。肝细胞受损时,虽然对胆红素的摄取、运载、酯化和排泄都可能发生障碍,但其中排泄是一个限速步骤,是牵涉许多细胞器的一个耗能过程,因而最易发生障碍。故肝细胞性黄疸时患者血清中主要是酯型胆红素增高,因此尿中也有胆红素。酯型胆红素增高的机制可能是:①由于肝细胞排泄功能障碍,酯型胆红素在肝细胞内滞留并反流入血;②相邻肝细胞坏死引起毛细胆管破裂,胆汁成分从破裂处反流入血;③毛细血管通透性增高,胆汁成分可经肝细胞进入血液;④毛细胆管被胆栓阻塞或被肿胀的肝细胞压迫,或细胞管被炎性细胞阻塞都可促进胆汁成分反流入血。另外,血清中非酯型胆红素也可升高,其机制可能是:①酯型胆红素的排泄障碍可反馈性抑制 BGT 的活性和肝脏对非酯型胆红素的摄取；②肝细胞受损时，溶酶体释出的β-葡萄糖苷酸酶能将酯型胆红素水解为非酯型胆红素，后者可反流入血。

2. 肝内胆汁淤滞性黄疸

肝内胆汁淤滞性黄疸(intrahepatic cholestat ic jaundice)是指肝细胞内、毛细胆管直至肝内较大胆管内发生的胆汁淤滞所引起的黄疸，或称肝内胆道梗阻性黄疸(intrahepatic biliary obstractive jaundice)。根据发病部位的不同，可将肝内胆汁淤滞性黄疸分为细胆管前(肝细胞和毛细胆管)胆汁淤滞和细胆管-细胆管后胆汁淤滞。常见于某些药物作用或病毒感染肝内胆管泥沙样结石、原发性胆汁性肝硬化及原发性硬化性胆管炎等。

3. 体质性黄疸

体质性黄疸(constitutional jaundice)是指肝细胞对胆红素代谢存在先天性缺陷，使胆红素的摄取、运载、酯化和及排泄障碍，从而使酯型或(和)非酯型胆红素在血中滞留而发生的黄疸。在临床上有非酯型高胆红素血症(包括 Gilbert 病、Crigler-Najjar 综合征等)及酯型高胆红素血症(包括 Dubin-Johnson 综合征及 Rotor 综合征)。

肝性黄疸(主要是肝细胞性黄疸)时血清、粪和尿中胆红素变化的特点(图 13-6)，在临床上也有重要的诊断意义。血清酯型和非酯型胆红素浓度均增加，但以酯型胆红素增加为主。粪中胆素原和胆素减少，使粪色变浅。经肠道重吸收的尿胆原虽然减少，但因肝细胞的酯化功能和排泄功能障碍，可使较多的胆素原经血液循环到达肾并随尿排出体外，从而尿中胆素原和胆素增多，且因血中酯型胆红素增高，可从尿中排出而使尿胆红素阳性，尿色加深。

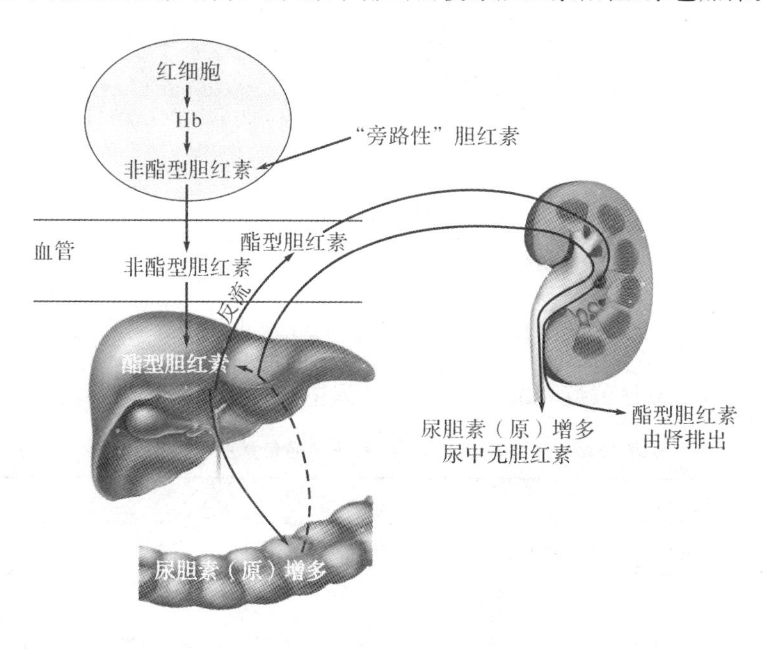

图 13-6　肝性黄疸的胆红素代谢

(三)肝后性黄疸

两侧肝胆管或总胆管因种种原因完全或不完全阻塞后，整个胆道系统内压力因胆汁淤滞而显著增高，胆红素因而反流入血，由此发生的黄疸称为肝后性黄疸(backhepatic jaundice)，即肝外胆道梗阻性黄疸(extrahepatic biliary obstractive jaundice)或肝外胆汁淤滞性黄疸

(extrahepatic cholestatic jaundice)。其常见原因有胆道结石、蛔虫、肿瘤及胆管炎等。发生机制一般认为:①胆道内压增高时,连接毛细胆管与细胆管的 Hering 壶腹发生机械性破裂,胆汁直接进入淋巴;②胆道内压增高时,肝细胞对胆汁的排泄发生障碍,胆红素可通过肝细胞的窦面质膜或紧密连接反流入血。

肝后性黄疸时血清、粪和尿中胆色素变化的特点(图 13-7),在临床上同样有重要的诊断意义。由于胆道梗阻,血清酯型胆红素显著增多,尿中出现胆红素;由于胆汁不能排入肠道(完全阻塞)或排入肠道减少(不完全阻塞),粪中尿胆原和尿胆素减少或消失,故粪便呈白陶土色;由于肠内尿胆原(素)减少或消失,尿中尿胆原、尿胆素亦减少或消失。胆道梗阻持续一段时间后,血清中非酯型胆红素亦可增高,其原因可能是:①肝细胞功能受到一定影响而不能充分处理非酯型胆红素;②酯型胆红素被许多组织中的 β-葡萄糖苷酸酶脱酯而形成非酯型胆红素。

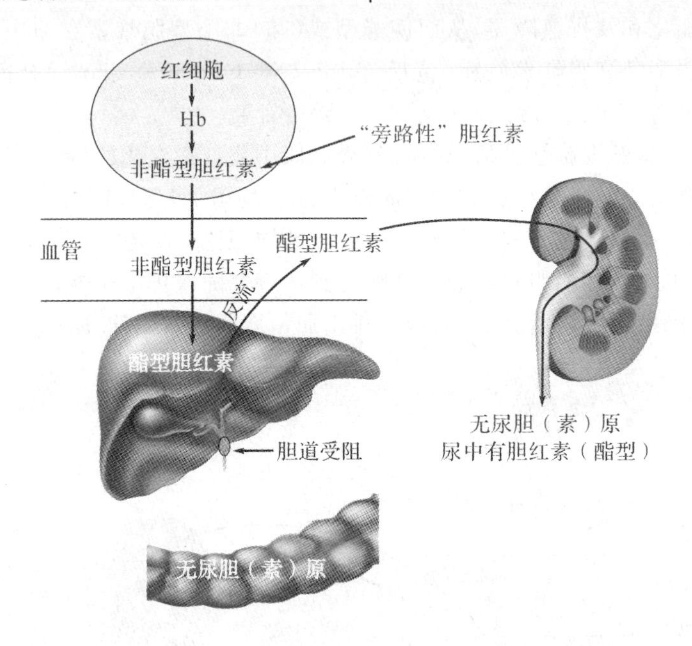

图 13-7　肝后性黄疸的胆红素代谢

肝前性、肝性和肝后性黄疸时患者血清、粪和尿中胆色素变化的特点(表 13-2)。

表 13-2　三型黄疸血清、粪和尿中胆色素变化的特点

	血清		粪		尿		
	非酯型胆红素	酯型胆红素	尿胆原	尿胆素	尿胆原	尿胆素	尿胆红素
肝前性黄疸	↑	→或轻度↑	↑	↑	↑	↑	(－)
肝性黄疸	↑	↑	↓	↓	↑	↑	(＋)
肝后性黄疸	→或轻度↑		↓或消失	↓或消失	↓或消失	↓或消失	(＋)

注:↑ 表示升高;↓表示下降;→表示正常;(＋)表示阳性;(－)表示阴性

临床上不同疾病引起的黄疸,往往是多种因素多个环节作用的结果,因此,不能静止孤立地看待黄疸的分型(类),而是要注意到黄疸发展过程中各型之间的转化关系。

三、黄疸对机体的影响

黄疸对机体的影响主要是非酯型胆红素的毒性作用、胆汁入肠的障碍及胆汁成分的毒性作用。

(一)非酯型胆红素的影响

非酯型胆红素对组织、细胞有较强的毒性作用,其机制可能在于干扰脑细胞内氧化磷酸化过程,从而阻断脑的能量供应,妨碍神经细胞的正常功能。如果新生儿血中非酯型胆红素过多(>342μmol/L 即 20mg/dl),又不能完全与白蛋白结合,且肝细胞内 Y 蛋白相对不足、GBT 不够成熟,加上新生儿血脑屏障尚未发育成熟,或因窒息、缺氧等原因使血脑屏障开放,血中非酯型胆红素可通过血脑屏障进入脑组织,与脑神经核(特别是大脑基底核)的脂类结合引起神经细胞变性、坏死,并将神经核染成黄色。临床上出现肌肉抽搐、全身痉挛、锥体外系运动障碍等神经症状,患儿往往因而死亡,或留有紧张性肢体瘫痪、智力减退等后遗症。这就是核黄疸(kernicterus),或称为胆红素性脑病(bilirubin encephalopathy)。其发病机制尚未完全阐明,可能与新生儿血中游离胆红素浓度增高、血脑屏障的可复性开放、脑细胞缺乏 Y 蛋白及非酯型胆红素对许多 NAD 依赖性脱氢酶的抑制作用等因素有关。

(二)肠道胆汁减少的影响

长期梗阻性黄疸时,由于胆汁不能进入肠道,脂肪的消化、吸收都将发生障碍,因而可以引起脂肪痢;同时,脂溶性维生素 A、D、E、K 等亦不能正常被吸收,因此引起疑血时间延长和出血倾向等变化。

(三)胆汁成分的影响

梗阻性黄疸时,由于胆汁成分逆流入血,胆汁酸盐刺激皮肤感觉神经末梢,引起皮肤瘙痒;对神经系统刺激,可以引起兴奋后抑制如抑郁、软弱等。胆汁酸盐还可引起心动过缓,严重时可使动脉血压降低;长期梗阻性黄疸还可使肝细胞发生变性。

(宋张娟)

主要参考文献

1. 王建枝、殷莲华主编.病理生理学.第 8 版.北京:人民卫生出版社,2013.
2. 王万铁主编.病理生理学.杭州:浙江大学出版社,2010.
3. 徐正祄主编.病理生理学.北京:人民卫生出版社,2003.
4. 王万铁主编.病理生理学.北京:军医出版社,2011.
5. Mousseau DD, et al. Butterworth RF. Current theories on the pathogenesis of hepatic encephalopathy. Proc Soc Exp Biol Med,1994.
6. Basile AS, Jones EA, et al. Amonia and GABA-ergic neurotransmission interrelated factor in the pathogenesis of hepatic encephalopathy. Hepatology, 1997, 25:1303-1305.

第十四章

肾功能不全

肾脏是机体重要的排泄和内分泌器官。肾脏通过泌尿功能排出体内代谢废物、药物和毒物,调节水、电解质和酸碱平衡,以维持内环境的稳定。肾脏的内分泌功能表现为合成和释放肾素、促红细胞生成素、1,25-$(OH)_2$-D_3 和前列腺素等活性物质,并灭活甲状旁腺激素和胃泌素等,以调节体内的功能代谢。

肾功能衰竭(renal failure)是指各种原因导致肾脏的泌尿功能严重障碍,体内出现多种代谢产物、药物和毒物蓄积,水、电解质和酸碱平衡紊乱,以及肾脏内分泌功能障碍的临床综合征。它是肾功能不全的晚期阶段。肾功能不全(renal insufficiency)是指病情由轻到重,从代偿到失代偿的全过程。不过在临床应用中,这两者往往属同一概念而不加区别。

根据病因和发病的缓急和病程的长短,可将肾功能衰竭分为急性和慢性两类。无论是急性还是慢性肾功能衰竭,发展到严重阶段时,均以尿毒症(uremia)而告终。因此,尿毒症可看作是肾功能衰竭的最终表现。

第一节　肾功能不全的基本发病环节

肾脏的功能是在神经和体液的调节下,通过肾小球滤过、肾小管的重吸收和分泌作用及肾的内分泌与生物代谢活动实现的。其中任何一个环节发生异常都可导致肾功能不全,其基本发病环节主要包括以下三个方面。

一、肾小球滤过功能障碍

肾小球的滤过功能主要用肾小球滤过率(glomerular filtration rate ,GFR)来衡量,肾小球仅允许水和小分子物质自由通过,而没有血浆蛋白等大分子的丢失,表现为选择性滤过功能。如果肾小球滤过率下降和(或)滤过膜通透性的改变均可导致肾小球滤过功能障碍。

1. 肾小球滤过率降低

GFR 受肾血流量,肾小球有效滤过压及肾小球滤过膜的面积等因素的影响。GFR 降低主要与以下因素有关:①肾血流量减少:当平均动脉压在 80～180mmHg 范围波动时,肾脏可通过自身调节保持肾血流量和 GFR 相对恒定。但当休克、心力衰竭等使动脉压降到

80mmHg 以下时，可使肾血流量显著减少，GFR 随之降低。②肾小球有效滤过压降低：肾小球有效滤过压＝肾小球毛细血管血压－(囊内压＋血浆胶体渗透压)。神经体液因素异常可使入球动脉收缩，肾小球毛细血管血压随之下降；尿路梗阻、肾小管阻塞、肾间质水肿压迫肾小管时，肾小球囊内压升高，导致肾小球有效滤过压降低。③肾小球滤过面积减少：肾脏具有较大的代偿储备功能，切除一侧肾脏使肾小球滤过面积减少 50%，健侧肾脏往往可代偿其功能。但是，肾单位大量破坏时，肾小球滤过面积极度减少，GFR 降低，出现肾功能障碍。

2. 肾小球滤过膜通透性的改变

肾小球滤过膜由肾小球毛细血管内皮细胞、基底膜和肾小球囊的脏层上皮细胞(足细胞)三层结构组成。三层结构具有一定大小的孔隙，具有滤过膜的机械屏障作用。细胞表面覆有带负电荷的糖蛋白和唾液酸，具有电荷屏障作用。炎症、损伤和免疫复合物可破坏滤过膜的完整性或降低其负电荷而导致通透性增加，这是引起蛋白尿和血尿的重要原因。

二、肾小管功能障碍

肾小管具有重吸收、分泌功能，对调节水、电解质和酸碱平衡，维持机体内环境的稳定起着关键作用。不同区段的肾小管，功能特性各异，损伤后所表现的功能障碍也有所不同。

1. 近曲小管功能障碍

近曲小管主要负责重吸收原尿中的水、葡萄糖、氨基酸、蛋白质、磷酸盐、重碳酸盐、钠(60%～70%)、钾(绝大部分)等物质，因此，近曲小管功能障碍可导致肾性糖尿、氨基酸尿、钠水潴留和肾小管性酸中毒等。此外，近曲小管具有分泌功能，能分泌对氨马尿酸、酚红、青霉素及某些泌尿系统造影剂等，故其障碍可导致上述物质在体内潴留。

2. 髓袢功能障碍

髓袢升支粗段对 Cl^- 主动重吸收，伴有 Na^+ 被动重吸收(10%～20%)，但对水的通透性低，故形成肾髓质间质的高渗状态，这是原尿浓缩的重要条件。当髓袢功能障碍时，肾髓质高渗环境受到破坏，原尿浓缩障碍，可出现多尿、低渗或等渗尿。

3. 远曲小管和集合管功能障碍

远曲小管和集合管是尿液最终成分调节的主要场所。这些小管在醛固酮的作用下，能重吸收 Na^+，分泌 H^+、K^+ 和 NH_3，在调节电解质和酸碱平衡中起重要作用。远曲小管功能障碍可导致钠、钾代谢障碍和酸碱平衡紊乱。远曲小管和集合管在抗利尿激素(antidiuretic hormone，ADH)作用下，对尿液进行浓缩和稀释，若集合管功能障碍可出现肾性尿崩症。

三、肾脏内分泌功能障碍

肾脏内分泌功能包括：合成和分泌肾素、促红细胞生长素、活化维生素 D_3、前列腺素和激肽，灭活甲状旁腺素和胃泌素等。肾脏内分泌功能障碍主要表现在：

1. 肾素(renin)分泌增多

肾脏通过肾素-血管紧张素-醛固酮系统(renin-angiotensin-aldosterone system，RAAS)参与调节循环血量、血压及水钠代谢。当全身动脉压降低、循环血量减少、肾动脉狭窄等造成肾血流不足或血钠降低时，可刺激肾近球细胞肾素释放增多，激活肾素-血管紧张素-醛固酮系统，从而提高动脉血压和促进钠水潴留。

2. 激肽释放酶-激肽系统(kallikreinkinin system, KKS)功能障碍

肾激肽释放酶-激肽系统是体内重要的内源性降压系统。近曲小管细胞可分泌激肽释放酶进而催化激肽原生成激肽。激肽可以对抗血管紧张素的作用,扩张小动脉,使血压下降,同时还可引起前列腺素释放。如果KKS发生功能障碍,则易促进高血压发生。

3. 前列腺素(prostaglandin, PG)合成不足

肾内产生的PG主要有PGE_2、PGI_2和PGF_2,主要由肾髓质间质细胞和髓质集合管上皮细胞合成。PGE_2、PGI_2能抑制近球小管和髓袢升支粗段对钠的重吸收,导致尿钠排出增多。在集合管的PGE_2、PGI_2能抑制ADH对集合管的作用,减少集合管对水的重吸收,促进水的排泄。前列腺素还可抑制平滑肌收缩,使血管扩张,外周阻力降低。因此PG具有强大的降压作用。肾脏受损时可使PG合成不足,这可能是高血压的另一个重要发病因素。

4. 促红细胞生成素(erythropoietin, EPO)合成减少

大约90% EPO是由肾脏生成,EPO能促进红系祖细胞的增殖与分化,并促进骨髓内网织红细胞释放入血,使红细胞生成增多。慢性肾病患者,由于肾组织受损,EPO生成明显减少,导致红细胞生成减少,进而可出现肾性贫血。

5. $1,25\text{-}(OH)_2\text{-}D_3$减少

$1,25\text{-}(OH)_2\text{-}D_3$是维生素$D_3$的活化形式。肾脏是体内唯一能生成$1,25\text{-}(OH)_2\text{-}D_3$的器官。$1,25\text{-}(OH)_2\text{-}D_3$可促进小肠、肾小管对钙磷的吸收和骨骼钙磷的代谢。当肾实质损害时,由于$1\text{-}\alpha$羟化酶生成障碍,可使$1,25\text{-}(OH)_2\text{-}D_3$生成减少,从而诱发肾性骨营养不良。

6. 甲状旁腺激素和胃泌素灭活障碍

甲状旁腺激素(PTH)促进骨基质和骨盐的溶解,增加肾小管对钙的重吸收,而具有升高血钙的作用,同时它还能抑制肾小管对磷的重吸收,而降低血磷。胃泌素具有调节消化腺的分泌和消化道运动的作用。当肾功能障碍时,PTH灭活障碍可导致肾性骨营养不良,胃泌素灭活减少,导致胃酸分泌增多和肾性溃疡形成。

第二节 急性肾功能衰竭

急性肾功能衰竭(acute renal failure, ARF)是指各种原因引起肾泌尿功能在短期内急剧障碍,以致机体内环境严重紊乱的病理过程,主要表现为氮质血症、水中毒、高钾血症和代谢性酸中毒。多数患者伴有少尿(成人每日尿量<400ml)或无尿(成人每日尿量<100ml),即少尿型ARF(oliguric ARF)。少数患者尿量并不减少,但肾功能排泄功能障碍,氮质血症明显,称为非少尿型ARF(nonoliguric ARF)。

一、急性肾功能衰竭的病因和分类

引起急性肾功能衰竭的病因很多,一般根据解剖部位和发病环节将其分为肾前性、肾性和肾后性三类。

(一)肾前性急性肾功能衰竭

肾前性急性肾功能衰竭(prerenal failure)是指肾脏血液灌流量急剧减少所致的急性肾功能衰竭。常见于各型休克早期和急性心力衰竭。肾脏无器质性病变,一旦肾灌流量恢复,则肾

功能可迅速恢复。因此又称功能性肾功能衰竭(functional renal failure)或肾前性氮质血症(prerenal azotemia)。

(二)肾性急性肾功能衰竭

肾性急性肾功能衰竭(intrarenal failure)是由于各种原因引起肾实质病变而产生的急性肾功能衰竭,又称器质性肾功能衰竭(parenchymal renal failure)。肾性肾功能衰竭是临床常见的危重病症,其主要病因有:

1. 肾小球、肾间质和肾血管病

如急性肾小球肾炎、狼疮性肾炎、急进型高血压病、急性肾盂肾炎、坏死性肾乳头炎以及肾动脉粥样栓塞和肾动脉狭窄等都能引起急性肾功能衰竭。

2. 急性肾小管坏死

急性肾小管坏死(acute tubular necrosis, ATN)是引起肾性 ARF 的最常见、最重要原因。导致 ATN 的因素主要包括:

(1)肾缺血和再灌注损伤　肾前性肾功能衰竭的各种病因(如休克),在早期未能得到及时的抢救,因持续的肾缺血而引起 ATN,即由功能性肾功能衰竭转为器质性肾功能衰竭。此外,休克复苏后的再灌注损伤也是导致 ATN 的主要因素之一。

(2)肾中毒　引起肾中毒的毒物很多,可概括为外源性肾毒物和内源性肾毒物两类。常见的外源性肾毒物:重金属(如汞、铋、铅、锑、砷等化合物),药物(如氨基苷类抗生素、磺胺类药物、关木通、造影剂等),有机溶剂(如四氯化碳、乙二醇和甲醇等),生物毒素(如生鱼胆、蛇毒、蜂毒等)。内源性肾毒物主要包括血红蛋白、肌红蛋白和尿酸等。以上毒物均可直接损害肾小管,引起 ATN。

在许多病理条件下,肾缺血与肾毒物常同时或相继发生作用。例如,肾毒物可引起局部血管痉挛而致肾缺血;反之,肾缺血也常伴有毒性代谢产物的蓄积。

(三)肾后性急性肾功能衰竭

肾后性急性肾功能衰竭(postrenal failure)是指由从肾盏到尿道口的尿路梗阻引起的急性肾功能衰竭。常见于双侧输尿管结石、盆腔肿瘤和前列腺肥大等引起的尿路梗阻。尿路梗阻可引起肾盂积水,肾间质压力升高,肾小球囊内压升高,导致肾小球有效滤过压下降而引起 GFR 降低。肾后性 ARF 早期并无肾实质损害,如及时解除梗阻,肾泌尿功能可迅速恢复。

二、急性肾功能衰竭的发病机制

急性肾功能衰竭的发病机制十分复杂,至今尚未完全阐明。不同原因所致 ARF 的机制不尽相同,但其中心环节均为 GFR 降低。肾血管及血流动力学的异常是 ARF 初期 GFR 降低和少尿的主要机制,肾小管上皮细胞损伤是 GFR 持续下降和少尿维持的机制。少尿型 ARF 的发病机制如下:

(一)肾血管及血流动力学异常

1. 肾灌注压降低

当动脉血压低于 80mmHg,有效循环血量减少程度超过肾脏自身调节的范围时,肾脏血液灌流量明显减少,GFR 降低。

2. 肾血管收缩

主要是肾皮质肾单位入球动脉收缩影响 GFR,其机制主要与以下因素有关:

(1)交感-肾上腺髓质系统兴奋　休克、创伤等因素刺激交感-肾上腺髓质系统兴奋,血中儿茶酚胺水平升高,通过刺激 α-受体使肾血管收缩,肾血流量减少,GFR 降低。皮质肾单位入球小动脉对儿茶酚胺敏感,因而皮质呈缺血改变。

(2)肾素-血管紧张素系统激活　肾缺血刺激肾小球球旁细胞分泌肾素,另外交感神经兴奋时释放肾上腺素和去甲肾上腺素,亦可刺激球旁细胞释放肾素。肾素产生增多,促使肾内血管紧张素Ⅱ(angitensinII,AngⅡ)生成增加,引起入球小动脉及出球小动脉收缩。因肾皮质中的肾素含量丰富,故 RAS 系统激活,致使肾皮质缺血更甚。

(3)肾内收缩及舒张因子释放失衡　肾缺血或肾中毒使肾血管内皮细胞受损,可引起血管收缩因子(如内皮素,ET)分泌增多,而舒张因子(如一氧化氮,NO)释放减少。此外,肾缺血、肾中毒可使肾内前列腺素产生减少,其扩血管作用减弱。

3. 肾毛细血管内皮细胞肿胀

肾缺血、缺氧及肾中毒时,使 ATP 生成不足,Na^{+}-K^{+}-ATP 酶活性减弱,细胞内钠、水潴留,细胞发生水肿。当肾细胞水肿,特别是肾毛细血管内皮细胞肿胀,可使血管管腔变窄,血流阻力增加,肾血流量减少。

4. 肾血管内凝血

其发生与血液流变学的变化有关:纤维蛋白原增多引起血液黏度升高,红细胞聚集和变形能力降低,白细胞的粘附和嵌顿,血小板的粘附聚集,这些变化可使血流缓慢、血管狭窄,甚至微血栓的形成堵塞血管。

(二)肾小管损伤

肾小管细胞损伤可表现为坏死性损伤和凋亡性损伤,可由缺血、缺血后再灌注、毒物以及缺血和中毒共同作用引起。肾小管细胞的严重损伤和坏死脱落可导致肾小管阻塞,原尿回漏。

1. 肾小管阻塞

肾缺血、肾毒物引起肾小管坏死时的细胞脱落碎片,异型输血时的血红蛋白、挤压综合征时的肌红蛋白,均可在肾小管内形成各种管型,阻塞肾小管管腔,使原尿不易通过,引起少尿。同时,由于管腔内压升高,使肾小管囊内压增加,有效滤过压降低,导致 GFR 减少。

2. 原尿回漏

在持续肾缺血和肾毒物作用下,肾小管上皮细胞坏死、脱落,甚至基底膜断裂,原尿通过受损的部位进入肾间质,除直接造成尿量减少外,还引起肾间质水肿,压迫肾小管和管周毛细血管,这不仅加重肾小管阻塞,造成囊内压升高,使 GFR 减少,而且还使血流进一步减少,加重肾小管损伤,形成恶性循环。

(三)肾小球滤过系数降低

GFR 的大小不仅取决于肾小球有效滤过压,与肾小球滤过系数(filtration coefficient,K_f)也密切相关。肾小球滤过率＝滤过系数×有效滤过压。K_f 代表肾小球的通透能力,与滤过膜的面积及其通透性的状态有关。肾缺血和肾中毒时 K_f 降低,也是导致 GFR 降低的机制之一。K_f 的降低与肾小球毛细血管内皮细胞肿胀、足细胞足突结构变化、滤过膜上的窗孔大小及密度减少有关。此外,肾缺血或肾中毒可促进许多内源性及外源性的活性因子释放,如血管紧张素Ⅱ和血栓素 A2(Thromboxane A2,TXA2)等可引起肾小球系膜细胞收缩,从而导致肾小球滤过面积减少,降低 Kf。

三、急性肾功能衰竭的发病过程及功能代谢变化

急性肾功能衰竭按其发病时尿量是否减少，可分为少尿型 ARF 和非少尿型 ARF。

（一）少尿型急性肾功能衰竭

少尿型 ARF 的发病过程包括少尿期、多尿期和恢复期三个阶段。

1. 少尿期

为病情最危重阶段，内环境严重紊乱，可持续数天至数周，持续愈久，预后愈差。

（1）尿的变化　①少尿或无尿：发病后尿量迅速减少而出现少尿或无尿。少尿的发生是由于肾血流减少、肾小管损伤及滤过系数降低等因素综合作用所致。②低比重尿：比重常固定于 1.010～1.015，是由于肾脏对尿液的浓缩和稀释功能障碍所致。③尿钠增高：是由于肾小管对钠的重吸收减少引起。④血尿、蛋白尿、管型尿：由于肾小球滤过障碍和肾小管损伤，尿中可出现红细胞、白细胞和蛋白质，还可见到透明、颗粒或细胞管型。

功能性急性肾衰竭，肾小管功能未受损，其少尿主要是由于 GFR 显著降低，以及远曲小管和集合管对钠水的重吸收增加所致。因此，功能性 ARF 与器质性 ARF，尿液成分有本质上的差异（表 14-1）。鉴别功能性和器质性 ARF，对于判断预后和指导治疗都具有重要意义。

表 14-1　功能性和器质性 ARF 尿液变化的不同特点

指　标	功能性肾衰（肾前性肾衰）	器质性肾衰（ANT 少尿期）
尿比重	>1.020	<1.015
尿渗透压（mmol/L）	>700	<250
尿钠（mmol/L）	<20	>40
尿/血肌酐比值	>40∶1	<20∶1
尿蛋白	阴性或微量	+～++++
尿常规	正常	红细胞、白细胞、坏死脱落的上皮细胞及各种管型

（2）水中毒　ARF 时，因少尿、分解代谢加强所致内生水增多以及治疗不当输入液体过多等原因，可发生体内水潴留，引起稀释性低钠血症。水中毒可引起细胞水肿，严重时可发生脑水肿、肺水肿和心力衰竭，为 ARF 的常见死因之一。

（3）高钾血症　是 ARF 患者的最危险变化，常为少尿期致死原因。其主要发生原因：①尿量减少使肾排钾减少；②组织损伤和分解增强使细胞内钾大量释放到细胞外；③酸中毒时，细胞内钾离子外逸；④低钠血症，使远曲小管的钾钠交换减少；⑤摄入含钾量高的食物或药物及输入库存血等。高钾血症可引起心脏传导阻滞和心律失常，严重时可出现心室颤动或心脏停搏。

（4）代谢性酸中毒　具有进行性、不易纠正的特点，其发生原因：①GFR 降低，使酸性代谢产物（硫酸、磷酸、有机酸等）在体内蓄积；②肾小管泌 H^+ 和泌 NH_3、重吸收 HCO_3^- 减少；③分解代谢增强，固定酸产生增多。酸中毒可使心肌收缩力减弱，降低心脏和血管对儿茶酚胺的反应性，从而使心输出量下降、血管扩张、血压下降。酸中毒还可抑制中枢神经系统，影响体内多种酶的活性，并促进高钾血症的发生。

(5)氮质血症　血中尿素、肌酐、尿酸等非蛋白氮(non protein nitrogen,NPN)含量显著升高,称为氮质血症(azotemia)。主要是由于肾脏排泄功能障碍和体内蛋白质分解增加(如感染、中毒、组织严重创伤等)所致。严重氮质血症可引起机体自身中毒而发生尿毒症。

2. 多尿期

当尿量增加到每日大于400ml时,表示进入多尿期,提示肾小管上皮细胞已开始修复再生,是肾功能开始好转的信号。此期尿量每日可达3000ml或更多。

多尿期产生多尿(polyuria)的机制是:①肾血流量和肾小球滤过功能逐渐恢复正常;②肾小管上皮细胞开始再生修复,但是新生的肾小管上皮细胞功能尚不成熟,钠水重吸收功能仍低下;③肾间质水肿消退,肾小管阻塞解除;④少尿期潴留在血中的尿素等代谢产物经肾小球大量滤过,产生渗透性利尿。

在多尿期早期,由于肾功能尚未彻底恢复,氮质血症、高钾血症和酸中毒等内环境紊乱还不能立即改善。后期,由于尿量明显增加,水和电解质大量排出,易发生脱水、低钾血症和低钠血症。多尿期持续1～2周,可进入恢复期。

3. 恢复期

尿量和尿成分逐渐恢复正常,血尿素氮和血肌酐基本恢复到正常水平,水、电解质和酸碱平衡紊乱得到纠正。但肾小管的功能需要数月甚至更长时间才能完全恢复。少数患者由于肾小管上皮细胞和基底膜破坏严重,出现肾组织纤维化而转变为慢性肾功能衰竭。

(二)非少尿型急性肾功能衰竭

非少尿型ARF,系指患者在进行性氮质血症期内每日尿量持续在400ml以上,甚至可达1000～2000ml,尿钠含量较低,尿比重也较低,主要由肾小管浓缩功能障碍所致。患者临床症状较轻,病程相对较短,并发症较少,预后较好;但如果治疗不当,可转变为少尿型,表示预后不良。

近年来,非少尿型ARF有增多趋势,其原因在于:①血、尿生化参数异常的检出率提高;②药物中毒性ARF的发病率升高,如氨基苷类抗生素肾中毒常引起非少尿型ARF;③大剂量强效利尿药及肾血管扩张剂的预防性使用,使此类患者尿量不减;④危重患者的有效抢救与适当的支持疗法;⑤与过去的诊断标准不同,过去常把内环境严重紊乱并需透析治疗作为诊断标准,目前采用血肌酐进行性增高来判断ARF。

四、急性肾功能衰竭防治的病理生理学基础

(一)预防

积极治疗原发病,消除导致或加重急性肾功能衰竭的因素,是防治ARI的重要原则,如抗感染、抗休克,解除肾血管痉挛,尽快恢复肾血液灌注;解除肾中毒和尿路梗阻;合理用药,避免使用对肾脏有损害作用的药物。

(二)治疗

ARI诊断一旦确立,有透析指征者,应尽快予以早期透析治疗,这样不但可以减少ARI的致命并发症如心力衰竭、消化道出血、感染等,而且有利于原发病的恢复和治疗。对于尚未达到透析指征者,主要对症处理:①纠正水、电解质的紊乱,少尿期,严格控制水钠的摄入,多尿期注意补充水和钠、钾等电解质,防止脱水、低钠和低钾血症;②处理高钾血症;③纠正代谢性酸中毒;④控制氮质血症;⑤供给足够的热量,限制蛋白质摄入;⑥预防和治疗并发感染。

第三节 慢性肾功能衰竭

慢性肾功能衰竭(chronic renal failure, CRF)是指各种肾脏疾病导致肾单位进行性、不可逆性破坏,残存的肾单位不足以充分排出代谢废物和维持内环境恒定,使代谢废物和毒物逐渐在体内积聚,水、电解质和酸碱平衡紊乱,以及肾内分泌功能障碍,并伴有一系列临床症状的病理生理过程。CRF发展呈渐进性,病程迁延,病情复杂,常以尿毒症为结局而导致死亡。

一、慢性肾功能衰竭的病因

凡能引起肾单位进行性破坏的疾病均能引起CRF,包括原发性肾脏病和继发性肾脏病。引起CRF的原发性肾脏病包括慢性肾小球肾炎、间质性肾炎。继发于全身性疾病的肾损害如糖尿病肾病、高血压性肾损害、过敏性紫癜肾炎、狼疮性肾炎等所致的CRF逐年增多,因此继发性肾病在CRF中的作用越来越受重视。

二、慢性肾功能衰竭的发展过程

肾脏具有强大的代谢储备能力,因此,CRF呈现一个缓慢而渐进的发展过程。根据肾功能变化和内环境紊乱程度,可分为以下四期:

1. 肾储备功能降低期(代偿期)

部分肾单位受损,内生肌酐清除率在正常值的30%以上。健存肾单位发挥代偿功能,肾脏能维持机体内环境的稳定,无临床症状,血液生化指标也无异常。但是,在感染和水、钠、钾负荷突然增加时,会出现内环境紊乱。

2. 肾功能不全期

肾单位损伤超过50%,内生肌酐清除率降至正常的25%~30%。此时,肾脏已不能维持内环境稳定,可出现多尿、夜尿、轻度氮质血症和贫血等。

3. 肾功能衰竭期

肾单位进一步受损,内生肌酐清除率降至正常的20%~25%。临床表现明显,出现明显的氮质血症、酸中毒、高磷血症、低钙血症、严重贫血、多尿、夜尿等,有部分尿毒症中毒的症状。

4. 尿毒症期

肾衰竭发展到最严重的阶段,内生肌酐清除率降至正常的20%以下,有明显的水、电解质和酸碱平衡紊乱以及多系统功能障碍,临床上出现一系列尿毒症中毒症状。

三、慢性肾功能衰竭的发病机制

CRF是肾单位不断地被破坏,有功能的肾单位逐渐减少,肾功能进行性减退的过程。其发生机制十分复杂,迄今为止尚未完全阐述清楚。目前主要有以下学说来阐述:

1. 健存肾单位学说(intact nephron hypothesis)

该学说于1960年由Bricker提出:各种损害肾脏的因素持续不断的作用于肾脏,造成部分肾单位功能丧失,而另一部分损伤较轻或未受损伤的“残存”或“健存”肾单位加倍工作以进行代偿,从而适应机体需要。当代偿不足以完成肾脏的排泄和调节功能时,机体则表现出代谢废物和毒物潴留，水、电解质及酸碱平衡紊乱等 CRF 的症状。因此健存肾单位的多少是决定 CRF 发展的重要因素。

2. 肾小球过度滤过学说(glomerular hyperfiltration hypothesis)

该学说是对健存肾单位学说的修正和补充：部分肾单位被破坏后，健存肾单位进行代偿，单个健存肾单位的血流量和血管内流体静压增高，使 GFR 相应增高，形成肾小球高压力、高灌注和高滤过的“三高”状态。健存肾单位的过度灌注和过度滤过导致肾小球纤维化和硬化，进一步破坏健存肾单位，导致继发性肾单位丧失，从而促进肾功能衰竭。肾小球过度滤过是 CRF 发展至尿毒症的重要原因之一。

3. 矫枉失衡学说(trade-off hypothesis)

该学说于 1972 年由 Bricker 等提出：某些引起毒性作用的液体因子，其浓度增高并非都是肾清除减少所致，与肾小球滤过率降低时机体的代偿过程，或称“矫枉”过程也密切相关。在“矫枉”过程中出现了新的失衡，使机体进一步受损。CRF 时，甲状旁腺激素(PTH)水平升高是说明矫枉失衡学说的一个例子。CRF 早期，由于 GFR 降低，肾脏排磷减少，出现血磷暂时性升高并引起低钙血症，后者使 PTH 分泌增多，促进肾脏排磷增多，血磷维持在正常水平。但随病情进展，健存肾单位明显减少，GFR 极度降低时，继发性增多的 PTH 已不能使聚集在体内的磷充分排出，血磷浓度将明显增高。而血中 PTH 的持续增加可加强其溶骨过程，大量骨磷入血使血磷进一步升高，从而形成恶性循环。同时，由于 PTH 的溶骨作用，增加了骨质脱钙，可引起肾性骨营养不良。

4. 肾小管-间质损伤假说(tubular and interstitial cells lesion hypothesis)

该学说强调肾小管-间质损伤在 CRF 发生发展中的作用。许多病理因素如慢性炎症、缺氧、尿蛋白、肾小管的高代谢等均可引起肾小管-间质损伤，其病理变化主要为肾小管肥大或萎缩，肾小管腔内细胞显著增生、堆积、堵塞管腔、间质炎症与纤维化。

四、慢性肾功能衰竭的功能代谢变化

(一)泌尿功能障碍

1. 尿量的改变

慢性肾功能衰竭的早期和中期主要变现为夜尿和多尿，晚期发展成为少尿。

(1)夜尿 CRF 患者，早期即有夜间排尿量增多的症状，夜间尿量和白天尿量相近，甚至超过白天尿量，这种情况称之为夜尿(nocturia)。夜尿的发生机制目前尚不清楚。

(2)多尿 成人 24h 尿量超过 2000ml 成为多尿(polyuria)。这是 CRF 较常见的变化，其发生机制包括：①原尿流速增快：肾血流集中在健存肾单位，使其 GFR 增高，原尿生成增多，流经肾小管时流速增快，肾小管来不及充分重吸收；②渗透性利尿：健存肾单位滤出的原尿中溶质(如尿素等)含量代偿性增高，产生渗透性利尿；③尿液浓缩功能障碍：肾小管髓袢和远曲小管损伤时，因髓质高渗环境形成障碍以及对 ADH 的反应性降低，使尿液浓缩功能降低。在 CRF 时，多尿的出现能排出体内一部分代谢产物(如 K^+ 等)，有一定代偿意义，但此时由于肾单位广泛破坏，肾小球滤过面积减少，滤过的原尿总量少于正常，不足以排出体内不断生成的代谢产物。因此，在出现多尿的同时，血中非蛋白氮(NPN)仍可不断升高。

(3)少尿 CRF 晚期，由于肾单位极度减少，尽管每一个健存肾单位生成尿液仍多，但 24h 总尿量还是少于 400ml。

2. 尿渗透压的变化

因测定方法简便，临床上常以尿比重来判定尿渗透压变化。正常尿比重为 1.003～1.030。CRF 早期主要表现为肾浓缩功能降低，因此出现低比重尿或低渗尿(hyposthenuria)。随着病变的加重，肾稀释功能亦丧失，以致尿比重常固定在 1.008～1.012 之间，尿渗透压为 260～300mmol/L，接近于血浆晶体渗透压，故称为等渗尿(isosthenuria)。

3. 尿成分的变化

CRF 时，由于肾小球滤过膜通透性的增强，导致肾小球滤过蛋白质增多，和(或)肾小管重吸收功能受损，因此可出现蛋白尿。蛋白尿的程度与肾功能受损严重程度成正相关。肾小球严重损伤时，尿中还可出现红细胞和白细胞。在肾小管内尚可凝固形成各种管型，随尿排出，其中以颗粒管型最为常见。

(二)氮质血症

CRF 时，由于肾小球滤过下降导致含氮的代谢终产物如尿素、肌酐、尿酸等在体内蓄积，进而引起血中非蛋白氮含量增高，称为氮质血症。血浆尿素氮(BUN)的浓度与肾小球滤过率的变化、外源性(蛋白质摄入量)与内源性(感染、肾上腺皮质激素的应用、胃肠出血等)尿素负荷的大小有关。血浆肌酐浓度与蛋白质摄入无关，主要与肌肉中磷酸肌酸分解产生的肌酐量及肾脏排泄肌酐的功能有关。在肾功能衰竭的早期(GFR＞40%时)，两者的变化均不明显。因此临床上常采用内生肌酐清除率(尿中肌酐浓度×每分钟尿量/血肌酐浓度)来判断病情的严重程度，因为内生肌酐清除率与 GFR 的变化呈平行关系。

(三)水、电解质和酸碱平衡紊乱

1. 水代谢障碍

CRF 时，肾脏对水代谢的调节适应能力减退。在摄水不足或由于某些原因丢失水过多时，由于肾对尿浓缩功能障碍，易引起血容量降低和脱水等；而摄水过多时，由于肾稀释能力障碍，又可导致水潴留、水肿和水中毒。

2. 钠代谢障碍

CRF 时，有功能的肾单位进一步破坏，肾潴钠能力降低，易引起机体钠总量的减少和低钠血症。其发生原因主要有：①渗透性利尿引起钠的重吸收减少；②体内甲基胍的蓄积可直接抑制肾小管对钠的重吸收。CRF 晚期，如摄钠过多，常因尿钠排出减少而致血钠增高，极易导致钠、水潴留，水肿和高血压。

3. 钾代谢障碍

CRF 患者只要尿量不减少，血钾可长期维持正常。醛固酮代偿性分泌增多、肾小管上皮和集合管泌钾增多以及肠道代偿性排钾增多，可维持血钾在正常水平。但是 CRF 时，机体对钾代谢平衡的调节适应能力减弱，在内源性或外源性钾负荷剧烈变化的情况下可出现钾代谢失衡。如当患者进食甚少，或伴有呕吐、腹泻及长期应用排钾利尿剂可引起严重的低钾血症。到了晚期，则可发生高钾血症，机制为：①晚期因尿量减少而排钾减少；②长期应用保钾类利尿剂；③酸中毒；④感染等使分解代谢增强；⑤溶血；⑥含钾饮食或药物摄入过多。高钾血症和低钾血症均可影响神经肌肉和心脏功能，严重时可危及生命。

4. 镁代谢障碍

CRF 晚期由于 GRF 降低，镁排出减少可引起高镁血症。常表现为恶心、呕吐、血管扩张、全身乏力、中枢神经系统抑制等。当血清镁浓度＞3mmol/L 时可导致反射消失、呼吸麻痹、神智昏迷和心跳停止等严重症状。

5. 钙磷代谢障碍

CRF往往伴有高磷血症和低钙血症。

(1)高磷血症 CRF早期,由于GFR降低,肾脏排磷减少,血磷暂时性升高并引起低钙血症,后者导致甲状旁腺功能亢进,使PTH分泌增多。PTH可抑制健存肾单位肾小管对磷的重吸收,使肾脏排磷增多,血磷维持在正常水平。但随病情进展,健存肾单位明显减少,GFR极度降低时,PTH的增多也不能使聚集在体内的磷充分排出,导致血磷升高。

(2)低钙血症 其原因有:①血液中钙磷浓度的乘积是一常数,血磷升高则血钙降低;②由于肾实质破坏,1,25-$(OH)_2$-D_3生成不足,肠道钙吸收减少;③血磷升高时,肠道磷酸根分泌增多,磷酸根可在肠内与食物中的钙结合形成磷酸钙,从而影响肠道钙的吸收;④毒物损伤肠道,影响肠道钙磷吸收。CRF患者血钙降低但很少出现手足抽搐,主要因为患者常伴有酸中毒,使血中结合钙趋于解离,游离钙浓度得以维持。同时H^+离子对神经肌肉的应激性具有直接抑制作用。

6. 代谢性酸中毒

CRF均有代谢性酸中毒的发生,其主要机制是:CRF早期,肾小管上皮细胞泌NH_4^+减少,使H^+排出障碍;当GFR降至10ml/min以下时,硫酸、磷酸等固定酸排出减少而在体内蓄积;继发性PTH分泌增多可抑制近曲小管上皮细胞碳酸酐酶活性,使近曲小管泌H^+和重吸收HCO_3^-减少。酸中毒除对神经和心血管系统有抑制作用外,尚可影响体内许多代谢酶的活性,并可导致细胞内钾外逸和骨盐溶解。

(四)肾性骨营养不良

肾性骨营养不良(renal osteodystrophy)又称肾性骨病,是CRF,尤其是尿毒症的严重并发症,包括儿童的肾性佝偻病和成人的骨质软化、纤维性骨炎、骨质疏松和骨囊性纤维化等。其发生机制与钙磷代谢障碍、维生素D_3活化障碍、继发性甲状旁腺功能亢进、酸中毒和铝积聚等有关。

(五)肾性高血压

因肾实质病变引起的高血压称为肾性高血压(renal hypertension),为继发性高血压中最常见的一种类型。引发肾性高血压的机制主要包括:

1. 钠水潴留

CRF时肾脏对钠水的排泄能力下降,可出现钠水潴留,从而引起:①血容量增多,心脏收缩加强,心输出量增加,血压升高:②动脉系统灌注压升高,反射性地引起血管收缩,外周阻力增加;③长时间血管容量扩张可刺激血管平滑肌细胞增生,血管壁增厚,血管阻力增加。上述这些因素共同促进了肾性高血压的发展。主要由于钠水潴留所致的高血压称为钠依赖性高血压(sodium-dependent hyperension)。

2. 肾素分泌增多

主要见于慢性肾小球肾炎、肾小动脉硬化症等疾病引起的CRF,常伴有肾素-血管扩张素系统的激活。血管紧张素Ⅱ可直接引起小动脉收缩和外周阻力增加,又能促使醛固酮分泌,导致钠水潴留,并可兴奋交感-肾上腺髓质系统,引起儿茶酚胺释放和分泌增多,故可导致血压上升。这种主要由于肾素和血管紧张素Ⅱ增多引起的高血压称为肾素依赖性高血压(renin-dependent hypertension)。

3. 肾脏降压物质生成减少

肾单位大量破坏，肾脏产生激肽、PCE_2、PGA_2 等降压物质减少，引起血压升高。

（六）出血倾向

CRF 患者常伴有出血倾向，表现为皮下瘀斑和黏膜出血，如鼻衄、胃肠道出血等。这主要是由于体内蓄积的毒性物质（如尿素、胍类、酚类化合物等）抑制血小板的功能所致。血小板功能异常表现为：①血小板第Ⅲ因子的释放受到抑制，使凝血酶原激活物生成减少；②血小板的粘着和聚集功能减弱。

（七）肾性贫血

97％的 CRF 患者常伴有贫血，且贫血程度与肾功能损害程度往往一致。肾性贫血（renal anemia）的发生机制：①肾实质破坏使促红细胞生成素产生减少，导致骨髓红细胞生成减少；②血液中蓄积的毒性物质（如甲基胍）对骨髓造血有抑制作用；③CRF 时，由于 ATP 生成不足以及红细胞 ATP 酶活性降低或毒性物质如甲基胍使红细胞破坏增加，引起溶血；④CRF 时，肠道对铁和叶酸等造血原料的吸收减少或利用障碍；⑤出血加重贫血。

第四节　尿毒症

尿毒症（uremia）是指急性和慢性肾功能衰竭发展到最严重阶段，由于肾单位大量破坏，除存在水、电解质、酸碱平衡紊乱和肾脏内分泌功能失调外，还有代谢终末产物和毒性物质在体内大量蓄积，从而引起一系列自体中毒症状的综合征。

一、尿毒症的发病机制

尿毒症的发病机制非常复杂，目前认为可能是毒性物质在体内蓄积，水、电解质和酸碱平衡紊乱及某些内分泌功能障碍等多因素综合作用的结果，其中毒性物质蓄积在尿毒症的发病中起着重要作用。近年来，已从尿毒症患者血中分离出 200 多种代谢产物或毒性物质，其中 100 多种含量比正常值高，或为尿毒症所独有。故认为这些物质在尿毒症的发生中起着重要作用。主要物质包括：

1. 甲状旁腺激素（PTH）

PTH 被认为是一种重要的尿毒症毒素。PTH 可引起肾性骨营养不良、皮肤瘙痒、中枢及周围神经损伤；PTH 增多刺激胃泌素释放，胃酸分泌，促使溃疡形成；PTH 可增加蛋白质的分解代谢，使含氮物质在血内大量蓄积；PTH 还可引起高脂血症和贫血。

2. 胍类化合物

胍类化合物是精氨酸的代谢产物，包括甲基胍和胍基琥珀酸。可引起嗜睡、肌肉痉挛、出血、呕吐、腹泻等症状。

3. 中分子量毒素

中分子量毒素是指分子量在 0.5～5kD 的一类物质，包括正常代谢产物、细胞代谢紊乱产生的多肽、细菌或细胞碎裂产物等。这些物质可透过腹膜，而不能通过血液透析时所用的赛璐珞膜。高浓度的中分子量毒素可引起中枢、周围神经病变，抑制红细胞生成，降低胰岛素与脂蛋白酶活性，血小板功能受损，细胞免疫功能低下，性功能障碍和内分泌腺萎缩。

4. 尿素

尿素是体内最主要的含氮代谢产物。其毒性作用主要与其代谢产物氰酸盐有关，可引起头痛、厌食、恶性及糖耐量降低等。

5. 胺类和酚类

胺类包括脂肪族胺、芳香族胺和多胺。高浓度脂肪族胺可引起肌阵挛、扑翼样震颤和溶血。芳香族胺（苯丙胺、酪胺）对脑组织氧化过程、琥珀酸氧化过程及多巴羧化酶活性均有抑制作用。多胺包括精胺、腐胺和尸胺。高浓度多胺可引起厌食、恶心、呕吐、蛋白尿，并能促进红细胞溶解，也可促进肺水肿和脑水肿的发生。

二、尿毒症的功能代谢变化

尿毒症期，除水、电解质和酸碱平衡紊乱，以及贫血、出血倾向、高血压等进一步加重外，还出现全身各器官系统功能及代谢障碍所引起的临床表现。

1. 神经系统

尿毒症时，神经系统症状最突出，表现为尿毒症性脑病（uremic encephalopathy）和周围神经病变。脑病表现为烦躁不安，思维不集中；记忆力减退，失眠等，严重者嗜睡甚至惊厥、昏迷；周围神经病变表现为足部发麻，腱反射减弱或消失，甚至远侧肌肉麻痹等。其发生机制尚不清楚，脑病的发生可能是血中尿毒症毒素的蓄积，脑循环与脑代谢障碍，水、电解质平衡失调和代谢性酸中毒等因素共同作用的结果。周围神经病变发生的原因是患者血中胍基琥珀酸或PTH增多，抑制神经中的转酮醇酶，故髓鞘发生病变。

2. 消化系统

消化系统症状是尿毒症患者最早出现和最突出的症状。表现为厌食、恶心、呕吐、腹泻、口腔黏膜溃疡，以及消化道出血等症状。其原因主要是当尿素经胃肠道排出时，受尿素酶的作用生成氨，刺激胃肠黏膜产生炎症甚至溃疡。此外，因肾实质破坏使胃泌素灭活减弱，PTH增多又刺激胃泌素释放，故胃泌素增加，刺激胃酸分泌，促使溃疡发生。

3. 心血管系统

主要表现为充血性心力衰竭和心律失常，晚期可出现尿毒症心包炎。主要由肾性高血压、酸中毒、高钾血症、钠水潴留、贫血以及毒性物质等作用引起。尿毒症心包炎多为纤维性心包炎（尿素、尿酸渗出所致），患者有心前区疼痛，听诊可闻及心包摩擦音。

4. 呼吸系统

尿毒症时伴有的酸中毒可引起呼吸加深加快，严重时呼吸中枢抑制可出现深大呼吸（kussmaul呼吸），甚至潮式呼吸。唾液酶分解尿素生成氨，使呼出气中有氨味。心力衰竭、毒性物质使肺毛细血管通透性增高、低蛋白血症、钠水潴留等可引起肺水肿；尿素刺激可引起纤维素性胸膜炎。

5. 免疫系统

尿毒症患者免疫功能低下，主要表现为细胞免疫反应受到明显抑制，而体液免疫反应正常或稍减弱。因此，尿毒症患者极易发生感染，并常以感染为主要死因之一。

6. 皮肤变化

皮肤瘙痒和出现尿素霜（urea cream）是常见的表现。皮肤瘙痒可能与毒性物质刺激皮肤感觉神经末梢及继发性甲状旁腺功能亢进所致皮肤钙盐沉积有关。尿素霜是尿素随汗液排出，沉积在汗腺开口处的细小白色结晶。

7. 物质代谢紊乱

（1）糖代谢紊乱　约半数病例伴有葡萄糖耐量降低，可能是在毒性物质的作用下，胰岛素分泌减少，生长激素（可拮抗胰岛素）分泌增多，胰岛素与靶细胞受体结合障碍，以及肝糖原合成酶活性降低等所致。

（2）蛋白质代谢紊乱　患者常出现消瘦、恶病质、低蛋白血症等负氮平衡的体征，其原因是蛋白质摄入、吸收减少，组织蛋白分解加强，以及蛋白质、氨基酸经尿丢失。

（3）脂肪代谢紊乱　患者血中甘油三酯含量增高，出现高血脂症。这是由于胰岛素拮抗物使肝脏合成甘油三酯增加，周围组织脂蛋白酶活性降低而清除甘油三酯减少所致。

三、慢性肾功能衰竭和尿毒症防治的病理生理学基础

（一）治疗原发病、消除加重肾损伤的因素

积极治疗引起 CRF 的原发病，如糖尿病、高血压、慢性肾脏疾病，防止肾实质的继续破坏。控制感染、高血压、心力衰竭等，避免使用血管收缩药物与肾毒性药物，及时纠正水、电解质和酸碱平衡紊乱。

（二）饮食控制与营养疗法

饮食控制与营养疗法是非透析治疗最基本、有效的措施。其关键是蛋白质摄入量及成分的控制，要求采取优质低蛋白高热量饮食，保证足够的能量供给，减少蛋白质分解。

（三）透析疗法

透析疗法包括血液透析（人工肾）和腹膜透析。通过透析疗法使患者体内蓄积的毒素得到清除。

（四）肾移植

肾移植是目前治疗慢性肾功能衰竭和尿毒症最根本的方法。但目前仍存在供肾来源困难、移植肾被排斥及移植受者感染等问题。随着移植技术不断提高，更有效的免疫抑制剂应用以及异种器官移植研究的进展，将会对肾移植工作起到很大的推进作用。

（杜月光）

主要参考文献

1. 王建枝，殷莲华主编. 病理生理学. 第 8 版. 北京：人民卫生出版社，2013.
2. 李桂源主编. 病理生理学. 北京：人民卫生出版社，2013.
3. 阮永华，赵卫星主编. 病理学. 北京：人民卫生出版社，2013.
4. 黄玉芳主编. 病理学. 北京：中国中医药出版社，2013.